中國近代中醫藥期刊彙編

第一輯

上海辭書出版社

圖書在版編目(CIP)數據

中國近代中醫藥期刊彙編. 第一輯／段逸山主編. －影印本. －上海：上海辭書出版社，2011.3

ISBN 978－7－5326－3169－8

Ⅰ.①中... Ⅱ.①段... Ⅲ.①中國醫藥學－期刊－彙編－中國－近代 Ⅳ.①R2－55

中國版本圖書館CIP數據核字（2010）第135612號

上海市重點學科建設項目（編號：S30301）

上海中醫藥大學名師傳承研究室項目

中國近代中醫藥期刊彙編

第一輯

上海世紀出版股份有限公司

上海辭書出版社 出版、發行

（上海陝西北路四五七號 郵政編碼：200040）

電話：021－62472088 www.ewen.cc www.cishu.com.cn

印刷：上海展强印刷有限公司

開本：787×1092 1/16 印張 1658.625

版次：二〇一一年三月第一版 二〇一一年三月第一次印刷

ISBN 978-7-5326-3169-8/R·38

定價：貳萬捌仟圓

如發生印刷、裝訂質量問題，讀者可向工廠調換

聯繫電話：021－66511611

中國近代中醫藥期刊彙編

中國近代中醫藥期刊彙編

出版人
彭衛國
策劃
王有朋
責任編輯
王有朋　朱榮所　全嬿嬿　張亞芳　袁嘉欣　胡欣軒
裝幀設計
姜　明　明　婕

第一輯總目録

前言

近代中醫藥期刊的出現，乃必然的社會現象。中國淪爲半殖民地半封建社會以後，隨着西學東漸的步伐，西方醫藥大規模涌入，打破了中醫藥一統天下的傳統局面，出現了中醫和西醫兩個不同醫學體系並存的新格局。爲了及時溝通聯絡，交流學術經驗，謀求行業的生存發展，同時吸取西方醫藥的有益成分，普及醫藥知識，中醫界人士進行了前所未有的探索，創辦期刊便是重要的方式之一。于是從十九世紀末開始，中醫藥期刊便如雨後春笋般地勃勃生發于中華大地上。

一、近代中醫藥期刊的歷史價值

近代中醫藥期刊以其時效性、廣泛性和真實性，不僅承載着近代中醫的珍貴文獻資料，全面地反映了中醫行業爲生存、發展所作出的種種努力，客觀地顯示了這一歷史時期中醫界的真實面目，也從側面折射出中國近代社會、歷史、文化等方面的現象。期刊的内容十分豐富，如醫事新聞、行業協會動態、政府法規、醫案驗方、批評論説、醫家介紹、醫籍連載（介紹），乃至逸聞、小説、詩詞，不一而足，一些照片資料更是十分難得，因此，可據以研究的領域十分寬廣。現僅就近代中醫藥期刊集中呈現的中醫藥行業發展進程中的三個非常重要的方面略作紹介，以見其價值之一斑。

第一，展示中醫存廢之争的交鋒場面。

面對着西方科學文化的進入，中西文化衝突日益激烈，中醫被推到新舊文化衝突的風口浪尖，告别昔日的興盛與輝煌，逐步趨向衰落，甚至面臨被廢止的危險。爲互通信息，力挽狂瀾，諸多名醫積極創辦中醫期刊，這些期刊在這場存廢之争中發揮了無可替代的重要作用，忠實地記録了這一場場論争、一幕幕事件。今天，在我們探討中西醫衝突的文化背景、挖掘其根源、尋求中醫始終存而不廢的原因的時候，這些寶貴的資料顯示出了重要的歷史價值。基于這些探討而産生的對中醫的本質及其哲學、人文屬性的全面理解，對中醫的發展來説，具有重要的現實意義。

一九一七年，余岩（字雲岫）作《靈素商兑》，將矛頭直指奠定中醫學術根基的《素問》與《靈樞》。嗣後，西學派汪企張、褚民誼等也陸續發表廢除中醫的文章。《靈素商兑》的出版，在醫界拉開了中西論争的序幕。針對余岩的民族虛無主義，諸多中醫藥期刊發表檄文予以鞭撻，如《自强醫刊》第三期（一九三〇年八月）刊載何雲鶴《〈靈素商兑〉之商兑》、《現代中醫》第三期（一九三五年三月）刊載王合三《寫在〈靈素商兑〉之後》、《中醫雜誌》第三十期（一九三〇年九月）刊載沈德修《闢余岩〈靈素商兑〉》等。其中，聲討入木、影響廣泛的是惲鐵樵、陸淵雷與楊則民的文章。

一九二二年，惲鐵樵著《群經見智録》，卷三專立《〈靈素商兑〉之可商》，抓住余岩滅絶中醫論的『中堅之一節』，即對陰陽五行問題的責難，逐一予以批駁。同時以其人之道還治其人之身：『如云治醫學不講解剖即屬荒謬，然吾即效《商兑》口吻，謂治醫學不講四時寒暑、陰陽勝復之理即屬荒謬，亦未見《商兑》之説獨是而吾説獨非。』次年，惲鐵樵又撰著《傷寒論研究》，進而將醫學與文化關聯，認爲『中西醫之不同，乃由于中西文化之不同』，『是根本不同方法之兩種學説』，並對余岩的謬論作了更爲深層次的批判。

如果説惲鐵樵主要是從《黄帝内經》的學術内容上，對余岩加以嚴肅批駁的話，那麽陸淵雷于一九二八年發表在《醫界春秋》第二十九期上的《西醫界之奴隸派》，則是以揶揄的口吻揭露余岩等人唯尊西醫的民族虛無主義態度，痛斥他們爲『奴隸派的西醫』。

一九三三年，中醫界最早接受馬克思主義哲學的楊則民在《浙江中醫專門學校校刊》上發表《内經之哲學的檢討》（後在《國醫公報》《國醫砥柱》等諸多期刊連載），首次運用辯證法思想研究《内經》，從全新的層次和角度批駁了將陰陽、五行學説視作迷信的説法，論述精彩，振聾發聵，令當時醫界耳目一新。他認爲，《靈素商兑》只是『剌取《内經》單文隻義，以皮傅科學取徵科學』，『不足以呈露《内經》之本質』。該文在論述《内經》辯證法的基礎上，進而較爲全面地剖析了中西醫診治體系的不同，認爲：中醫的思想方法屬于尚整體、尚變動、尚自然的《内經》辯證法，西醫的思想方法則爲重局部、重静止、重人功的近世機械論，二者絶不相同，反映出必須以中醫理論爲根本框架，同時吸納西醫所長的主體思想。

一九二九年二月二十三日，南京政府衛生部召開第一届中央衛生委員會議，會議由衛生部次長劉瑞恒主持，出席之十四人均爲西醫，其中包括余岩、褚民誼等。會議通過了四項限制中醫藥的提案，這四項提案内容相近，合併爲『規定舊醫登記案原則』，其中余岩提出的《廢止舊醫以掃除醫事衛生之障礙案》，被認爲是廢止中醫的綱領性文字。聞此消息，輿論嘩然。一九二九年三月，余岩在其主編的《社會醫報》上全文刊載尚未付諸實施的《廢止中醫案》。中醫界聞風而動，群起而攻之，矛頭集中指向余岩及其提案，並將問題提高至文化與政治的層面。三月十七日，中醫界在上海總商會大厦召開全國醫藥團體代表大會，推舉謝利恒、隋翰英、蔣文芳、陳存仁、張梅庵等五人組成代表團，張贊臣任隨行秘書，赴南京請願，同時將《爲請願撤銷禁錮中國醫藥之法令，屏絶消滅中國醫藥之策略，以維民族而保民生》的請願書公諸報端，以争取全國人民的支持。《醫界春秋》隨即于一九二九年三月出版的第三十三期上刊登《上海醫界春秋社駁斥中央衛生委員會議廢止國醫案之通電》《醫藥團體對中衛會取締案之通電》，提出『提倡中醫，以防文化侵略；提倡中藥，以防經濟侵略』的口號。四月第三十四期又出版《中醫藥界奮鬥號》，刊登了《中央衛生委員會議議決『廢止中醫案』原文》，並在原文後附載『編輯附識』，予以批評。緊接着又策劃出版了《廢止中醫案抗争之經過》特刊（號外），詳細記述了中醫界反對《廢止中醫案》運動的全過程，備載評論、宣言、提案、函電、大會情形、請願結果、當局表示、社會輿論、政府批令等，並附照片十多幅，保留了許多珍貴的歷史文獻資料。迫于社會各界的壓力，國民政府的教育部、衛生部終于以『暫不執行』的搪詞擱置了《廢止中醫案》。

時過未久，余岩又在《社會醫報》連載《皇漢醫學批評》，企圖從理論上徹底摧毁中醫。《醫界春秋》第七十五至七十七期刊登吴漢仙《駁余氏皇漢醫學批評之綱要》，《神州醫藥學報》《中醫雜誌》《中醫世界》《現代國醫》《現代中醫》等刊也都組織醫家發文，對《社會醫報》的謬論予以反擊。

一九三五年，正當允許中醫合法存在的『國醫條例』頒佈在即，時任行政院院長的汪精衛于八月五日親筆致函立法院院長孫科，胡説頒佈『國醫條例』將有礙『國内人民生命』與『國際體面』，聲稱『若授國醫以行政權力，恐非中國之福』，陰謀對『條例』的頒佈加以阻撓。《醫界春秋》主編張贊臣覓得此《汪精衛致孫科書》，攝影後製版刊于該刊第一百零五期，在信前用大字標示：『阻礙國醫條例之鐵證，請全國醫學界注意。』同時撰文《鳴鼓而攻》，置于封面，嚴詞批駁，在中醫界引起震動。在强大的輿論壓力下，『國醫條例』終于得以頒佈。雖然其中仍然含有歧視、排斥中醫的內容，但是終究標志着中醫在衛生事業中取得了合法地位。

在中西醫論争過程中，西醫攻擊中醫『不科學』，中醫則以中西醫療效的對比爲依據，給予還擊。《醫界春秋》還記録了中醫陸仲安治愈胡適的腎炎、施今墨治愈汪精衛岳母的痢疾、梁啓超被西醫誤診而一命嗚呼的實例。由于梁啓超、胡適、汪精衛等都是對中醫不屑一顧的知名人士，因而事實一經公佈，頓令西學派顔面掃盡，無言以對。由于中醫在中華文明中的特殊地位，中醫存廢之争波及了社會各個階層，超越了學術的層面，而演變成社會、民族和文化的複雜問題，這是中醫始終存而不廢的重要原因。

《醫界春秋》以及其他中醫藥期刊所載諸多有關文章，是研究中醫存廢之争的第一手資料，具有重要的研究價值。

第二，開創中醫學校的規模教育。

近代中醫教育是中醫學校規模教育的初創階段，也是中醫教育史上最艱難的一段歷程。中醫界的一批有志之士，既没有辦學經驗，也缺乏辦學資金，更飽受當時政府名目繁多的條例的限制。但是，他們認爲，『要求中醫之發達，必先陶鑄中醫之人才，要陶鑄中醫之人才，必多設中醫學校，使本正源清，而後有良好種子』(《關于中醫改良聲中之四大問題》，原文佚名，謝利恒改作，載《醫界春秋》第十期)。正是由于這一堅定的信念，一些著名醫家以期刊爲媒介，堅持興辦學校，推廣中醫教育，爲中醫的延續與發展進行了不懈的探索。可以説，謀求中醫教育的合法權利，是近代中醫爲生存而抗争的主題之一，貫穿于近代中醫教育的始終。

繼陳虬于一八八五年在浙江温州創辦利濟醫學堂後，二十世紀初，紹興醫學講習社、上海女子中西醫學院、南洋中西醫學院、山西醫學館等紛紛創建。嗣後，以丁甘仁、謝利恒、包識生、張山雷、惲鐵樵、陸淵雷爲代表的近代中醫教育家先後開辦了一批卓有成效的中醫學校。據民國相關中醫期刊與校刊所載資料，截至一九三七年抗日烽火燃起之時，二十年中，全國各地開設的中醫(藥)學校多達七十餘所(參見趙洪鈞《近代中西醫論争史》第四章：論争中的中醫教育)。其中辦學時間最長、影響最大的首推丁甘仁、謝利恒于一九一七年創立的上海中醫專門學校(一九三二年更名爲上海中醫學院)。該校以丁甘仁親筆書寫的『精誠勤篤』爲校訓，直至一九四一年太平洋戰争爆發，二十餘年間培養學生達數千名之多，許多名醫畢業于該校，如王一仁、許半龍、嚴蒼山、王慎軒、秦伯未、程門雪、黄文東、章次公、丁濟萬、張贊臣、陳存仁等，爲中醫教育事業的發展與中醫人才的培養作出了卓越的貢獻。此外，較有名望與成效的中醫學校還有：傅崇黻的浙江中醫專門學校，張山雷的蘭溪中醫專門學校，余伯陶、包識生的神州醫藥專門學校，楊如侯的山西醫學專門學校，盧乃潼的廣東中醫藥專門學校，秦伯未的中國醫學院，蕭龍友、孔伯華、施今墨的北平醫藥學校等。

綜觀近代中醫教育，中醫學校與中醫刊物可以説是一對連體兒，存在着須臾不可分離的密切關係。這主要表現在三個方面。

一是刊學相輔。

刊學相輔是近代中醫學校辦學的一大特色，尤以中醫函授教育爲最。其先決條件是，許多中醫教育家往往也是中醫藥期刊的創辦者，如：周雪樵一九〇四年任《醫學報》主編，後又出任山西醫學館教務長；丁福保一九一〇年在上海創辦《中西醫學報》，同時同地又設立了函授新醫學講習所；余伯陶、包識生一九一三年創辦《神州醫藥學報》，後又開設神州醫藥專門學校。他們兼二任于一身，把辦學與辦刊視同一體，充分利用期刊推廣中醫教育，創建了『刊授』這一遠程教育模式。

一九二五年，惲鐵樵創辦鐵樵函授中醫學校，學員曾達六百人之多，是近代中醫教育史上影響最大的中醫函授學校。在他所主編的《鐵樵醫學月刊》上，設有『論説』『學員課藝問答』等欄目，以配合函授教學。陸淵雷一九三二年創辦『陸淵雷醫室函授部』，並編輯出版《新中醫傳習録》，兩年後更名爲《中醫新生命》。該刊設有『課卷』『答問』『作品』『郵筒』等欄目，專供函授學生交流學習。秦伯未更是在積極參與創辦上海中國醫學院之餘，致力于接收所謂『遥從弟子』。爲此，他主編的《中醫世界》專設『各科講義一斑』欄目，先後刊登中西醫各科講義以及各種講座內容，供學生學習使用。

諸多中醫期刊還刊登學生的『課卷』與『作品』。《復興中醫》收録此類文章多達四十篇，如邵伯衡的《師古與泥古》、朱佐才的《論瀉下劑》、嚴益澄的《論復興中醫諸問題》、宋大鈞的《中醫藥改革之途徑》等，有的文章還附有學生的照片。

爲便于函授學生購買、閲讀課外中醫書籍，有的期刊還推薦了一些書目，如《復興中醫》第一卷第二期刊載《千頃堂書局醫學書目録》，共有圖書一百四十餘種；第一卷第三期刊載《上海中醫書局簡明目録》，共有圖書一百八十餘種。

二是刊載教材。

中醫學傳承，歷來没有自行編寫的教材。在西學的影響下，中醫界人士認識到教材是教學之本，編寫教材是中醫教育走向正規的必要保證。早在二十世紀初，李平書在發起成立中國近代第一個中醫團體醫學會時，就提出編寫醫學教科書的倡議（《開辦醫會啓》，載《申報》一九〇三年九月二十六日）。何廉臣、周雪樵也先後在《醫學報》上撰文，論述編寫教材對興辦中醫學校的重要作用（何廉臣《越醫何廉臣明經論中國急宜開民智》，一九〇四年第十六期；周雪樵《論宜編輯醫書》，一九〇六年第五十四期）。

中醫教育家們所編寫的教材，自然要在他們主編或參與編輯的中醫期刊上刊登，因而教材連載也是中醫期刊的重要内容之一。如秦伯未在他主編的《中醫世界》裏，曾先後連載過《内科學講義》《兒科學講義》《生理學講義》《婦科學講義》《診斷學綱要》《藥物學綱要》等教材，以及《中醫之基本學説》《婦科講座》《内經之温病觀》《中國幼科學》《痰飲概論》等講座文字。周雪樵編著的講義《醫學概論》《衛生學講義》等，也陸續在他主編的《醫學報》上刊登。其他如惲鐵樵、陸淵雷、許半龍、承澹盦、顧鳴盛、俞慎初、張贊臣等均有講義在相關期刊上刊登。

三是交流信息。

作爲信息交流的平臺，近代中醫藥期刊登載了反映、評論中醫教育現狀的大量資料。余濟民創辦的《光華醫藥雜誌》專設『醫藥教育概况』『醫藥教育界消息』等欄目，刊載各地中醫教育機構的新聞。其中對湖北國醫學院、中國醫學院、上海中醫學院、浙江蘭溪中醫學院等院校的辦學模式、課程設置、學術活動等進行了詳細報道，真實而較全面地反映了這些院校的教學概况。《復興中醫》認爲，復興中醫必以中醫教育爲前提，因而開闢『特載』欄目，刊登中醫學校教育方面的文章，前後共二十一篇。首當其衝的第一卷第一期就有《中醫專科學校科目表草案》《中醫校立案問題》《中醫藥教育社教材編撰標準》《時逸人國醫講座招收簡章》等。此外，該刊還登録上海中醫專科學校『教員一覽表』『畢業生一覽表』與『同學通訊録』等，具有珍貴的史料價值。

《復興中醫》第二卷第六期爲復興中醫專科學校成立紀念特刊，其中朱文明的《爲復興中醫專科學校實寫》一文，對上海幾所中醫院校加以評論，認爲滬上中醫學校雖多，却有名無實，課程設置或偏重古籍，不合于時代，或偏重西學，有喧賓奪主之嫌。一位署名爲『隴西布衣』的作者，在《醫界春秋》連載題爲《上海七個中醫學校的教程及興亡》的文章，詳細分析了丁甘仁、陳無咎等創辦學校的興亡情況。該文認爲：丁甘仁創辦的上海中醫專門學校偏重于古籍，中醫造詣較高；陳無咎的漢醫學院『編制適中，不失漢醫學之真面目』；景和醫科大學『以實用爲準，摒門户之見，開中西合作之先聲』。但是多數學校出現『中醫西洋化』現象，『外表科目兼備，内心功夫尚少』，加上政府在資金上對中醫學校不予支持，並採取一系列限制課程的嚴格措施，使中醫陷入全盤西化的漩渦。這些評論每每切中要害，發人深省。

研究近代中醫藥期刊所載的豐富教學資料，包括中醫院校學科建設、教材編寫、附屬醫院設置、辦學特點以及危機干預等，對探求現代中醫教育規律與模式具有重要的借鑒意義。

第三，提供防治疫病的理論及經驗。

近代中國戰亂頻仍，民不聊生，衛生條件惡劣，疫病流行。我們據《中國中醫古籍總目》統計，民國期間的温病著作多達二百多部，其中四時温病一百零九部、瘟疫三十一部、瘧痢二十四部、痧脹霍亂鼠疫五十三部，這也從一個側面反映了民國時期疫病盛行的程度。在防治疫病的過程中，中醫中藥發揮了突出作用。而中醫藥期刊作爲及時報道疫情、介紹防治經驗的重要載體，成爲中醫界與疫病抗争的主要陣地。

以山西《醫學雜誌》爲例，該刊的『報告門』就曾多次對省内外的疫情加以報道，如《垣曲縣監獄發生時病之研究》（第三期），《研究清源縣報告時温證》（第七期），《廣靈縣發生疫症》（第三十三期），《朔縣報告發生疫症》《南通預防春季白喉痘疫之通告》（第三十四期）。這些報告與研究的文字雖然簡短，却概括地反映出當時疫病的流行種類、發病範圍以及診治方法，爲控制疫情的蔓延提供了寶貴資料。

西學派攻擊中醫『不識治疫』，諸多期刊立足中醫，匯通中西，發表疫病專論，提供治疫驗方，刊載疫病專著，並以防治疫病的療效實例予以還擊。

《中醫世界》的『疫病專論』欄目，先後刊載七十多篇文章，對疫病的預防、病機、方藥等問題展開討論。如：凌禹聲的《霍亂評議》（第一卷第三期），探討霍亂的病原、種類、病狀與治法等；嚴蒼山的《時疫痙病之經驗談》（第一卷第三期），介紹時疫、痙病的病因、症狀與治法；江長春的《鼠疫臨診集》（第五卷第一期），上篇詳細論述鼠疫的病名、病因、預防、病象、治法，下篇記載臨床驗案三十四則；李健頤的《鼠疫二一解毒湯之研究》（第五卷第二期），詳細記録了二一解毒湯迭經十多年臨床試驗、二十一次修改的過程，説明這一驗方對鼠疫具有顯著的療效。另如張希白《癍疹新論》、商智《論瘧母宜兼外治》、陸晋笙《記治温疹内陷驗案》、張治河《今歲霍亂病理談》、顧壽白《與春偕來的傳染病——麻疹》、盛心如《痧疹之初起與已出時期》（連載），以及熊濟川《論温病歷程及進化趨勢》等，都是防治疫病的上乘文字，至今仍有借鑒意義。

《醫界春秋》也開展對時疫診療的討論，如第十四期開設霍亂『特載』，章太炎、王一仁、張贊臣、陳無咎等聯繫當時疫病的流行情況，運用中西醫理論，深入闡述了霍亂的病因病機及其診治方法。

《現代中醫》更加關注中醫防治疫病的特色及優勢。據統計，該刊共載疫病防治相關文章四十多篇，涉及瘧疾、霍亂、麻疹、黑死病（鼠疫）、白喉、猩紅熱等近十種常見傳染病。

在防治疫病的實踐中，虞舜臣、章太炎、祝味菊、陸淵雷、惲鐵樵、葉橘泉、嚴蒼山、李健頤等醫家通過不斷摸索，反復篩選出一批驗方，在期刊上公佈。如張錫純治療霍亂的特效方：急救回生丹和衛生防疫寶丹（載《中醫雜誌》第十二期）。仲曉秋也記載清宣統三年及民國十年，東三省鼠疫流行，其師張錫純認爲鼠疫初起類似『傷寒少陰熱證』，根據疾病的發展情況，以清熱解毒、養陰滋腎爲主，對症擬方，創設八張驗方，收到良好的治療效果，『全活之人，不計其數』（《黑死病之檢討及其驗方》《黑死病診察概要》，分别載于《現代中醫》一九三五年第一、三期）。從中可以看出，中醫藥治療在傳染病防治，尤其是疾病初起階段作用顯著。

除了發表疫病專論，提供防治疫病驗方外，中醫藥期刊還連載前人與今人有關疫病的著作。前人的著作如：《中醫世界》第四卷連載清代秦昌遇的《幼科折衷》，内含霍亂、瘧疾等病的診療，並引《内經》條文加以小字注釋。第六卷第三期與第七卷第四期先後刊載秦又安校正的講述六氣六疫内容的《醫學提要》（清代醫家陳慶濤原著）。今人的著作有：黄本然的《近世牛痘學》、許樂泉的《喉科白腐要旨》，以及包含霍亂、風疹等疫病内容的《謙齋幼科醫話》、《謝利恒先生醫案》等，都曾在《中醫世界》上刊載。

《長壽》刊載了丁甘仁、沈仲圭、朱振聲等治疫醫案，其中丁甘仁醫案連載達三十多期。《中醫雜誌》也推出丁甘仁的著作《喉痧症治概要》《思補山房醫案》。一九二八年，嚴蒼山《疫痙家庭自療集》出版。該書上承清代江南温病學餘緒，旁通西醫傳染病學、流行病學、預防醫學等知識，總結防治疫病的理論與實踐。《醫界春秋》等雜誌先後刊登該書介紹，以及謝利恒、許世英等題序。

針對『中醫不識治疫』的謬論，《醫界春秋》等期刊還特邀一批名醫，列舉中西醫療效的諸多案例，兩相對照，以『擺事實，講道理』的方法加以批駁。張錫純、曹穎甫、朱振聲、虞舜臣等一些著名醫家均撰文參與論證。如張錫純發表在《醫界春秋》第三十五期上的《中西醫治療上真實的比較》，記録了香港中西醫治療鼠疫的療效對比：將疫病患者分配給中西醫各半，三考總分爲一百，結果西醫只得三十多分，而中醫高達六十多分，療效增加一倍。張錫純在文中還不無自豪地説：『至愚生平臨證治愈西醫不能治之病，已不計其數。』

誠如《醫界春秋》『論善惡不問中西』的組稿原則，民國時期的疫病防治還體現出中西匯通的特色。醫界名宿張錫純、惲鐵樵、陸淵雷等均主張取西醫之所長，熔中西醫治法于一爐。如對于疫痙的防治，嚴蒼山、葉橘泉等醫家都曾借鑒西醫對腦膜炎的診斷。丁福保、沈仲圭等醫家在《中西醫學報》等刊物上發表文章，提出霍亂諸病應注重飲食居處消毒、環境清潔、寒温適宜、調養静卧，以及採取隔離措施等。與此相關，自一九二八年陳存仁創辦中醫第一份醫藥衛生常識報刊《康健報》以來，蔣文芳、秦伯未、方公溥、楊志一、朱振聲、張贊臣等還陸續創辦了一批醫藥科普期刊，如《長壽》《家庭醫藥雜誌》《大衆醫學月刊》《幸福雜誌》等，向大衆普及衛生保健常識。

隨着近些年來非典、禽流感、甲型H1N1流感等不斷出現，中醫防治優勢逐步展現，近代中醫藥期刊登載的防治疫病的諸多專論、驗方以及各種輔助措施，具有重要的現實指導意義。

中醫存廢之争、中醫教育、疫病防治均與時代有着千絲萬縷的聯繫，刻上了歷史的深重印記，也是近代中醫藥期刊討論最多、最具特色的内容。此三者又是密切相關、互爲因果的。如在防治疫病的鬥争中，中醫界憑借療效創造了許多奇迹，這也成爲中醫不廢的重要原因之一。又如堅持創辦並發展中醫藥高等學校，既是維護中醫的重要舉措，也是對廢止中醫論的實際還擊。

二、近代中醫藥期刊的顯著特點

綜觀近代中醫藥期刊，除了上述歷史價值外，還具有一些顯著的特點，留下了濃重的時代痕迹。

第一，針砭時弊，警醒醫界。

在中國歷史上，近代是一個特殊歷史時期，在西風東漸、西醫西藥洶涌而入的情勢下，中醫界出現了一種危險的傾向：認爲中醫中藥已日薄西山，必將被西醫西藥取代，因而不思進取，得過且過，頽廢之風蔓延。針對此種現象，中醫界一批有識之士紛紛發文，加以指責，其中《復興中醫》與《中醫世界》的貢獻尤巨。

《復興中醫》創刊號《復興中醫社宣言》指出：中醫遭受攻擊的原因不外乎『理論不科學，經驗不集中，藥物不精製，診療不改良』，而此時中醫界却專事斂財，專事保守，涣散如沙，這是中醫陷于垂危的内部原因。甘做洋貨推銷員的『摧殘者』和以醫爲傳家秘寶的『秘守者』成爲中醫復興之路上的兩大障礙，因而要『力謀改進中醫之主張，創設本刊爲復興中醫之基礎』。該刊刊名『復興中醫』亦即其辦刊宗旨和目的。《復興中醫》還將中醫的命運與國家的命運聯繫在一起，提醒中醫是中國人之中醫，非獨學中醫人之中醫，中醫關繫國計民生，國人對于國醫精華應努力研究，勿使外人越俎代庖，認爲『一國之文明，及民族之强弱，民生之榮枯，與其國内醫藥進化之程度，適成正比』（《本刊一週年之書感》，載第二卷第一期）。該刊還號召中醫界緊密團結起來，共同應對危難的時局，度過艱辛的歲月，邁向光大中醫的彼岸。

《中醫世界》的命名，誠如秦伯未在發刊《導言》中所説：『何爲而有本雜誌？何爲而爲《中醫世界》？吾得一語釋之曰：「欲使中國醫學化爲世界醫學也。」』他指出：『宣傳中醫固有之文化，使國内國外洞悉真實之價值，同時討論固有之中醫學術，使中醫獲得穩固之基礎。』該刊第二卷第七期的《編者小言》也説：『蓋同人等深信，中醫處今日之地位，不可不有中流砥柱之出版品，而欲中醫之發揚光大，全仗中醫界之共起促進也。』《中醫世界》的編輯者准此宗旨身體力行，在發行八年總共六十七期中，『評論』

欄目發表此類文章多達一百餘篇，成爲團結中醫界，提高中醫學術水平和地位，消弭中醫危機的中堅力量。作爲主編的秦伯未身體力行，針砭中醫時弊的文字屢見于刊物：『西醫視中醫爲不科學，中醫視西醫爲外人之藥販子，十年來互相攻訐，未見任何之進步。』（《中西小評》，載第八卷第二期）『中西謾罵成一種風尚，爲無聊之文字，不如致力實際之功夫。』（《今後個人之努力與本刊之使命》，載第七卷第一期）他批評中醫經驗秘不相傳的做法，認爲這是不求上進、劃地自守的表現，不適應競爭激烈的潮流，存在暗滅潛消的危險，是一種『肆意自殺』的行爲（《中醫文化運動》，載第五卷第三期）。

廢除中醫之聲在國内喧囂塵上之時，正是世界列强悄悄關注中醫之日。對此，《中醫世界》也有多篇文章加以揭示。如陳存仁《全世界注意中國醫藥記》講到世界各國對中醫的態度，美國來華採購中藥，德國藥業狂熱研究中藥，日本偷譯中藥巨著，法國熱烈研究針灸法等，與國内形成反差，令人警醒（第五卷第三期）。《日人收買醫書》披露：『滿洲醫科大學教授久保田、山下二人負責收買中國古本醫籍之使命，已獲得兩千多部，不知國人作何感想？』（第七卷第五期）

這些真知灼見是喚醒與團結中醫界的有力聲音，爲挽救深處危難之中的中醫，探求中醫發展之路提供了方向，經歷了大半個世紀的歷史沉浮，依然具有現實意義。《中醫世界》五週年紀念號中，許半龍題字贊其爲『新中醫之先鋒』。

此外，其他許多中醫期刊也積極參與其事。如朱鶴皋、盛心如在《中國醫學》『發刊詞』中提出希望：『凡屬籍隸中華版圖之人民，從事于醫藥界者，不欲中國醫學之發皇則已，果欲中國醫學雄視于世界，則必抱學術爲公之觀念，彼此携手互相溝通，截長以補短，去蕪以存精，庶乎其可也。』《醫林一諤》第一卷『卷首語』呼籲『醫藥同志，急起團結，研求國學，發揚而光大之，使神州醫藥，從此立足于世界之上，爲不可磨滅之科學』。

《復興中醫》高舉『復興中醫』的旗幟，《中醫世界》充當『新中醫之先鋒』，在揭露中醫界自身弊端，警醒和團結中醫界方面發揮了重要的作用。

第二，質量較高，影響較廣。

近代中醫藥期刊既重視對西方醫學的介紹，更關注傳統醫學的傳播；既有中醫藥普及類文章，更多學術性論著。諸多期刊具有較高的質量，有創見的中醫論著與有效方案屢見于版面，學術價值不可小覷。

『學術探討』是近代中醫藥期刊必備的欄目，刊載的論著汗牛充棟。如《中醫世界》以中醫書局爲依托，聘請章太炎、夏應堂、謝利恒、張錫純、裘吉生、許半龍、丁濟萬、張山雷等二十多位名家爲特約撰稿人，前後發表理論探析類文章共二百餘篇，學術氣息濃郁，辦刊一年，銷售數量從一千份增至五千份，並遠銷東南亞等地。他如楊如侯的《靈素生理新論》、曹穎甫的《經方實驗録》、章太炎的《張仲景事狀考》、謝利恒的《中國醫學源流論》、陸淵雷的《金匱今釋》等，都曾首載于近代中醫藥期刊。尤其值得重視的是，有諸多具有學術價值的文章，只是在雜誌上刊載，而未見結集出版，如程門雪的《金匱虛勞之研究》、陳伯濤的《中西醫藥研究論》、許公岩的《傷寒刺法集義考釋》、潘澄濂的《内臟形態學》、周禹錫的《删補清太醫院治瘟速效瘟疫辯論》等。

許多期刊都設立『驗方』一類欄目，刊載的經驗方藥更僕難數。如《中國醫學月刊》的『得效驗方』欄目，每期推介的經驗方藥，少則三五條，多則十幾條，大多爲醫家多年臨證心得。也有少數爲病家的現身説法，諸如痢疾驗方、救吞水銀方、難産神效方、心胃氣痛良方、凍瘡效方、無名腫毒方等，篇幅短小，方藥簡單，必取效驗爲是。陳佳民《疔毒内服方》指出：疔毒最容易内陷，如患者出現疔毒内陷症狀，急予『甘草節二錢，緑豆粉四錢，朱砂五分，研成細末，分三次服，開水調下』，就能轉危爲安。並認爲這一驗方不僅對疔毒症，而且對毒熱内陷的其他病症也有良好的效驗（《中國醫學月刊》第八期）。丁濟華在《嘔吐症的一般治法》中，分析了嘔吐症的十一種病機治則，所用方藥以經方爲主，如大半夏湯、小半夏湯、半夏瀉心湯等，並總結説：『中醫治嘔吐的藥，最普遍的是半夏、生薑、吴茱萸。嘔者用生薑，嘔而有痰者用半夏，嘔而胸滿者用吴茱萸。』（《中國醫學月刊》第三期）這些闡述對今日臨床仍然有重要參考價值。他如盛心如的《尤在涇晚年醫案》、陳紹聞的《秦景明幼科醫案》、何時希的《程門雪近案》、李健頤的《臨證醫案》、夏振良的《謙齋膏方近案》、吴夢徵的《曹滄州醫案》等，都是對臨床具有指導作用的醫案專著。

近代中醫藥期刊還發表有關醫史文獻的諸多論文與大量資料，這比較集中地展示在《醫史雜誌》中。如該刊第二卷第一、二期合刊上發表的醫史著作有范行准《中華醫學史》、王吉民《中國醫史研究運動大事年表》（英文）與《中國預防醫學思想史》、金寶善《民國以來衛生事業發展簡史》。文獻考證類文章主要有謝誦穆《中國歷代醫學僞書考》、陳邦賢《四史中醫師職業考》、范行准《名醫傳的探索及其流變》。此類著作與論文都具有較高的學術價值。如范行准《名醫傳的探索及其流變》一文對名醫傳的起源、年代、撰述人、内容、存佚等進行研究，詳列《醫學源流》《古今醫統大全》《醫學入門》所收醫家姓氏表，上迄三皇五帝，下及宋金元明，堪稱詳備。

期刊還報道國内外中醫界的學術交流。吴雲瑞《中俄醫學史交流史略》（《醫史雜誌》第一卷第一期）對中俄醫學交流史作了概述：早在清代康熙年間，中俄就曾交换醫學史料。中俄國際醫學交流會始自一九一一年伍連德主持的奉天萬國鼠疫研究會。一九一〇年至一九一一年冬季，中國的東北、華北爆發了一場大規模的鼠疫，奪去了約五萬人的生命。爲進一步確定鼠疫性質，提供預防措施，中國政府邀請十一個國家派出專家出席在奉天（今瀋陽）舉行的國際鼠疫會議，這是世界歷史上第一次國際鼠疫會議，也是中國歷史上第一次國際科學會議，會議最終形成的《奉天國際鼠疫會議報告》，在世界醫學史上和中國醫學史上都佔有重要的地位。一九三五年，世界第十五次國際生理學會在蘇聯首都舉行，由蘇聯著名生理學家巴甫洛夫主持，我國各大醫學院皆在被邀之列。這些史料得以記録流傳，十分難能可貴。

此外，近代中醫藥期刊對國外中醫著作也加以引進與介紹，其中有關日本漢方醫家的作品刊載尤富。《中醫世界》第一卷第二期《編者小言》説：『日本人士研究中國醫學，頗多獨到之處，惜傳來吾國者殊不多，爰于特刊外，每期刊載日人名著一篇，以資研究。』該刊曾連載牛山香月啓益的《藥籠本草》、赤馬關獨嘯庵的《吐方考》、丹波元簡的《急救選方》等學術著作，還發表《日本漢醫學史略譜》《和漢醫案選評》《漢洋病名對照考選譯》《日本漢醫著作述略》等研究文章。《中醫世界》第九卷第五期爲《皇漢醫學專號》，其中特載《日本漢醫勃興展覽會展覽品要目》，詳述一九三六年二月一日至三日在上海中醫學院舉辦的展覽，内容包括日本的漢醫學校、漢醫醫院、漢醫團體、皇漢醫書、漢醫雜誌、漢藥店以及日本精刊的中國醫籍珍本等。這些著述是研究日本漢醫家學術思想的珍貴資料，對于推動國内中醫學術研究，促進中日學術交流具有重要意義。

近代中醫藥期刊在國内外曾産生過較爲廣泛的影響。首先這些期刊都有交流信息、擴大影響的要求。如《中西醫學報》辦刊人有感于日本醫學每有發明則『朝登醫報，暮達通國』，立志學習日本，以『交换智識』『振興醫學』爲辦刊宗旨。創刊于日據時期的《中國醫學》也力圖『通氣于全國』。其次是辦刊者採取了一些必要措施來擴大期刊的影響，如《現代中醫》以『中醫界提倡讀書之必要』爲題在中醫界廣徵論文。經統計，近代中醫藥期刊僅全國性專題徵文活動一項就有一百多次。《醫界春秋》辦刊十一年，社員達五千多人，期刊遠銷日本、東南亞以及歐美等國。期刊打破相對封閉的師承傳統和行醫模式，推動各地交流、合作，同時關注時事與民生，及時反映各種信息與政策，成爲中醫界的旗幟和代言者，也成爲中醫界與政府溝通對話的橋梁。

第三，刊期不定，形態不一。

張贊臣在給《中國女醫》的一封信中説：近年醫界刊物『一年半載停刊者有之，一期二期斷版者有之，或因經濟拮據，或因稿件空虛……此維持之不易，遑言發展，非身歷其境者，豈能知其甘苦耶』（《中國女醫》第一卷第三期）。近代中醫藥期刊的境遇確實如此。由于戰亂頻仍、文化專制、資金匱乏以及辦刊人員變動等原因，辦刊面臨重重困難，出版週期往往不定，每有停刊、復刊、改版續刊、更名另刊以及合刊等現象。

如《中醫世界》，從一九二九年六月到一九三七年八月的生存期中，刊期先後變動三次：第一、二卷爲雙月刊，第三、四卷改爲月刊，第五、六卷改爲季刊，從第七卷起又改爲月刊。朱小南等主編的《新中醫刊》創刊于一九三八年九月，前七期爲月刊，第八到十二期爲半月刊，從第二卷第一期起又改回月刊。丁福保主編的《中西醫學報》一九一〇年至一九一八年出版八卷，爲三十二開，後停刊九年，直至一九二七年復刊，又出版兩卷，爲十六開。《神州醫藥學報》前後分爲兩個階段：前期爲一九一三年到一九一六年，由余伯陶主編，後停刊七年，一九二三年到一九二五年復刊期間，由包識生主編。《中醫指導録》從第七卷起與《中醫世界》（第十卷起）合刊。其他如《國醫雜誌》《中醫新生命》《中華醫藥報》《自强醫學月刊》等也都有刊期變化、停刊、復刊或刊名更改等現象。

尤其是一九三七年日本發動全面侵華戰争，直接導致中醫藥期刊數量鋭減。一九三七年十月十七日，中醫世界社發佈《本社緊要啓事》：『「八一三」中日滬戰開始，交通阻滯，各業停頓，本社同仁，從事救濟，社務進行，遂告終止，轉瞬兩月，仍難賡續，除勉强將本期出版外，以後俟戰事稍平，再行補足，所有函件均保存待復。』（《中醫世界》第十二卷第五期）《中醫世界》就此銷聲匿迹。其他如《醫界春秋》、《蘇州國醫雜誌》、《現代醫藥》、《國醫雜誌》（香港）、《中醫新生命》、《南匯醫報》、《神州國醫學報》、《杏林醫學月報》、《光華醫藥雜誌》、《現代中醫》、《國醫正言》、《文醫半月刊》、《針灸雜誌》、《醫學雜誌》等一大批中醫藥期刊于當年先後被迫停刊。

但是，偶爾也有『反其道而行之』者。《復興中醫》出版時，正值抗戰時期。國土淪喪後，中西論争的硝烟逐漸散去，但受戰争與政策摧殘的中醫，頽勢難遏。《復興中醫》却從乾涸的大地上破土而出，確立『復興中醫』的偉大使命和目標，實屬難能之舉。其第二卷第二期《卷頭言》説：『惟本刊于此誕生，不畏困難，與環境做殊死鬥，是否抱定犧牲宗旨，與熱烈維護中醫之决心，可以于此測驗之矣！』值此中醫界萬劫不復之際，高舉『復興中醫』的旗幟，對于振奮中醫界精神，推動中醫界再次奮起，具有重要意義。

期刊的形式引自國外，但早期的中醫藥期刊仍保留了傳統古籍的裝幀形態，如《利濟學堂報》《醫學報》《紹興醫藥學報》等。《醫學報》更是以單張四頁相拼的形式刊行。早期中醫期刊不標連續頁碼，而讓各專欄的頁碼自相連屬，前一期没登完的，以後連載仍承繼前期頁碼，以便讀者日後可按各專欄匯訂成册，但不便的是給閲讀造成一定的困難，而且還容易出現頁碼誤標的現象。如《神州醫藥學報》按欄目標注頁碼，每個欄目的頁碼獨立。第一年第二期『論説』欄目共八頁，後應爲『學説』欄目共十二頁，但却誤將『學説』欄目的前四頁作爲『論説』欄目的第九至十二頁，接在『論説』欄目的第八頁後，以致『學説』欄目的第十二頁出現在『學説』欄目的第一頁前。了解這一情况，可資期刊裝幀流變的研究，掃除閲讀的障礙。

除此之外，近代中醫藥期刊的出版地分佈不均，大多分佈于經濟較發達、文化較繁榮、中醫從業者較密集的江浙、北京、廣州等區域。其中，上海始終處于中心地位。宋大仁、沈警凡曾對一九三五年前全國中醫藥期刊作過調查，總數爲一百三十七種，分佈在全國十六個省市(《全國醫藥期刊調查記》，載《中西醫藥》一九三五年第一期)。我們據《全國中文期刊聯合目録》(書目文獻出版社一九八一年版)、《中文期刊大詞典》(北京大學出版社二〇〇〇年版)、《上海圖書館館藏近現代中文期刊總目》(上海科學技術文獻出版社二〇〇四年版)與《民國時期期刊篇名數據庫》篩選統計，從十九世紀末到中華人民共和國成立，生存于這短短半個世紀中的中醫藥期刊多達二百多種，其中十有七八分佈于上述地區，而上海一地就多達六十餘種，《醫學報》《中西醫學報》《醫界春秋》《中醫世界》等學術質量較高、影響比較廣泛的著名中醫藥期刊都誕生于滬上。

在我擔任上海中醫藥大學圖書館館長的十餘年間，經常會有本校的、本市的、外地的，乃至境外的學者來詢問、查閲中國近代中醫藥期刊。他們每每爲我校中國近代中醫藥期刊品種之相對完備、藏量之比較豐富而嘖嘖稱奇。

從此類事情的屢屢出現，我自然地聯想到一個問題：綜觀中醫學術發展史的研究現狀，對近代學術發展的研究實在是一個薄弱的環節。造成這一現象的原因是多方面的，其中一個很重要的原因是文本的難得。從載體來説，近代中醫學術的文字資料由兩大部分構成：一是中醫藥著作，這在各省市圖書館，尤其是中醫專業圖書館多有收藏；二是中醫藥期刊。中醫藥期刊作爲傳播中醫藥知識、信息的載體，相較中醫藥著作，能够更及時地反映動態信息，真實地記録近代中醫藥界的現狀，這對于今人研究近代中醫藥史是最具『原生態』的資料。近代出版的中醫藥期刊品種很多，但遺憾的是，由于社會動蕩等原因，時至今日，多已星散難覓，在各地圖書館，包括中醫專業圖書館亦不復多見。職此之由，要想深入探究近代中醫藥期刊的狀況，進而全面研究近代中醫學術的發展，唯有望洋興嘆而已。

三、《中國近代中醫藥期刊彙編》的編纂

爲使近代中醫藥學術研究進一步拓展與深化，爲使近代中醫藥期刊充分發揮爲人民健康造福的應有作用，我在多年前就帶博士生開展近代中醫藥期刊的研究，欲把它從『深藏閨閣』中解放出來，使『人未識』的真面目呈現在迫切需要它的讀者、學者面前。在二〇〇七年初的一次會議上，我與上海辭書出版社圖書館王有朋館長談起近代中醫藥期刊的研究情況，我們都感到很有必要挽救這一瀕臨損毁的近代文獻，如能通過收集整理，影印出版，使之化一爲百，造福學界，無疑具有重大的學術價值。于是便有了編輯出版《中國近代中醫藥期刊彙編》的設想，並得到上海中醫藥大學和上海辭書出版社領導的大力支持，組成工作、編纂班子，開始了長達數年的編選、整理工作。

我國最早的醫學期刊，一般認爲是唐笠山編纂的《吴醫彙講》。此書在乾隆五十七年（一七九二）到嘉慶六年（一八〇一）間刻板

印行，每年一卷，陸續發行了十一卷，類似于中醫雜誌年刊。然就近代而言，真正意義上的中醫藥期刊發軔于十九世紀末，以浙江瑞安陳虬于清光緒二十三年大寒日（一八九八年一月二十日）創刊的《利濟學堂報》爲其濫觴。近代的中醫藥期刊，從辦刊時間上來説，既有長達二十年的，也有短到只發行兩期的；從内容上來説，既有純粹中醫的，也有中西醫並載的；從性質上來説，既有學術性的，也有普及性的；從辦刊者來説，既有政府、學校主辦的，也有學會、個人主辦的。對此五花八門、令人眼花繚亂的現象，我們制訂出五項遴選標準：

其一，出版時間較早的醫學雜誌。除《利濟學堂報》外，如光緒三十年（一九〇四）四月創刊的《醫學報》（周雪樵、王問樵主編），光緒三十四年（一九〇八）六月創刊的《紹興醫藥學報》（總編輯杜同甲，副總編輯何廉臣，編輯裘吉生等），宣統二年（一九一〇）四月創刊的《中西醫學報》（丁福保主編），這幾種期刊都問世于民國之前。

其二，時間跨度較長的醫學雜誌。除《紹興醫藥學報》長達十四年、《中西醫學報》長達十一年外，辦刊時間達十年以上的還有：太原市中醫改進研究會編輯發行的《醫學雜誌》（一九二一年六月到一九三七年八月），共出版九十六期；張贊臣主編的《醫界春秋》（一九二六年五月到一九三七年三月），共出版一百二十三期；楊醫亞主編的《國醫砥柱》（一九三七年一月到一九四八年九月），共出版七十二期。

其三，以中醫爲主的醫學雜誌。如余伯陶主編的《神州醫藥學報》，把『保存固有之國粹，以發達我軒岐以來高尚優美之醫藥學業』作爲辦刊的重要宗旨。王一仁主編的《中醫雜誌》，以『闡發中醫學理，普及中醫知識』爲辦刊主旨。江埜、張階平主編的《杏林醫學月報》，在九年間，發表有關中醫文獻方面的文章多達一千四百餘篇。

其四，相對權威、影響較大的醫學雜誌。這些期刊的主編與主要撰稿人的學問與聲望往往決定刊物的質量，並影響其發行的範圍等。如《三三醫報》主編裘吉生，《紹興醫藥月報》主編何廉臣、曹炳章，都是中醫界的前輩。《醫界春秋》主要撰稿人有張贊臣、朱壽朋、余無言、葉勁秋等，皆爲當時中醫界的佼佼者。這些刊物很有影響，發行範圍遍及各省市，還流傳到朝鮮、日本、東南亞、歐美等國家和地區。

其五，具有特色的醫學雜誌。如《醫文》的辦刊宗旨是：『以歷史方法研究文獻，以科學方法研究前人經驗之遺。』雖然僅發行半年，出版唯六期，但是該刊的主要内容爲醫藥歷史文獻研究，也刊登少量國外醫學史論文，在當時是屬于獨一無二的，具有重要的學術價值。《中國女醫》雖然也是當年創刊，當年停刊，但它是民國期間唯一的由女中醫編輯出版的醫藥期刊，也是唯一的面向全國女性中醫讀者的醫藥期刊，其辦刊目的是聯絡中醫界女醫，交流中醫學術思想，促進女醫團結互助，具有個性色彩。

在上海中醫藥大學、上海辭書出版社的通力合作下，我們根據上述遴選標準，從洋洋大觀、錯綜龐雜的近代中醫藥期刊中精選重要期刊四十八種影印出版。所選期刊出版地包括上海、蘇州、無錫、北京、廣州、天津、太原、南京、重慶等地，基本上能反映出近代中醫藥期刊的總體面貌。

全書共五輯，以各刊創刊時間的先後爲序。另有與之配套的、綜合五輯内容的《目録提要卷》和《索引卷》。《目録提要卷》爲每種期刊各撰提要一則，説明該期刊的概况，包括出版年代、刊期、總期數、開本、主編簡介、出版單位、欄目設置等，對期刊之特點，以及該刊在理論探討、臨床經驗以及維護中醫等方面的特色加以介紹。《索引卷》爲《中國近代中醫藥期刊彙編》一至五輯所收期刊的篇目分類索引和作者索引，以便讀者使用。

根據實地調查了解，近代中醫藥期刊的館藏條件普遍欠佳，許多期刊風化嚴重，紙張黄脆，保存困難，有部分期刊甚至下落不明，難以配補完整。江河《國圖民國文獻面臨消失殆盡的危險》（《北京檔案》二〇〇五年第五期）曾報道説：由于紙張酸化嚴重，國家圖書館珍藏的六十七萬册民國時期的文獻老化、損失嚴重，其中發生中度以上破損的比例達到百分之九十以上，而民國初年的文獻更是百分之一百破損，相當數量的文獻甚至已經不能提供閲覽，更嚴重的是完全失去機械强度，一觸即破。因此從這個意義上來説，《中國近代中醫藥期刊彙編》的影印出版，有着保護與搶救珍稀中醫文獻的重要意義，是傳承中醫文化的重要舉措。

需要説明的是，在文獻的收集整理配補的過程中，我們得到各地圖書館的大力支持，值此出版之際，謹向他們表示由衷的感謝。

段逸山　撰于二〇一〇年十二月

説明

爲加强近代中醫藥和中醫藥文化的研究，本編委會精選近代以來的重要中醫藥期刊四十八種，編成《中國近代中醫藥期刊彙編》一書。在編纂的過程中，我們尋訪到相關期刊的部分作者或版權繼承人，他們對本書的出版給予了大力的支持，對此，我們深表感謝。但由于年代久遠，部分版權所有者已無法聯繫，敬請相關版權所有者見書後與上海辭書出版社聯繫。

本書編委會

中國近代中醫藥期刊彙編

第一輯

1

利濟學堂報

上海辭書出版社

目録

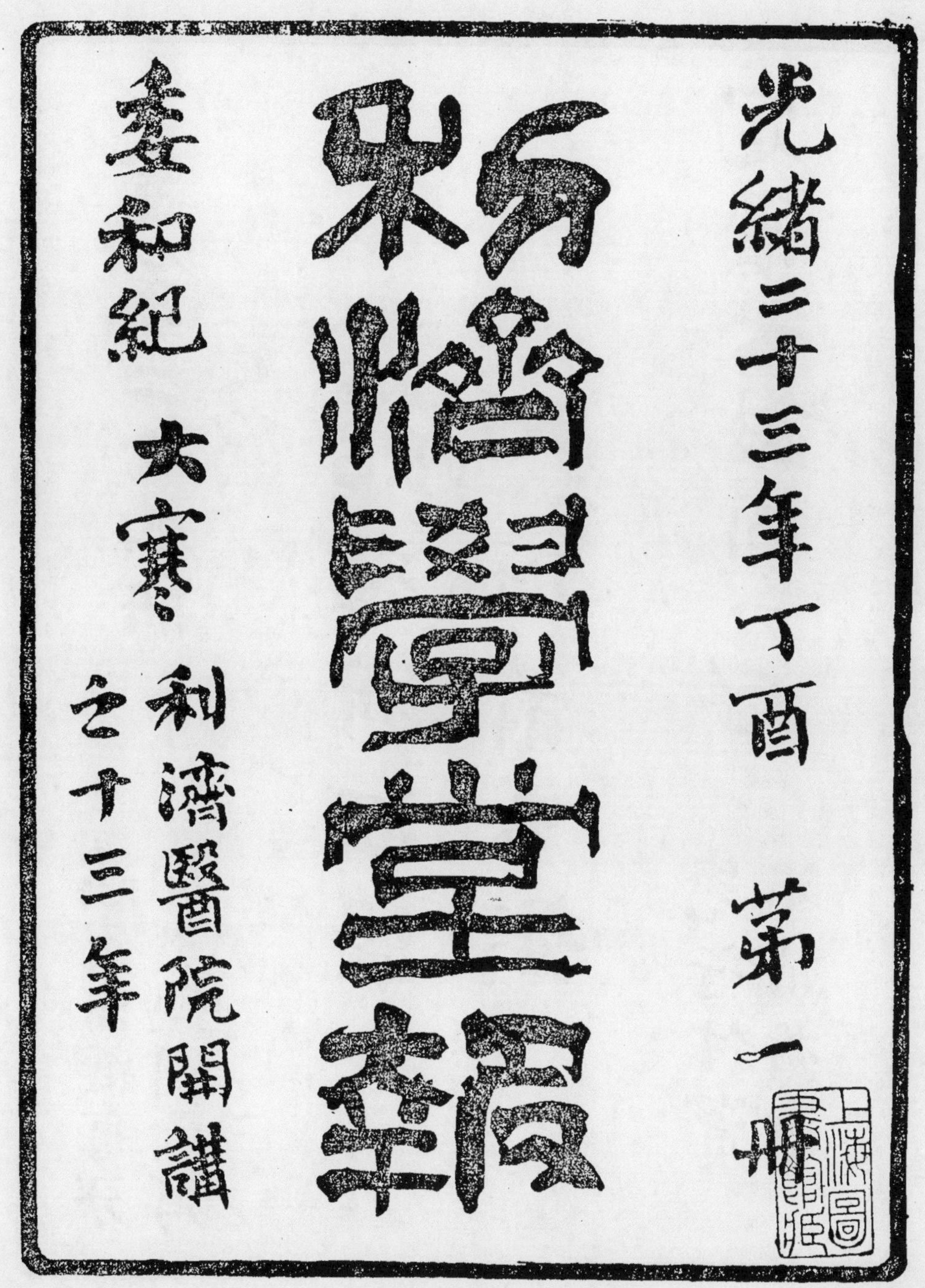

光緒二十三年丁酉 第一冊

利濟學堂報

利濟醫院開講之十三年

委和紀 大寒

全年二十四册

連史白紙每分
加寶銀圓六角

館在浙江温
州府前大街

定價大銀圓四元

先行付資
不准拆賣

利濟學堂報丁酉第一冊目錄

本館告白　本學堂報館開設浙江温州府前街石庫牆內利濟分院去冬集股開辦原議參活字版紙用賽官堆定價全分銀圓四元本郡減取八成出報後頗蒙近遠獎借重議全刻木版歲增刊資千餘金本郡議收八成五另印連史白紙加實銀六角　本報定議每月二冊每冊約五十頁應期送到現因轉刊木版甌甬兩局剞氏分刊未齊本郡先行送換餘俟下屆續補　本館所出各書翻刻雖遠必究

利濟學堂報公司告白　本公司去秋設有利濟學堂報股份已於臘底截止所餘議章概作廢紙其餘股票現歸鄙報公司承銷其已輸股份

銀洋者可持收條問經手人催取本報

翊報公司告白　利濟學堂報公司股份票已於去臘截止所賸餘股現由本公司籌欵承銷轉議每股繳價英洋十二元送報五年股銀一律先付以示區別　王　復陳　麟何　炯姜周臣謹啟

本郡代收報欵分董諸君姓氏

樂清吳拔貢郁周　鄭上舍雨農　高茂才性樸　葉茂才石農

劉上舍藩侯　馮布衣隱南　葉少尹月舫　陳州倅湄川

周上舍吉三

平陽蘇茂才雲卿　陳上舍子繁

泰順董上舍石緣　周上舍麗辰

玉環葉拔貢蕙卿　邱拔貢笏庭　余茂才召棠

諸君欲閱本報惠貲可託上開各處轉購亦可函告本館及瑞安城內本醫院鈔房以便按期寄到本郡本省京都外省各處分售本報處所均於第四冊開列

利濟學堂報例　　巢編一之一

一本報原出利濟醫院學堂故醫學獨詳光緒乙酉集同志建院於浙江溫州府瑞安縣城東醫籍之外兼課以古今中西一切學術實欲借學堂爲造就人材之地星紀一週頗著成效本報卽從積歲會講語錄編輯成帙因取古人報最報政之義列爲學堂報

一本報遵醫歷二十四節氣日出報每月兩冊每冊約五十頁報始今歲大寒日以明年十二月小寒日爲一紀蓋五運六氣皆始於大寒也年共二十四冊

一本報院課外兼採各報凡學派農學工政商務以及體操堪輿壬遁星平風鑑中西算術語言文字暨師範蒙學等類區爲十二門一利濟講義二近政備攷三時事鑑要四洋務掇聞五學蔀新錄六農學瑣言七藝事稗乘八商務叢談九格致卮言十

見聞近錄十一利濟外乘十二經世文傳各自爲葉隨報分編以便閱報諸君將來裝訂成帙

一本報所列醫籍算術數學音韻體操各書以及一切文課均出在院諸生商訂分撰意在開示後學多設問答故文理概從質實其姓氏卽行附報刊列

一本醫院學堂朔望二課醫論外兼及時務術數等學屆節氣日主講率諸生候氣祝　聖錄取前列文課傳示同院本年卽行選刻入報以作報論

一本報凡錄各報全文者註明曰錄某月日某報刪取其事者則曰節某月日某報參各報者曰參某報約其文者曰約某報以示有據

一本報所有論說原供學堂講肄之用無取縱談時事臧否人物以召怨謗凡地方興革利弊以及官紳創辦之事毫不雌黄惟

善善從長間加揄揚者亦須在事成之後或地方官已離任所方免標榜夤緣之習

一售閱本報者全年每分大銀圓四元預付報資不准拆購

一本醫院向不募捐十餘年來廣開學堂整治藥房所費不貲悉由院友自行籌辦除乙未秋季今觀察江左　宗公邀辦郡城分院捐助二百圓外計瑞院積年捐潤約四百餘金姓氏另列此次刱辦院報本郡報貲照售碼永減二成以答諸公襄助盛惠

一無論本郡外省如蒙交好代售本報至十分以上者按照二成另送本報若干分三十分以上并將姓氏爵里列報以誌勿諼

一本醫院學堂既經開設報館凡闔郡文武大小衙署例應送報一分近日報館林立均蒙當道各　憲翼助廣銷力開風氣本報雖宗旨有在其於學術時務實亦不無小補諒有心世道者

所樂其爲提倡也

一本醫院向遵院章從無妄取捐潤以醫爲市致妨利濟本旨本年開辦報務幸蒙同志踴躍輸捐院中亦未便硜守成規自狹善門其有大力官紳共開風氣鼎力佽助者除將姓氏爵里隨時登報外院中重行勒石續出各書另議酧謝

強圉作噩光緒二十三年醫歷表

委和紀

陽明燥金司天

中運少角木

少陰君火在泉

五運

	初	二	三	四	五
主客運	少角	太徵	少宮	太商	少羽

六氣

	初	二	三	四	五	六
主氣	厥陰風木	少陰君火	少陽相火	太陰濕土	陽明燥金	太陽寒水
客氣	太陰濕土	少陽相火	陽明燥金	太陽寒水	厥陰風木	少陰君火

黃帝調歷四千五百六十七年

利濟開院之十三年

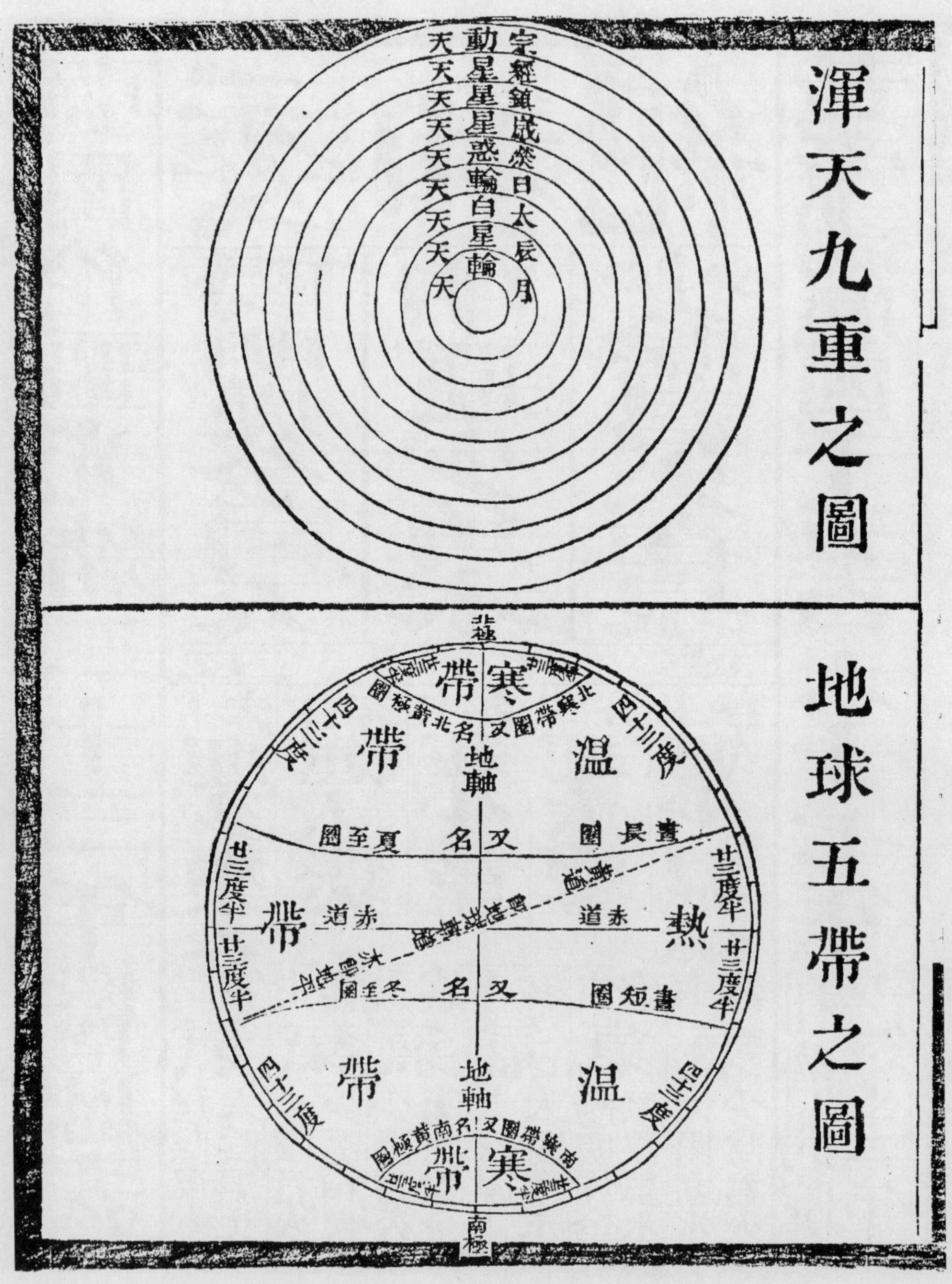
渾天九重之圖
宗動天
經星天
鎮星天
歲星天
熒惑天
日輪天
太白天
辰星天
月輪天
地球五帶之圖
北極
寒帶
北寒帶圈又名北黄極圈
溫帶
地軸
晝長圈又名夏至圈
赤道
熱帶
黄道
晝短圈又名冬至圈
溫帶
地軸
南寒帶圈又名南黄極圈
寒帶
南極

國家忌辰 禁止作樂宴會嫁娶演戲用刑

高宗純皇帝	正月初三日
世祖章皇帝	正月初七日
孝全成皇后	正月十一日
宣宗成皇帝	正月十四日
孝穆成皇后	正月二十一日
孝聖憲皇后	正月二十三日
孝儀純皇后	正月二十九日
孝淑睿皇后	二月初七日
孝康章皇后	二月十一日
孝哲毅皇后	二月二十日
孝昭仁皇后	二月二十六日
孝貞顯皇后	三月初十日
孝賢純皇后	三月十一日
孝端文皇后	四月十七日
孝慎成皇后	四月二十九日
孝誠仁皇后	五月初三日

喜財貴三神圖

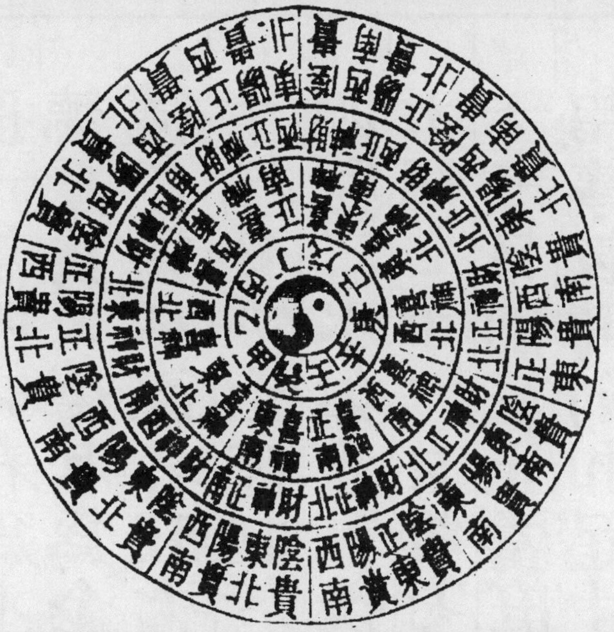

孝恭仁皇后	五月二十三日
孝靜成皇后	七月初九日
孝懿仁皇后	七月初十日
文宗顯皇帝	七月十七日
仁宗睿皇帝	七月二十五日
太宗文皇帝	八月初九日
太祖高皇帝	八月十一日
世宗憲皇帝	八月二十三日
孝慈高皇后	九月二十七日
孝敬憲皇后	九月二十九日
聖祖仁皇帝	十一月十三日
穆宗毅皇帝	十二月初五日
孝惠章皇后	十二月初六日
孝和睿皇后	十二月十一日
孝德顯皇后	十二月十二日
孝莊文皇后	十二月二十五日

土王用事詳註

按一年四時春爲木德夏爲火德秋爲金德冬爲水德各旺七十二日惟土德旺於四時之末如立春後木旺七十二日第七十三日卽辰土當旺用事按時刻扣足十八日外方可動土立夏立秋立冬倣此

丁酉歲奏和紀都城浙江節氣時刻表

月	干支	都城／浙江	節	中
正月小	辛卯	都城／浙江	二日壬辰戌正二／三刻十二分立春正月節	十七日丁未申正二／三刻十三分雨水正月中
二月大	庚申	都城／浙江	三日壬戌未正三／申初初刻六分驚蟄二月節	十八日丁丑申正初／一刻六分春分二月中
三月大	庚寅	都城／浙江	三日壬辰戌正一／二刻十四分清明三月節	十九日戊申寅正初／一刻四分穀雨三月中
四月小	庚申	都城／浙江	四日癸亥未正二／三刻十三分立夏四月節	二十日己卯寅正初／一刻五分小滿四月中
五月大	己丑	都城／浙江	六日甲午戌初二／三刻五分芒種五月節	二十二日庚戌午正二／三刻三分夏至五月中
六月小	己未	都城／浙江	八日丙寅卯正初／一刻十一分小暑六月節	二十三日辛巳亥正二／子初三刻七分大暑六月中

月	干支	都城／浙江	節	中
七月大	戊子	都城浙江	十一日丁酉申初三正初刻十四分立秋七月節	二十六日癸丑卯正三三刻三分處暑七月中
八月小	戊午	都城浙江	十一日戊辰酉正三三刻八分白露八月節	二十七日甲申寅初三正初刻三分秋分八月中
九月大	丁亥	都城浙江	十三日己亥巳初三正初刻一分寒露九月節	二十八日甲寅午正二三刻霜降九月中
十月小	丁巳	都城浙江	十三日己巳午正初一刻十一分立冬十月節	二十八日甲申巳初二三刻小雪十月中
十一月大	丙戌	都城浙江	十四日己亥寅正初一刻十四分大雪十一月節	二十八日癸丑亥初三正初刻四分冬至十一月中
十二月小	丙辰	都城浙江	十三日戊辰未正三申初初刻三分小寒十二月節	二十八日癸未辰正初一刻一分大寒十二月中

凡三百五十四日

正月小　建壬寅

孟春　月律中太蔟　辟卦泰　初四日戌刻後始交正月節　天道南行宜修造

南方　天德在丁　月德在丙　三方諸事宜向　三煞在亥子丑　三方忌修造動土

立春節　日出卯初二刻十五分　日入酉四刻十分　晝四十二刻十分　夜五十三刻五分　昏東井中　旦尾中

黃白紫

碧旨綠

赤白黑

中氣太歲　節候　中歷

運氣　紀乙　氣庭　星要

日辰　合朔　納日　時神　星音　神星　煞

日課

房五六病　忌運氣變

少陽　合朔　寅時

初一　尾木　滿制　百

初二　箕水　滿伐　黑

初三　斗水　平制　碧

初四　牛金　定宝　綠　吉

初五　女金　執制　黃

初六　虛火　破制　白　凶

初七　危火　危制　赤

初八　室木　成専　白　凶

初九　壁木　收制　紫

上弦

角明　初立春　戌昏二刻　正二正　二刻　分　昏西

木燥　居正　天月　刻畢

蒼金　留節　初旦　之戌　候昴

天司　宮　正東　二風　刻大

之天　刻解　十陳　角

氣燥　二　戊昏　分　初畢

經淫　初　旦　刻氐

於所　日二　遲候

忌初初初

忌之之之

忌主主氣

運氣民

忌少厥病

忌角陰中

木風熱

忌客木脹

忌運客面

危勝	室木	柳酒	鬼晚	危桀	室草	在酒	王晚	度生	而筋	經骨	柳内	鬼變

子宮元枵之次
蟄蟲始振 酉初三刻
昏葷 旦氐
三候魚陟負冰
初刻三分

雨水正月中申正二刻十三分
申正二刻初候獺祭魚、申初
昏酉正二刻 足 旦 二刻 二刻 昏參
刻四分
望酉初三

日	干支	宿	五行	建除		色	吉凶	忌
初十	庚子	奎	土	開	宝	白		
十一	辛丑	婁	土	閉	義	黑	凶	
十二	壬寅	胃	金	建	宝	碧		
十三	癸卯	昴	金	除	宝	綠		
十四	甲辰	畢	火	滿	制	黃		
十五	乙巳	觜	火	平	宝	白	凶	
十六	丙午	參	水	定	專	紫	吉	忌
十七	丁未	井	水	執	宝	白		忌
十八	戊申	鬼	土	破	宝	紫	凶	
十九	己酉	柳	土	危	宝	白		
二十	庚戌	星	金	成	義	黑	凶	忌
廿一	辛亥	張	金	收	宝	碧		忌
廿二	壬子	翼	木	開	專	綠		

少氣目	角太浮	木陰腫	均濕善	於土眼	丙均鼽	申於衄	年丙嚏	十申欠	二年嘔	月十吐	十二小	八月便

丁民	度病	故左	丁胠	壬脇	合痛	而寒

日三右弦躔刻足午初

亥二日二刻宮候貫四分

嫉候索

訾雁

之北次

申昏初參

一刻左肩

三日候房

廿三	廿四	廿五	廿六	廿七	廿八	廿九
登軫木	異角水	茆亢水	震氐土	巳房土	卒心火	吊尾火
閉伐	建專	除專	滿寶	平專	定義	執專
蠶	育	湛	曾	藥凶	百吉	熏
戊十黃	寅八赤	日戊甚	丑寅則	忌正日淋	忌初丑	忌刻正

月課

求醫	初七十三廿五廿六	求嗣	初四初七十九廿二	栽種	初四十三廿三廿八	牧養	初四十三廿六廿八	入學	初四初十十七十八	冠笄	初五十六廿二廿六
嫁娶	初五十三廿八廿六	出行	初四初十廿二廿五	開市	初四初九十二十六	上官	初四十三十七廿二	修造	初四十三十七廿八	動土	初七十六十九廿六
移徙	初四十六廿二廿六	作灶	初三廿三	安葬	初五十二十七廿五	醞釀	初四十六廿八	收合	涼泄十二十三十九廿二 濕補初四十六十七廿六		

二月大　建癸卯

仲春如月律中夾鐘卦大壯初三日申初後交二月節天道西南行宜修造

西南維天德在坤月德在甲天諱事宜向三煞在申酉戌三方忌修造動土

京直二月節初三日申初初刻六分日出卯正初刻十三分入酉正初刻二分晝四十六刻十二分夜四十九刻三分

春分二月中

綠紫白　黑[illegible]碧　白黃白

驚蟄二月節申初初刻六分

草木萌動　初申初刻初候桃始華　昏[illegible]刻井旦[illegible]房

初木三刻二候　昏天狼日心

初一庚寅箕木　專破　[illegible]凶

初二辛卯斗木　專危　[illegible]凶

初三壬辰牛水　伐危　[illegible]

初四癸巳女水　專成　[illegible]吉

初五甲午虛金　義收　[illegible]

初六乙未危金　制開　[illegible]

初七丙申室火　義閉　[illegible]

初八丁酉壁火　義建　[illegible]

初九戊戌奎木　專除　[illegible]

初十己亥婁木　義滿　[illegible]

忌十初　一刻　忌分交　交　忌

化清　木于　丙中　申感　年而　十瘧　二大　月涼　十草　八候

日穀　交腹　本中　年鳴　陰注　千泄　歲鷙　木濟　不名　及木　名歛　日生　委菀

十八居倉門之宮

春分二月中申正一刻六分

倉庚鳴　分

申正一刻三候鷹化為鳩

昏天狼旦心

第一初

申正一刻初候元鳥至

昏豐二刻南河旦亢尾

刻十分六　春社

酉昏初非戌初　下弦

日	干支	宿	五行	建除	吉凶	忌
十一	乙丑	胃	土	伐平	綠凶	忌
十二	丙寅	昴	土	義定	黃	
十三	丁卯	畢	金	義執	否	
十四	戊辰	觜	金	義破	赤	忌
十五	己巳	參	火	制危	否	忌
十六	庚午	井	火	義成	黃吉	
十七	辛未	鬼	水	伐收	白	忌
十八	壬申	柳	水	宝開	黑	忌
十九	癸酉	星	土	伐閉	黃	忌
二十	甲戌	張	土	伐建	綠凶	
廿一	乙亥	翼	金	義除	黃	
廿二	丙子	軫	金	伐滿	否吉	
廿三	丁丑	角	木	制平	赤	忌

十八日申正初

二之氣厲大至

月課

和于之下紀草是焦謂上勝首生心

日二刻躔戌二宫候降雷乃娄發之聲次

戊昏初鬼初旦刻初帝座三候

阿一刻旦十四尾分

茁癸亢木伐定谷

茔甲氐水伐執繁吉

芸乙房水伐破百凶

芭丙心土宝危票

芃丁尾土伐成善吉

芁戊箕火制收禄

芊己斗火專開貴

忌　忌

刻民亥善二暴之死主氣少

求醫初四初六十四廿八　求嗣初三十二廿二廿四　栽種初四初五廿二廿八　牧養初六十二十五廿八　入學初六十三廿二廿八　冠笄初四十二十九廿七

嫁娶初五初八廿四廿九　出行初三初八十五廿五　開市初四十二廿二廿四　上官初六初八初九十五　修造初三初卜十六廿五　動土初四十二十六三十

移徙初六初八十五廿七　作灶初四初六十八廿二　安葬初八十五廿四廿七　醞釀初七十五十九廿八　收合涼補初四十二十三廿九　溫補初七十六廿七三十

三月大 建甲辰

季春辰月律中姑洗辟卦夬初三日戌正始交三月節天道北行宜修造 碧白赤

北方天德在壬月德同三方諸事宜向三煞在巳午未三方忌修造動土 白宜黑

清明三月節初三日戌正二刻十四分 穀雨三月中十八日 黃綠紫

生腸 氣暴 不痛 政不 化可 氣反 迺側 揚嗌 長乾 氣面

清明三月節戌正二刻十四分

始電 戌正二刻刀候桐始華

昏參刻柳旦室刻帝座

亥正三刻二候 昏帝座旦箕

初一日癸丑牛木制閉 宜

初二日甲寅女木制建 忌

初三日乙卯虛水伐建 宜

初四日丙辰危水制除 禁

初五日丁巳室金宝滿 百

初六日戊午壁金制平 棄

初七日己未奎火制定 吉

初八日庚申婁火制執 吉

初九日辛酉胃木專破 凶

初十日壬戌昴木制危 宜

忌 忌 忌 忌 忌

初二日寅初一刻六分

陰君火客氣少陽相火

不平收令乃旱凉雨時降風雨益
塵腰痛丈夫癩疝婦八少腹痛目

穀雨三月中寅正一刻四
寅正一刻初候萍始生
昏房刃刻張旦室三刻箕
十八日十五用事 丁亥卯刃

丑刃二刻三候虹始見
昏星旦箕
望正二初刻四分 十六日後

田鼠化爲鴽
分

日	干支	宿	五行	建除		九星	吉凶	忌
十一	戊子	畢	土	宝	成	七赤	吉	
十二	己丑	觜	土	義	收	八白		忌
十三	庚寅	參	金	宝	開	九紫	吉	忌
十四	辛卯	井	金	宝	閉	一白		
十五	壬辰	鬼	火	制	建	二黑		忌
十六	癸巳	柳	火	宝	除	三碧	吉	
十七	甲午	星	水	專	滿	四綠		
十八	乙未	張	水	宝	平	五黃		忌
十九	丙申	翼	土	宝	定	六白		
二十	丁酉	軫	土	宝	執	七赤	吉	
廿一	戊戌	角	金	義	破	八白	凶	
廿二	己亥	亢	金	宝	危	九紫		
廿三	庚子	氐	木	專	成	一白		忌

交二之主運太徵火客運同

月課

興味
草皆
木瘍
晚瘡
榮瘞
蒼蘿
乾蟄

日躔酉宮大梁之次
分辰初三刻二候鳴鳩拂其羽
昏軒轅十二分 旦織女
昏三刻
午初二刻
昏翼 旦織

吉發	吉畏	共系	芒履	共邑	芃牟	孚東
房	心	尾	箕	斗	牛	女
木	水	水	土	土	火	火
伐收	專開	專閉	宝建	專除	義滿	專平
熏	青	綠	黃	杏	赤	白

忌

忌

求醫	初四 初八 二十 廿五
求嗣	初八 十一 二十 廿八
栽種	初八 十三 廿三 廿八
牧養	初七 十一 十三 廿八
入學	初四 初八 十六 二十
冠笄	初一 十四 廿三 廿六
嫁娶	初四 初八 十四 廿六
出行	初三 初八 十七 廿九
開市	初五 初七 十一 廿五
上官	初二 十三 廿五 廿八
修造	初八 十一 二十 廿五
動土	初一 初四 十一 十三
移徙	初八 十三 廿五 廿八
作灶	初六 十四 廿六 三十
安葬	初七 十四 廿三 廿六
醞釀	初八 二十 廿三 廿八
收合	涼泄 初四 十三 十四 廿三 溫補 初五 十六 十七 廿八

四月小　建乙巳

孟夏之月律中仲呂辟卦乾初四日未正始交四月節天道西行宜修造

西方天德在辛月德在庚二方諸事宜向三煞在寅卯辰三方忌修造動土

立夏四月節　小滿四月中　日出卯初初刻七分　日入酉正三刻八分　晝五十三刻八分　夜四十二刻七分

黑赤白　紫黃白　綠碧白

三候戴勝降于桑

女

合朔寅初三刻三分

初四居陰洛之宮

立夏四月節未正三刻十三分

未正三刻初候螻蟈鳴

昏房一刻翼　旦室一刻斗

戊初一刻　昏五帝座

十五卯初三刻三分

凋	落	物	秀	而	實	膚	肉	內	克
蟲	來	見	病	本	孚	肝	太	衝	絕

初一	初二	初三	初四	初五	初六	初七	初八	初九	初十
庚寅	辛卯	壬辰	癸巳	甲午	乙未	丙申	丁酉	戊戌	己亥
虛	危	室	壁	奎	婁	胃	昴	畢	觜
木	木	水	水	金	金	火	火	木	木
專定	專執	伐破	專破	義危	制成	義收	義開	專閉	義建
紫	白	黑	碧	綠	黃	白	赤	白	紫
		凶		吉			吉		凶
忌		忌	忌				忌	忌	忌

其氣欽其用聚其動緛戾拘緩其

死不治燥淫所勝平以苦溫佐以

小滿四月中寅正一

寅正一刻初候苦菜

昏房分三刻軫旦室二刻河

下弦酉初二刻十二

子初三刻三候王瓜生

昏五帝座旦河鼓

望初三刻十一分

二候蚯蚓出

旦斗

十一	十二	十三	十四	十五	十六	十七○	十八	十九	二十	廿一	廿二	廿三
庚午	辛未	壬申	癸酉	甲戌	乙亥	丙子	丁丑	戊寅	己卯	庚辰	辛巳	壬午
參	井	鬼	柳	**星**	張	翼	軫	角	亢	氐	**房**	心
土	土	金	金	火	火	水	水	土	土	金	金	木
伐除	義滿	義平	義定	制執	義破	伐危	宝成	伐收	伐開	義閉	伐建	制除
一白	二黑	三碧	四綠	五黃	六白	七赤	八白	九紫	一白	二黑	三碧	四綠
									吉			
	忌	忌		忌					忌		忌	

二十日寅

三之氣民

月課

移徙	嫁娶	求醫
初七十七 廿一廿六	初五十四 廿一廿七	初六十八 二十廿三
作灶	出行	求嗣
初五初九 廿一廿三	初六十七 廿一廿九	初六十一 十七廿三
安葬	開市	栽種
十一十四 廿六廿九	初八十一 十七二十	初五十一 十八二十
醞釀	上官	牧養
初六十八 廿六	初六初七 十八廿六	初六十四 廿六廿九
收合	修造	入學
涼泄初四十四廿三廿九 溫補初七初八十四廿七	十一十七 廿一廿九	初五十一 十五廿九
	動土	冠笄
	初八十七 廿三廿九	初五初九 二十廿六

發酸 驚辛 駭以 其苦 藏下 肝之

刻五分 秀 鼓分

日躔申宮實沉之次

巳初一刻二候靡草死

昏軫旦河鼓

甚棨尾木	壬申箕水	其酉斗水	乙戌牛土	丙亥女土	丁学虛火
滿伐	平伐	定伐	執宝	破伐	危制
蠶	畜	羕	畜	藥凶	百
忌	忌				忌

正病 一寒 刻熱 交 三 之

五月大　建丙午

仲夏之月律中蕤賓斗柄指午天一在戊初始五月節天道西北行宜向西北
維修造天德在乾月德在丙月空在壬諸事宜向三煞在亥子丑三方忌修造動土
芒種五月節初六日[illegible]刻　夏至五月中二十一日[illegible]晝五十八刻[illegible]夜四十二刻十一分

白白黃
白綠紫
碧黑赤

未正二刻三候麥秋至
昏角　旦牛　合朔戊正二刻七分

芒種五月節戊初三刻五
戊初三刻初候螳螂生
昏角　旦室　一刻牛
十一　十二刻

日	干支	宿	納音	建除	九星	吉	忌
初一日	己丑	危	火	專 成	二黑		忌
初二日	庚寅	室	木	制 收	三碧		忌
初三日	辛卯	壁	木	制 開	四綠	吉	
初四日	壬辰	奎	水	伐 閉	五黃		
初五日	癸巳	婁	水	制 建	六白		忌
初六日	甲午	胃	金	宝 建	七赤		忌
初七日	乙未	昴	金	制 除	八白		忌
初八日	丙申	畢	火	制 滿	九紫		
初九日	丁酉	觜	火	制 平	一白		忌
初十日	戊戌	參	木	專 定	二黑	吉	

其燥果化藏於李夭其熱實反核勝殼之其治穀以

主氣少陽相火客氣陽明

稷稻其味酸辛其色蒼白其畜大
辛寒佐以苦甘 介蟲靜羽蟲育

廿二居上
夏至五月
午正三刻
五初初刻二候鵙始鳴　卯正三刻三候反舌無声
昏亢旦女　昏大角旦虛　昏戌初一刻氐
望卯初初三刻分　下弦辰初

十一	十二	十三	十四	十五	十六	十七	十八	十九	二十	廿一	廿二	廿三
辛亥	壬子	癸丑	甲寅	乙卯	丙辰	丁巳	戊午	己未	庚申	辛酉	壬戌	癸亥
井	鬼	柳	星	張	翼	軫	角	亢	氐	房	心	尾
木	土	土	金	金	火	火	水	水	土	土	金	金
執制	破宝	危義	成宝	收宝	開制	閉宝	建專	除宝	滿宝	平宝	定義	執宝
壽	祿	囍	育	泰	旮	禁	白	熏	囍	祿	囍	祿
				凶							吉	吉
		忌	忌	忌	忌	忌	忌			忌	忌	忌

十六日寅正二刻一

燥金

月課

雞介　天中初旦一刻　之午侯箎七分

其蟲　宮三正鹿一刻　三角虛

蟲雖　三刺解昏氐

毛翮　分酉旦　正危

介不　日二刻　躔

其成　宮禾二候

主　鶉首　蜩始

茜寺箕木　專破　霸凶

苙發斗木　伐危　熏凶

艼卑牛水　專成　百吉

芞昴女水　專收　䇫凶

其蹙[illegible]土　宝開　育吉

芄白危土　專閉　𦬁凶

兰夲室火　義建　畜吉

分交　患三　患之　主　運　患少

求醫初三初六十一二十　求嗣初八十一二十廿八　栽種初六十四十九廿八　牧養初二初六十四廿八　入學初六十四十九廿八　冠笄初七十七二十

嫁娶初八十六十九廿八　出行初三初十十六廿六　開市初三十四二十廿六　上官初二初八十九廿六　修造初一初八十六廿六　動土初三初十十七廿三

移徙初二初六十九二十　作灶初一十七　安葬初六初十二十廿六　醞釀初一初十十四廿六　收合涼泄初三廿六　溫補初六十九二十廿八

六月小 建丁未

季夏之月律中林鐘辟卦遯初八日卯正始交六月節天道東行宜修造

東方天德在甲月德同二方諸事宜向三煞在申酉戌三方忌修造動土

小暑六月節 大暑六月中 晝夜 日出寅初初刻八分 日入酉正三刻七分 晝五十四刻一十四分 夜四十一刻一分

紫黃綠 赤碧白 黑白白

霧左 露間 凄太 滄陽 其右 聲間 角少 商陽 其 病

之鳴 次之

子正二刻三候半夏生

昏貫索旦危

初一壬辰壁火 專 除 黃

初二癸巳奎木 專 滿 綠 吉

初三甲午婁木 專 平 碧

初四乙未胃水 伐 定 黑 吉

初五丙申[illegible]水 專 執 白 凶

初六丁酉畢金 義 破 紫 凶

初七戊戌觜金 制 危 白

初八己亥參火 義 危 碧 吉

初九庚子井火 義 成 白 吉

初十辛丑鬼木 專 收 黃 凶

小暑卯正昏 六月節 一刻 十一刻 八分 初日 卯候

忌 忌 忌 忌

宮土客運同

搖動注恐支廢癰腫瘡瘍其蟲甘少

正一刻十一分
温風至　午正初刻二候蟋蟀居壁　酉初三刻三候鷹始摯
一刻　日落　日躔　昏房旦室　昏心旦室
初伏　望丑正二刻四分　中伏　下弦　大暑亥正三刻

日	干支	宿	五行	建除		宜	吉凶	忌
十一	壬寅	柳	木	義	開	縫	凶	忌
十二	癸卯	星	土	伐	開	嘉		忌
十三	甲辰	張	土	義	建	黨		
十四	乙巳	翼	金	義	除	自	吉	
十五	丙午	軫	金	義	滿	蔡		忌
十六	丁未	角	火	制	平	谷	凶	忌
十七	戊申	亢	火	義	定	豕	吉	
十八	己酉	氐	水	伐	執	首	吉	
十九	庚戌	房	水	寶	破	養	凶	
二十	辛亥	心	土	伐	危	縁		
廿一	壬子	尾	土	伐	成	嘉	吉	
廿二	癸丑	箕	金	義	收	黨		忌
廿三	甲寅	斗	金	伐	開	自		忌

二四

月課

金陰
勝君
則火
蕭在
懸泉
肅熱

六初刻十分
月三尾
中刻旦
夜刀室
子候刻
刀腐壁
三草
刻爲
七螢
分
日寅昏
躔正尾

苗牽牛木 制閉 藥凶 忌
苦婺女木 伐建 會凶
芙甲虛水 伐除 泰吉
芒酉危水 伐滿 育
芄戌室土 宝平 蠶凶 忌
芃亥壁土 伐定 縁吉 忌

十之
三氣
日民
夜病
子暴
初仆

求醫 刀九廿一
求嗣 刀九十七 廿一廿六
栽種 刀一十七 二十廿六
牧養 刀一刀四 十三廿一
入學 刀一刀九 十七
冠笄 刀八十五 二十廿九

嫁娶 刀四十四 二十廿七
出行 刀二十三 十七廿一
開市 刀二刀九 二十廿六
上官 刀一刀九 二十
修造 刀一刀九 二十廿六
動土 刀二刀八 十七

移徙 刀二刀九 十三廿六
作灶 十七二十 廿二
安葬 刀八十五 十八廿六
醞釀 十一十五
取合
涼泄 十四十五廿六
溫補 刀八刀九十七廿六

七月大　建戊申

孟秋相月律中夷則斗建申初七日申正始交七月節天道北行宜修造

北方天德在癸月德在壬三合在子辰宜向[illegible]月煞在巳年未[illegible]宜修造動土

立秋七月節[illegible]處暑七月中[illegible]初一刻七五分[illegible]

白綠碧　白黑赤　白紫黃

殺淫　火所　復勝　則焰　炎浮　赫川　沸澤　騰陰　肯處　於反

午三刻宮鶉火之次　二候土潤溽暑

巳正二刻　三候大雨時行

初一戊子奎火執制寶

初二己丑婁火破專黑凶

初三庚寅胃木危制白吉

初四辛卯昴木成制黃吉

初五壬辰畢水收伐白

初六癸巳觜水開制赤

初七甲午參金閉寶白

初八乙未井金建制黃凶

初九丙申鬼火除制綠

初十丁酉柳火除制碧

初立秋　十中秋正

忌　　忌　　忌　忌　一　忌

三振　刻慄　交譫　四妄　之少　主氣　氣咽　太乾　陰引　濕飲

二其主飛蠶蛆雉適爲雷霆
明蟄蟲不藏民病腹中常鳴氣上

居七初刻分
玄月刻盡
委節初旦
之申候壁
宮正涼刻三
初風奎伏
刻至
十
四
分

亥正初昏箕旦刻十分
正初旦刻二分
刻二
候二白露降

丑初昏箕旦
二刻
三候
下弦申正

廿戊星木專滿熏
廿亥張木制平白凶
廿子翼土宝定癸吉
廿丑軫土義執谷凶
廿寅角金宝破东
廿卯亢金宝危育吉
廿辰氐火制成黄
廿巳房火宝收縁
廿午心水專開壽吉
三十未尾水宝閉熏
廿申箕土宝建白吉
廿酉斗土宝除癸
廿戌牛金義滿谷

忌　忌　忌　忌　忌　忌　忌

主客氣大陽寒水
心痛癰腫瘡瘍骨瘻血便

衝胃喘不能久立

處暑七月中卯正三刻三
卯正三刻初候鷹乃祭鳥
昏分三刻箕旦室刻婁

寒蟬鳴
初刻十三分

廿一	廿二	廿三	廿四	廿五	廿六	廿七
亥	子	丑	寅	卯	辰	巳
女	虛	危	室	壁	奎	婁
金	木	木	水	水	土	土
宝平	專定	伐執	專破	專危	宝成	專收
系	育	義	綠	尊	黑	白
		凶			吉	凶
		忌			忌	忌三

月課

求醫 初四 十一 十七 二十
嫁娶 初四 十三 十九 廿九
移徙 初四 十一 十三 廿一
求嗣 初四 十六 廿一 廿五
出行 初四 十一 十六 廿五
作灶 初五 初六 十七 十八
栽種 初三 十一 廿一 廿九
開市 初三 初四 十三 廿五
安葬 初二 初四 十六 廿二
牧養 初四 十一 十三 廿一
上官 初四 十三 廿一
醞釀 初四 十三 十八 廿五
入學 初四 十一 十八 廿九
修造 初四 十一 十六 廿九
收合
冠笄 十三 二十 廿九
動土 十三 十七 二十 廿五
涼泄 初三 十三 十六 廿五
溫補 初七 十九 二十 廿八

八月小　建己酉

仲秋廿月律中南呂辟卦觀十一日酉正始交八月節天道東北行宜修造東
北維天德在艮月德在庚乙二方諸事宜向丙壬二乘在寅卯辰三方忌修造動土
白露八月節 初十日卯正初刻 秋分八月中 廿五日亥初刻十三分 晝四十九刻十一分 夜四十六刻十四分

赤碧黑
黃白白
紫白綠

寒熱皮膚痛目瞑齒痛頭

分巳正織女昏 合朔午初二刻分
日躔巳宮鶉尾之次 二刻二日旦 女胃
天地始肅
未正三刻三女旦 織昏 天囷
候三 上弦辰初九刻分
禾乃登

初一日戊午胃火 義開 築吉
初二日己未昴火 專閉 宜
初三日庚申畢木 專建 素
初四日辛酉觜木 專除 宜
初五日壬戌參水 伐滿 壹
初六日癸亥井水 專平 羅
初七日甲子鬼金 義定 喜
初八日乙丑柳金 制執 黑
初九日丙寅星火 義破 白
初十日丁卯張火 義危 築吉

忌　忌　忌　忌

十日卯初二刻十一分交

大腹痛中腹少瘧如熱發寒惡腫

白露八月節酉正三刻八分
酉正三刻初候鴻雁來
昏箕初刻斗旦室三刻昴

亥初二刻二候元鳥歸
昏斗旦昴
七刻分

子正二刻
昏河鼓旦
下弦已正

十一　戊子　翼　木　專危　倉

十二　己丑　軫　木　義成　赤　吉

十三　庚寅　角　土　伐收　倉

十四　辛卯　亢　土　義開　黃

正初　十五　壬辰　氐　金　義閉　綠　吉

十六　癸巳　房　金　義建　碧

十七　甲午　心　火　制除　黑　吉

十八　乙未　尾　火　義滿　白　吉

十九　丙申　箕　水　伐平　紫　凶

二十　丁酉　斗　水　寶定　倉

廿一　戊戌　牛　土　伐執　赤　吉

廿二　己亥　女　土　伐破　倉　凶

廿三　庚子　虛　金　義危　黃

忌　忌　忌　忌　忌　忌　忌

四之主運太商金客運同

熱淫於內治以

三候鳥羣養饈

畢三刻七分

廿秋寅昏

七分正亖

居八初刻

倉月刻河

果中初鼓

之寅候巳

[illegible]危金　伐成　羅

[illegible]室木　制收　[illegible]

[illegible]壁木　伐開　[illegible]

[illegible]奎水　伐閉　自

[illegible]婁水　伐建　[illegible]

[illegible]胃土　宝除　倉吉

忌　忌忌忌

廿五

七之

日氣

月課

求醫　初三　十七　廿四　廿九

求嗣　十二　十八　廿一　廿四

栽種　初一　十二　廿四　廿九

牧養　初一　初十　十二　廿四

入學　初一　初七　十一　廿一

冠笄　初三　十三　十八　廿九

嫁娶　初五　初十　十二　廿四

出行　初七　十七　二十　廿九

開市　初一　十二　廿一　廿四

上官　初一　初十　十二　十八

修造　初五　初十　十五　廿七

動土　初一　十一　十二　廿四

移徙　初一　初七　十八　廿四

作灶　初六　十二　廿四

安葬　初四　十一　二十　廿七

醞釀　十一　十五　廿四

收合　涼瀉　初六　十五　二十　廿九

溫補　初一　初十　十八　廿九

九月大建庚戌

季秋戌月律中無射卦剝十三日巳初始交九月節天道南行宜修造南

方天德在丙月德同丙諸事宜向丙三殺在亥子丑三方忌修造動土

寒露九月節　霜降九月中

自黑白　綠紫黄　白赤碧

鹹宮　集佐以甘苦以酸收之

正初刻三分　辰宮壽星之次

雷始收聲　卯初三刻　二候　蟄蟲坏戶　辰正二刻　三候

昏刻　畢　河鼓　旦　畢　秋社　昏　河鼓　旦　畢

日	干支	宿	五行	建除		星	吉凶	忌
初一	丁亥	昴	土	滿	伐	赤	吉	忌
初二	戊子	畢	火	平	制	白		忌
初三	己丑	觜	火	定	專	黄		忌
初四	庚寅	參	木	執	制	綠	吉	
初五	辛卯	井	木	破	制	碧	凶	忌
初六	壬辰	鬼	水	危	伐	黑		
初七	癸巳	柳	水	成	制	白	吉	
初八	甲午	星	金	收	寶	紫		忌
初九	乙未	張	金	開	制	白		忌
初十	丙申	翼	火	閉	制	赤	吉	

寅正初刻交五之主氣陽
民氣和

以苦發之熱司於地寒反勝之治

寒露九月節巳初三刻一分

水始涸　巳初三刻初候鴻雁來賓巳正二刻二候雀入大水為蛤　午初

昏壘三刻牛旦碧一刻參右肩昏牛旦井　昏天

望正三刻八分

十一	十二	十三	十四	十五	十六	十七	十八	十九	二十	廿一	廿二	廿三
丁酉	戊戌	己亥	庚子	辛丑	壬寅	癸卯	甲辰	乙巳	丙午	丁未	戊申	己酉
軫火	角木	亢木	氐土	房土	心金	尾金	箕火	斗火	牛水	女水	虛土	危土
制建	專除	制除	宝滿	義平	宝定	宝執	制破	宝危	專成	宝收	宝開	宝閉
沓	蠶吉	縲	蕁	熏	百凶	槊吉	沓	隷	沓	蠶凶	縲吉	蕁凶
		忌			忌		忌			忌		

明燥金客氣厥陰風木

以甘熱佐以苦辛

二律歲　刻旦卯分　三天刻　候狼分

菊有黃花　廿五土王

霜降　九月中　午正三刻　初候　昏壁　旦女

庚辰	辛巳	壬午	癸未	甲申	乙酉	丙戌
室金	壁金	奎木	婁木	胃水	昴水	畢土
義建	宝除	專滿	伐平	專定	專執	宝破
二黑	一白吉	九紫	八白凶	七赤凶	六白凶	五黃凶
忌			忌	忌	忌	忌

月課

求醫　初七　十一　十八　廿四
求嗣　初七　十七　二十　廿二
栽種　初七　十七　二十　廿二
牧養　初七　初十　二十　廿二
入學　初三　十四　二十　廿六
冠笄　初四　十二　十九　廿五

嫁娶　初三　初六　初十　二十
出行　初一　初九　十七　廿六
開市　初一　初七　十四　二十
上官　初七　初九　十七　廿二
修造　初六　十三　十七　廿五
動土　初六　十三　十七　二十

移徙　初七　十七　二十　廿二
作灶　初三　初六　初七
安葬　初六　初十
醞釀　初三　初七　十七　二十
收合
涼泄　初八　十四　十七　廿六
溫補　初三　十九　二十

十月小　建辛亥

孟冬陰月律中應鐘辟卦坤土三日午正始交亥月節天道東行宜修造東

方天德在乙月德在甲乙諸事宜向三煞在申酉戌三方忌修造動土

立冬十月節　小雪十月中　昏[illegible]旦[illegible]　晝[illegible]　夜[illegible]

黃白紫
碧白綠
赤白黑

以鹹平之　二　羽蟲育介蟲

正三刻　日躔卯宮大火之次
豺乃祭獸　午正二刻二候草木黃落　午正二刻三候
天狼　昏虛旦南河　昏虛旦北河

日	注	干支	宿	五行	建除		九星		忌
初一日	三刻合朔辰初	己巳	觜	土	危	專	綠		忌
初二日	三刻十一分	庚午	參	火	成	義	碧	吉	
初三日		辛未	井	火	收	專	黑		忌
初四日		壬申	鬼	木	開	專	白		忌
初五日		癸酉	柳	木	閉	專	紫		
初六日		甲戌	星	水	建	伐	白		
初七日	望亥正	乙亥	張	水	除	專	赤		忌
初八日	三刻四分	丙子	翼	金	滿	義	白		
初九日		丁丑	軫	金	平	制	黃	凶	
初十日		戊寅	角	木	定	義	綠		忌

耗不育　左間太陰右間厥陰

十三居新洛之宮

立冬十月節午正一刻十一分

蟄蟲咸俯

午正一刻初候水始冰　昏壁正刻女旦初刻天狼分 望初三刻四

午初二刻二候地始凍　昏危旦柳

巳正　昏危正　丁亥登

日	干支	宿	行	神	建除	九星	吉凶	忌
十一	丁卯	亢	火	義	執	三碧	吉	
十二	戊辰	氐	木	專	破	二黑	凶	忌
十三	己巳	房	木	義	破	一白		忌
十四	庚午	心	土	伐	危	九紫	吉	
十五	辛未	尾	土	義	成	八白	吉	忌
十六	壬申	箕	金	義	收	七赤	凶	忌
十七	癸酉	斗	金	義	開	六白		
十八	甲戌	牛	火	制	閉	五黃	吉	
十九	乙亥	女	火	義	建	四綠	凶	
二十	丙子	虛	水	伐	除	三碧		
廿一	丁丑	危	水	宝	滿	二黑		
廿二	戊寅	室	土	伐	平	一白		
廿三	己卯	壁	土	伐	定	九紫	吉	忌

十四日卯正三刻六分交

月課

二日初刻 刻卯二分

三候蟄泉蟲

小巳昏 雪初霧 十二初刻 月刻落

茜䖌奎金 義執 合	茥菅婁金 伐破 素凶	芓孝胃木 制危 脊吉	芒癸[illegible]木 伐成 貴	共申畢水 伐收 羅吉	芁酉觜水 伐開 壽

終之主運

忌運

忌少廿終

忌羽八之

求醫初七十七二十廿二 求嗣初二十一十八廿六 栽種初六十四二十廿三 牧養初二十四二十廿四 入學初二初七十五廿七 冠笄初五十一十七廿六

嫁娶初三十四廿四廿九 出行初二十八廿四 開市初二初四十五二十 上官初二初四二十廿八 修造初四十四二十廿六 動土十四十七廿三廿七

移徙初二初六一十廿四 作灶初五十四廿三 安葬初一初八十八廿六 醞釀初二十一廿二廿三 收合涼泄初四初七十七廿六 溫補十二十一十八廿九

十一月大 建壬子

仲冬寅月律中黃鐘辟卦復吉星寅正紀亥十一月節天道東南行宜修 綠紫白

造東南天德在巽月德在壬方諸事宜向巽忌星表方忌修造動土 黑赤碧

大雪十月節初八日晝四十刻五分夜五十五刻十分 冬至十一月中廿三日晝四十刻十一分夜五十五刻十四分 白黃白

中初候巳旦鶡鴠不鳴
初二刻虹藏不見二刻一分
日躔析木之次宮二刻昏北落師門旦張
卯正二刻昏室旦軫
十一刻一分 午初

日	干支	宿	五行		建除	色	吉凶
初九	戊戌	參	土	宝	閉	黑	
初十	己亥	井	土	伐	建	白	凶
十一	庚子	鬼	火	宝	除	紫	
十二	辛丑	柳	火	專	滿	白	
十三	壬寅	星	木	制	平	赤	
十四	癸卯	張	木	制	定	白	吉
十五	甲辰	翼	水	伐	執	黃	
十六	乙巳	軫	水	制	破	綠	凶
十七	丙午	角	金	宝	危	碧	吉
十八	丁未	亢	金	制	成	黑	

忌 忌 忌 忌

水日氣 客巳民 運初病 同二濕

氣主之終交刻

大雪十一月節寅正一刻十四分

三候 麋角解 冬
轅

寅正一刻初候鶡鴠不鳴
昏壁宿室旦翼軒轅
晝四十三刻三十三分

丑正一刻二候虎始交
昏壁旦翼

日	干支	宿	五行	建除	宜	吉凶	忌
十一	甲申	氐	火	收制	百	凶	忌
十二	乙酉	房	火	開制	祭	吉	
十三	丙戌	心	木	閉專	畜		忌
十四	丁亥	尾	木	閉制	祭	吉	忌
十五	戊子	箕	土	建宝	畜	凶	
十六	己丑	斗	土	除義	醬		忌
十七	庚寅	牛	金	滿宝	綠	吉	
十八	辛卯	女	金	平宝	覇	凶	
十九	壬辰	虛	火	定制	覇		
二十	癸巳	危	火	執宝	百	吉	
廿一	甲午	室	水	破專	祭	凶	
廿二	乙未	壁	水	危宝	合	吉	
廿三	丙申	奎	土	成宝	祭	吉	忌

太陽寒水客氣少陰君火

月課

日	宿	行	建除	吉凶
[illegible]	婁	土	宝 收	白 凶
[illegible]	胃	金	義 開	黄
[illegible]	昴	金	宝 閉	緑
[illegible]	畢	木	專 建	黄 凶
[illegible]	觜	木	伐 除	白
[illegible]	參	水	專 滿	紫 吉
[illegible]	井	水	專 平	白

子正昏壁 正 子昏 下弦 初日 初 刻 翼 古 三候 蕤賓出

廿八 冬至 亥正 初刻 居十一 刻 叶月 初 之中 候 日 昏 暮 初 刻

忌　忌　忌　忌　忌

求醫 十七 二十 廿三
求嗣 初六 初九 十七 廿二
栽種 初五 十二 十七 廿九
牧養 初六 十七 廿三 廿九
入學 初六 十二 十九 廿八
冠笄 初一 初十 十七 廿六

嫁娶 初三 初六 十九 二十
出行 初三 初九 十九 廿九
開市 初五 初六 十七 廿三
上官 初六 十六 十九 廿九
修造 初三 初九 二十 廿九
動土 初五 十二 十七 廿五

移徙 初六 初九 十九 廿八
作灶 初九 初十 二十 廿六
安葬 初三 初十 十三 廿三
醞釀 初五 十一 十三 廿八
收合 涼泄 初六 十七 廿三 廿六
溫補 初九 二十 廿二 廿九

十二月小 建癸丑

季冬涂月律中大呂辟卦臨二十三日申初始交十二月節天道西行宜修 碧 白 赤

造西方天德在庚月德同方諸事宜向三煞在寅卯辰方忌修造動土 白 白 黑

小寒十二月節 大寒十二月中 瑞 初刻 晝四十二刻 夜五十四刻 黃 綠 紫

亥宮正蝎初出 亥正初刻四分日躔丑宮星紀之次

戌初二刻二候麋角解

奎昏旦五帝座

酉昏初奎 初刻旦軫 三候

日	干支	宿	五行	建除	義專	吉凶	忌
初一日	丙辰	鬼	土	定	宝	黑	忌
初二日	丁巳	柳	土	執	專	凶	
初三日	戊午	星	火	破	義	綠	
初四日	己未	張	火	危	專	黃吉	
初五日	庚申	翼	木	成	專	白	忌
初六日	辛酉	軫	木	收	專	赤	忌
初七日	壬戌	角	水	開	伐	白	
初八日	癸亥	亢	水	閉	專	紫	忌
初九日	甲子	氐	金	建	義	白凶	忌
初十日	乙丑	房	金	除	制	黑	

小寒十二月節申初初刻三分

水泉動　申初初刻初候雁北鄉　午正二刻二候鵲始巢　巳正正

昏壹刻晝旦　初刻初晨　壹刻正初　軫刻八　昏分　晝旦角　昏胃　下弦夜子

日	干支	宿	五行		建除	宜	忌
十一	甲寅	心	火	義	滿	壽吉	
十二	乙卯	尾	火	義	平	縱凶	
十三	丙辰	箕	木	專	平	責	
十四	丁巳	斗	木	義	定	育	
十五	戊午	牛	土	伐	執	恭吉	
十六	己未	女	土	義	破	否	忌
十七	庚申	虛	金	義	危	禁吉	
十八	辛酉	危	金	義	成	百吉	忌
十九	壬戌	室	火	制	收	熏	
二十	癸亥	壁	火	義	開	壽吉	忌
廿一	甲子	奎	水	伐	閉	縱	
廿二	乙丑	婁	水	寶	建	責	
廿三	丙寅	胃	土	伐	除	育吉	忌

一日初三刻　三候雉雊　日躔
角一刻
大寒子正初刻 辰初初刻十一分 三刻 之交
初候雞乳

日	干支	宿	建除	宜忌
初一	茜亭	昴土	伐滿	忌
初二	苦震	畢金	義平	忌
初三	芺酋	觜金	伐定	凶
初四	芒亭	參木	制執	吉
初五	共癸	井木	伐破	忌
初六	艽甲	鬼水	伐危	忌

月課

事	日
求醫	初三初十十七廿一
嫁娶	十一十四廿四
移徙	初十十五十八廿三
求嗣	初四初十十五廿七
出行	初十十八十三廿七
作灶	初五初七初八二十
栽種	初五十七十九廿三
開市	初一十一十八廿三
安葬	初五十三廿七
牧養	初五初十十四廿三
上官	初一初十十三十八
醞釀	初一初十十八廿一
入學	初五十三廿三廿七
修造	初五十四二十廿七
服合	涼泄初五初六十七十八　溫補初一十三二十
冠笄	初四初八二十廿四
動土	初一十一十四廿三

光緒

紀年

紀年	歲	屬	閏月	
二十三年丁酉	一歲	雞		六十一歲
二十二年丙申	二歲	猴		六十二歲
二十一年乙未	三歲	羊	閏五月	六十三歲
二十年甲午	四歲	馬		六十四歲
十九年癸巳	五歲	蛇		六十五歲
十八年壬辰	六歲	龍	閏六月	六十六歲
十七年辛卯	七歲	兎		六十七歲
十六年庚寅	八歲	虎	閏二月	六十八歲
十五年己丑	九歲	牛		六十九歲
十四年戊子	十歲	鼠		七十歲
十三年丁亥	十一歲	猪	閏四月	七十一歲
十二年丙戌	十二歲	狗		七十二歲
十一年乙酉	十三歲	雞		七十三歲
十年甲申	十四歲	猴	閏五月	七十四歲
九年癸未	十五歲	羊		七十五歲

雜紀

針灸四季禁忌日

春甲乙　夏丙丁　四季戊己

秋庚辛　冬壬癸

十干人神

甲不治頭乙不治喉丙不治肩丁不治心戊己日不治腹庚不治腰辛不治膝壬不治脛癸不治足

十二支人神

子目丑耳寅胷卯齒辰腰巳手午心未足申頭酉膝戌陰亥頸

逐日人神

一日在足大指二日在外踝三日在股內四日在腰五日在口六日在手七日在內踝八日在腕九日在尻

八年壬午十六歲馬
七年辛巳十七歲蛇閏七月
六年庚辰十八歲龍
五年己卯十九歲兎閏三月
四年戊寅二十歲虎
三年丁丑二十一歲牛
二年丙子二十二歲鼠閏五月
元年乙亥二十三歲猪

同治

十三年甲戌二十四歲狗
十二年癸酉二十五歲雞閏六月
十一年壬申二十六歲猴
十年辛未二十七歲羊
九年庚午二十八歲馬閏十月
八年己巳二十九歲蛇
七年戊辰三十歲龍閏四月
六年丁卯三十一歲兎

七十六歲
七十七歲
七十八歲
七十九歲
八十歲
八十一歲
八十二歲
八十三歲
八十四歲
八十五歲
八十六歲
八十七歲
八十八歲
八十九歲
九十歲
九十一歲

十日在腰背十一日在鼻柱十二日在髮際
十三日在牙齒十四日在胃脘十五日在偏身
十六日在胷十七日在氣衝十八日在股內
十九日在足二十日在內踝二十一日在手小指
二十二日在外踝二十三日在肝及足二十四日在手陽明
二十五日在足陽明二十六日在胷二十七日在膝
二十八日在陰二十九日在膝脛三十日在足趺

逐時人神

子時踝丑時腰寅時目卯時面
辰時頭巳時手午時胷未時腹
申時心酉時背戌時項亥時股

日遊神所在之方不宜安
產室掃舍字設牀帳

常以癸巳日入內宮一十六日
至己酉日出癸巳甲午乙未丙
申丁酉在紫微北宮

五年丙寅三十二歲虎　九十二歲
四年乙丑三十三歲牛閏五月　九十三歲戊戌己亥庚子辛丑壬寅在南宮
三年甲子三十四歲鼠　九十四歲癸卯一日在天廟西宮
二年癸亥三十五歲猪　九十五歲甲辰乙巳丙午丁未戊申在御女
元年壬戌三十六歲狗閏八月　九十六歲　東宮
咸豐
十一年辛酉三十七歲雞　九十七歲　右日遊在內產婦宜在外別於
十年庚申三十八歲猴閏三月　九十八歲　月空處安帳產吉
九年己未三十九歲羊　九十九歲己酉庚戌辛亥壬子癸丑甲寅在
八年戊午四十歲馬　一百歲　外東北維
七年丁巳四十一歲蛇閏五月　一百一歲乙卯丙辰丁巳戊午己未在外東
六年丙辰四十二歲龍　一百二歲　方
五年乙卯四十三歲兎　一百三歲庚申辛酉壬戌癸亥甲子乙丑在
四年甲寅四十四歲虎閏七月　一百四歲　外東南維
三年癸丑四十五歲牛　一百五歲丙寅丁卯戊辰己巳庚午在外南
二年壬子四十六歲鼠　一百六歲　方
元年辛亥四十七歲猪閏八月　一百七歲辛未壬申癸酉甲戌乙亥丙子在

道光三十年庚戌四十六歲狗 一百八歲 外西南維
二十九年己酉四十九歲雞閏四月 一百九歲 丁丑戊寅己卯庚辰辛巳在外
二十八年戊申五十歲猴 一百十歲 西方
二十七年丁未五十一歲羊 一百十一歲 壬午癸未甲申乙酉丙戌丁亥
二十六年丙午五十二歲馬閏五月 一百十二歲 在外西北維
二十五年乙巳五十三歲蛇 一百十三歲 戊子己丑庚寅辛卯壬辰在外
二十四年甲辰五十四歲龍 一百十四歲 北方
二十三年癸卯五十五歲兎閏七月 一百十五歲 右日遊在外宜在內産吉凡
二十二年壬寅五十六歲虎 一百十六歲 日遊所在內外方不可向
二十一年辛丑五十七歲牛閏三月 一百十七歲 之産凶
二十年庚子五十八歲鼠 一百十八歲 十干胎神
十九年乙亥五十九歲豬 一百十九歲 甲巳占門乙庚碓磨丙辛廚竈
十八年戊戌六十歲狗閏四月 一百二十歲 丁壬倉庫戊癸房牀

十二支胎神
子午占碓丑未占厠寅申爐竈
卯酉大門辰戌雞栖巳亥占牀

時貴時祿到方表

	甲己日			乙庚日			丙辛日			丁壬日			戊癸日		
	陽貴	陰貴	祿	陽貴	陰貴	祿	陽貴	陰貴	祿	陽貴	陰貴	祿	陽貴	陰貴	祿
子	未	丑	寅	酉	亥	巳	丑	未	巳	丑	未	申	卯	巳	亥
丑	申	子	卯	亥	酉	午	子	申	午	寅	午	酉	巳	卯	子
寅	酉	亥	巳	丑	未	巳	丑	未	申	卯	巳	亥	未	丑	寅
卯	亥	酉	午	子	申	午	寅	午	酉	巳	卯	子	申	子	卯
辰	丑	未	巳	丑	未	申	卯	巳	亥	未	丑	寅	酉	亥	巳
巳	子	申	午	寅	午	酉	巳	卯	子	申	子	卯	亥	酉	午
午	丑	未	申	卯	巳	亥	未	丑	寅	酉	亥	巳	丑	未	巳
未	寅	午	酉	巳	卯	子	申	子	卯	亥	酉	午	子	申	午
申	卯	巳	亥	未	丑	寅	酉	亥	巳	丑	未	巳	丑	未	申
酉	己	卯	子	申	子	卯	亥	酉	午	子	申	午	寅	午	酉
戌	未	丑	寅	酉	亥	巳	丑	未	巳	丑	未	申	卯	巳	亥
亥	申	子	卯	亥	酉	午	子	申	午	寅	午	酉	巳	卯	子

貴人登天門時表

	雨水		春分		穀雨		小滿		夏至		大暑		處暑		秋分		霜降		小雪		冬至		大寒	
	陽貴	陰貴	陽貴	陰貴	陽貴	陰貴	陽貴	陰貴	陽貴	陰貴	陽貴	陰貴	陽貴	陰貴	陽貴	陰貴	陽貴	陰貴	陽貴	陰貴	陽貴	陰貴	陽貴	陰貴
甲日	卯	酉	寅	申	丑	未	子	午	亥	巳	戌	辰	酉	卯	申	寅	未	丑	午	子	巳	亥	辰	戌
乙日	寅	戌	丑	酉	子	申	亥	未	戌	午	酉	巳	申	辰	未	卯	午	寅	巳	丑	辰	子	卯	亥
丙日	丑	亥	子	戌	亥	酉	戌	申	酉	未	申	午	未	巳	午	辰	巳	卯	辰	寅	卯	丑	寅	子
丁日	亥	丑	戌	子	酉	亥	申	戌	未	酉	午	申	巳	未	辰	午	卯	巳	寅	辰	丑	卯	子	寅
戊日	酉	卯	申	寅	未	丑	午	子	巳	亥	辰	戌	卯	酉	寅	申	丑	未	子	午	亥	巳	戌	辰
庚日	酉	卯	申	寅	未	丑	午	子	巳	亥	辰	戌	卯	酉	寅	申	丑	未	子	午	亥	巳	戌	辰
己日	戌	寅	酉	丑	申	子	未	亥	午	戌	巳	酉	辰	申	卯	未	寅	午	丑	巳	子	辰	亥	卯
辛日	申	辰	未	卯	午	寅	巳	丑	辰	子	卯	亥	寅	戌	丑	酉	子	申	亥	未	戌	午	酉	巳
壬日	未	巳	午	辰	巳	卯	辰	寅	卯	丑	寅	子	丑	亥	子	戌	亥	酉	戌	申	酉	未	申	午
癸日	巳	未	辰	午	卯	巳	寅	辰	丑	卯	子	寅	亥	丑	戌	子	酉	亥	申	戌	未	酉	午	申

外臺臨産趨吉避凶方向圖表

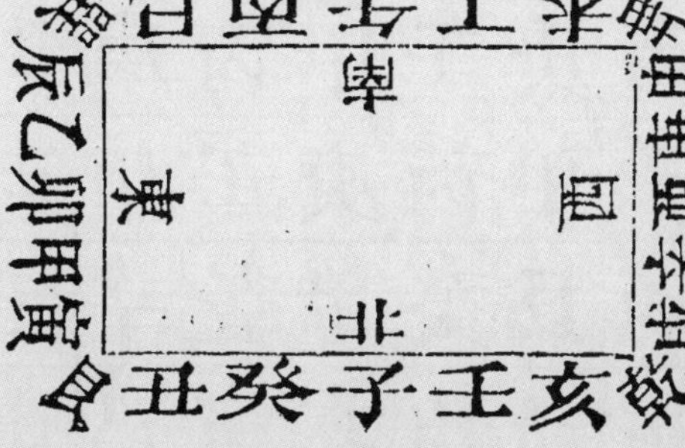

申坤庚酉辛戌乾亥

未　　　　　　壬

丁　　西　　　子

午　南　　北　癸

丙　　東　　　丑

巳

巽辰乙卯甲寅艮

臨産須避凶神取福德天德月空三方安産帳藏兒衣唐王燾外臺秘要載有圖說按福德即月德其雷公以下十三神皆是凶方悉當謹避唯福德方宜安帳月空方宜藏衣天德方安帳藏衣均可因就稈本外臺正其譌脫者十數名圖如上方復變其制輒表於右

	福德	月空	天德	雷公	招搖	軒轅大時	咸池	豐隆吳時	天狗	狂虎	天猴	大夫	月虎	運鬼力士
正月	丙	壬	丁	寅	寅	卯	辰	辰	辰	午	申	酉	戌	艮
二月	甲	庚	坤	亥	卯	子	丑	未	巳	酉	巳	戌	亥	乾
三月	壬	丙	壬	申	辰	酉	戌	戌	午	子	寅	亥	子	坤
四月	庚	甲	辛	巳	己	午	未	丑	未	酉	亥	子	丑	巽
五月	丙	壬	乾	寅	午	卯	辰	辰	申	子	申	丑	寅	艮
六月	甲	庚	甲	亥	未	子	丑	未	酉	卯	巳	寅	卯	乾
七月	壬	丙	癸	申	申	酉	戌	戌	戌	子	寅	卯	辰	坤
八月	庚	甲	艮	己	酉	午	未	丑	亥		亥	辰	巳	巽
九月	丙	壬	丙	寅	戌	卯	辰	辰	子	午	申	巳	午	艮
十月	甲	庚	乙	亥	亥	子	丑	未	丑	卯	巳	午	未	乾
十一月	壬	丙	巽	申	子	酉	戌	戌	寅	丙	寅	未	申	坤
十二月	庚	甲	庚	巳	丑	午	未	丑	卯	酉	亥	申	酉	巽

後序

古今治歷者七十餘家皆推本於黃帝之調曆今其術雖不傳而散見於素問六節藏象天元紀六微旨至眞要諸論者於歷元歲實朔策閏餘恆氣諸術根數尚班班可考故東漢時民間猶用其歷蓋修其術者代不乏人矣而九星三合貴人太乙諸說尤爲陰陽五行家所自出歷法雖今密於古苟綜數考事占往知來不謬於聖人之德雖古猶今也上經曰夫道者上知天文下知地理中知人事以四千年神聖國寶之所寄一任其湮廢放絕而運氣要旨反賴疇人家言存其羊朔夫非食德服教者之恥歟近日通書林立如閩之楊洪粤之羅左楚之廖張皆風行一時吾浙獨無專門之業則舉玉版眞要而爲之綱紀固亦浙學之光也因命院徒條次其說表行以前民用其所裨或不僅在醫流也時與編訂之役者玉環季僊卿騰霄繕校者瑞

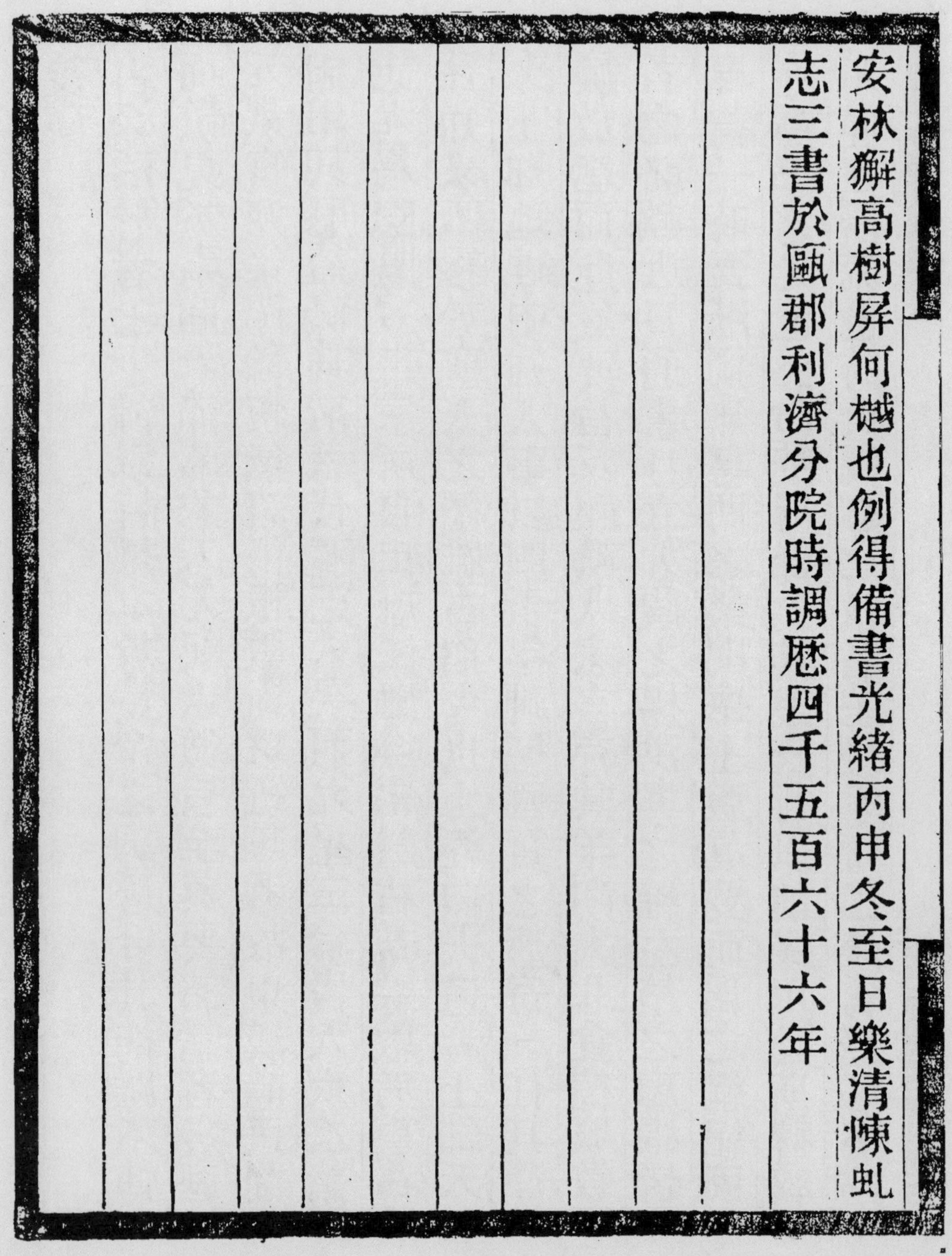

安林獬高樹屏何樾也例得備書光緒丙申冬至日樂清悚虬
志三書於甌郡利濟分院時調歷四千五百六十六年

序

余建院講授醫經之外兼收雜家蘄爲明體達用之學其時來學弟子有嘗在外就傅六七年者竟未能麤解文義叩以中外近事更懵無所知予頗病里師教法之未善髫齡時性靈受蔽爲可歎也記曰黄帝正名百物孔子曰必也正名乎苟名義未諳而欲遽求了慧是行不以逕出不以戶無所往而不迷矣因次爲韻語三十六章句約三言舉凡古今中西學業規制以及世間一切人事皆標舉指要事繁語賅以期急就每逢講期按章詳說頗益學子嗚呼自秦愚黔首焚書禍烈醫以軒岐遺澤獨免鬱攸吾意當時抱遺通變之彦緣志康世

者不師於吏必師於醫今五洲洄洑圖書夥夠學者窮老盡氣猶不能竟其端緒道以多歧而亡恐昔之以學愈愚者今將學而益愚然則振聵發聾材益八瘵木鐸非吾官師責歟昔晉皇甫謐甲乙之外嘗欲作教經以惠醫流未果因襲其名刊刻以貽同院時

光緒二十年歲次甲午敦阜紀孟秋日東甌陳虬志三書於瑞安利濟醫院之蟄廬

利濟教經

蒙學章第一

物始生　稱曰蒙。萬類中

人最靈。養以正　卽聖功。

小學法　參贊融。妙爕理

醫之功。天地人。爲三才。

聖儒學　中西通。

二

醫道章第二

百家學。醫爲始。通陰陽。原生死。療君親。澤鄉里。開大道。首神農。本草桝。藥通靈。軒岐興。垂內經。六合理。歸綱紀。張長沙。傷寒家。作金匱。方法備。

唐千金　集大成。宋後書
慎所趨。神乎神　通古今。

生人章第三

人之生　貴性命。陰五臟
陽六腑。五官正　七竅通。
氣與血　兩大綱。若靈明
天所賦。志爲主　氣爲輔。

氣生精　精生神　神通玄
唯聖人　踐其形　分五種
同一原
明倫章第四
人根本　在五倫　定尊卑
君與臣　若父子　主有親
若兄弟　重友恭　若夫婦

貴有別　若朋友　信義結
五倫外　有九族　高曾祖
父已身　子與孫　暨曾元

師範章第五

教嬰孩　首規矩　正名稱
分禮數　先認字　次記典
世間事　隨指點　文字外

加體操。認字法。先形體。
次衣服。次動植。次飛潛。
次飲食。次器具。次舟車。
次錢幣。次色味。次數目。
次方位。次姓氏。次地理。
次時令。次天文。次圖畫。
就近淺。易明曉。典爲則。

取則效。古忠臣。及孝子。
或義士。與節婦。聖與賢。
尤稱首。倫常理。時提醒。
事理確。視各學。
語言章第六
嬰始生。同一聲。及長成。
互變遷。區南北。判古今。

四

等切法。合音兼。明四聲。
定七音。西音興。字母新。
二十六。拼法足。福利音。
出利濟。教愚蒙。益萬世。
文字章第七
語言定。文字正。倉史後。
篆隸興。草書變。正楷行。

小學書　說文尊。近歐洲
重臘丁　英法文　亦通行。
四民章第八
天生人　本一類。賢愚判
區十等。約而紀　分四民。
士與農　工與商。
五行章第九

天地氣　判五行。水木火
土與金。百物中。寓生剋
五方位。從此別。

原質章第十

中土學　崇五行。西學與
化合分。分原質　六十四
氣質五　輕養淡。綠與沸

流質二　目溴汞　餘定質
五七種　碘硫硒　碲燐砷
矽炭鉀　鈉鋰鏭　鉫鋇鏓
鈣鎂鋁　鋊鋯釷　鈦鉺鉽
錯鋃鏑　鐵錳鉻　鎳鈷鋅
鎘鈿鉛　鈶錫銅　鉍鈾釩
鎢鉅鐠　鉬鈮銻　鉮銀金

六

鉑鈀錴．釕銖銥．世間物
皆各質　合而成：精化學
分數明．

干支章第十一

天干十．曰甲乙．曰丙丁．
戊己庚．辛壬癸．若地支
十有二．子丑寅．卯辰巳

午未申。酉戌亥。干支配
循環代。終六十。復其初。
大撓作。紀日書。以名歲
出後儒。

時令章第十二

時有四。天所令。十二月
分布定。春爲首。夏次之

次秋冬 五氣齊 五年間
兩置閏 始唐堯 歲序順
三正建 有由來 行夏時
寅月推

天文章第十三

天最高 不可攀 星雖繁
約二種 曰行星 曰恆星

金木火水與土名五星。益日月即七政。近西學言八星。五星外加地球。外天王與海王。較地球大而光。黃赤道寒暑分。習天文先中星。渾天儀逐時移。步天歌分三垣。

合天星　三千餘。

輿地章第十四

地球上　判東西　分五洲。
東半球　亞細亞　歐羅巴
三阿洲　非利加。西半球
亞美利　分南北　合五洲。
五洲中　分五洋。東太平

西大西。印度洋　地居中。
外氷洋　有南北。

疆域章第十五

大清國　半亞洲。東遼瀋
西新疆。蒙古北　滇粵南。
直隸省　附京師。山東西
左右馳。中河南　鄰陝西。

甘肅外。有四川。雲貴地。
犬牙穿。湖南北。江西連。
浙偏東。界閩臺。兩廣分。
南洋門。安徽省。江蘇兼。
東三省。王氣鍾。曰吉林。
曰盛京。黑龍江。最著靈。

世紀章第十六

開天地 首盤古 三皇起
五帝繼 夏商周 稱三代
秦兼併 歸兩漢 蜀魏吳
三國峙 晉司馬 分東西
宋南齊 梁與陳 北元魏
齊周隋 李唐後 又五代
宋元明 統大清

上

經學章第十七

人初生　靈明胎。　濬其智
在讀書。　十三經　目可舉。
易詩書　春秋禮。　五經外
重論孟。　春秋學　有公穀。
禮有三　儀周官。　研爾雅
小學基。　孝經編　人道全。

史學章第十八

六經外　廿四史　首史記
兩漢繼　三國志　合四史
晉書後　宋南齊　梁陳魏
齊周隋　南北史　外唐書
與五代　有新舊　宋書外
遼金元　加明史　全史完

子學章第十九

經史外　曰子書　崇道德
老莊列　管晏墨　主富強
尚刑名　申韓商　司馬法
兵家詳　孫吳外　尉繚具
翊大道　荀與楊　呂春秋
劉淮南　賓彥作　材華優

諸子外　皆支流。

文學章第二十

翼聖道　在文章。　源流一

製體紛。　文駢散　詩古今。

詩賦詞　本一源。　歌曲體

分今古　古樂府。　今傳奇。

功令文。　重八股　帖括體

名時文。

中學章第二十一

漢宋後。學分門。名雖夥。約五綱。曰訓詁。曰考据。曰辭章。曰義理。曰經制。

西學章第二十二

中外通。來西學。算爲體

化爲用。熱光聲。汽水電
礦地重。格致門。諸新學
由此推。

方術章第二十三

正學外。參術數。卜筮法
古所尊。若星相。亦可觀。
兵家言。重壬遁。太乙數。

九宮布。堪輿書　河洛圖。
五行家　術入神。古微言
往而存。

仕進章第二十四

開國始　重貢舉。應小考
稱文童。附增廩　由學升。
五貢生　曰明經。鄉會試

甲乙科　試三場　舉人外
進士同　殿試後　判四途
入詞林　分中書　主事貴
知縣賞　若老榜　名欽賜
武少異　大致同　近出身
更多門

冠服章第二十五

聖清盛　重翎頂。分花藍
貴三眼。金銀嵌。別貢監。
白硨璖　上水晶。藍寶石
紅珊瑚。加蟒補　分九品。
視形狀　識文武。
職官章第二十六
君定位　分職官。古至今。

名不一　我聖清　分滿漢
區京外　爵五等　官九品
公孤三　師傅保　別太少
大學士　分殿閣　軍機處
外總理　內六部　吏戶禮
兵刑工　九卿班　朝儀崇
曰翰詹　曰科道　京朝官

此其綱 諸職要 難具論
內官訖 請言外 督撫尊
河漕鹽 將軍竝 織造同
運藩臬 稱三司 道府縣
閒州廳 武提鎮 權最崇
副參游 都守從 若欽差
大總裁 二主考 暨學臺

三

外洋差　貴辦才。

典制章第二十七

國大政　在祀典。　上圜邱

下方澤。　先社稷　後農蠶。

厲祭壇　歲三舉。　先先師廟

重釋奠。　歲春秋　仲上丁。

若堂子　滿州隆。　祀典外

首朝賀　迎春禮　耕籍儀
日月蝕　各救護　鄉飲酒
禮尤古　各方土　風俗殊

禮樂章第二十八

近時禮　約有四　冠與昏
喪與祭　樂工尺　即律呂
六藝微　御法廢　射改槍

三

書入洋。唯九數　近勝古。

刑律章第二十九

設刑律　治姦究。斬與絞

軍流徒。五刑外　有杖笞。

權量章第三十

平天下　重權量　錢兩斤

斗斛石　寸尺丈　由纖積。

古今異　中西殊　醫門例

準利濟

機器章第三十一

泰西通　製造工　量天尺

察天筩　顯微鏡　時辰鐘

寒暑表　風雨通　自來水

電氣燈　陸電綫　水火輪

鐵路開　自西東。　輕氣毬
行半空。　蠟人院　醫家庸。
傳語言　德律風。　石印法
照相同。　餘雜物　以類從。

武備章第三十二

近武備　特火攻。　開花彈。
西洋礮。　棉花藥。　鐵礮臺。

鐵甲船　風銃穿。　旱水雷

電氣開。　洋槍礮　工試放。

時務章第三十三

識時務　主富強。　講公法

明約章。　自強基　在公司。

近洋務　南北洋　設大臣。

方言館　遵同文。　製造局

機器足。刊官書。破羣愚。
閩船政。滬招商。電報通。
賑濟公。稅務司。洋債支。
海關外。卡抽釐。郵政局。
官銀行。今雖止。後當起。
興亞洲。入手方。設報館。
開學堂。

租界章第三十四

口岸外　分租界　夷塚墓

開馬路　設領事　立巡捕

大跑馬　寓講武　彈子房

嬉戲場　東洋車　紛如麻

呂宋票　保險行　番菜館

供大餐　唱書樓　任冶遊

年少人　謹守身。欲指責
視禮拜。
教門章第三十五
天生民　君作師。三代降
師儒尊。我孔子　儒之宗。
俗稱教　道釋兼　外天方
即回教。若天主　與耶穌

派本一　後分途　外敎門
難具云

醫統章第三十六

醫正統　肇軒皇　揖岐雷
開明堂　憫侯王　哀衆子
至眞要　祕千祀　神聖業
融百氏　諸旁門　徒紛紛

三

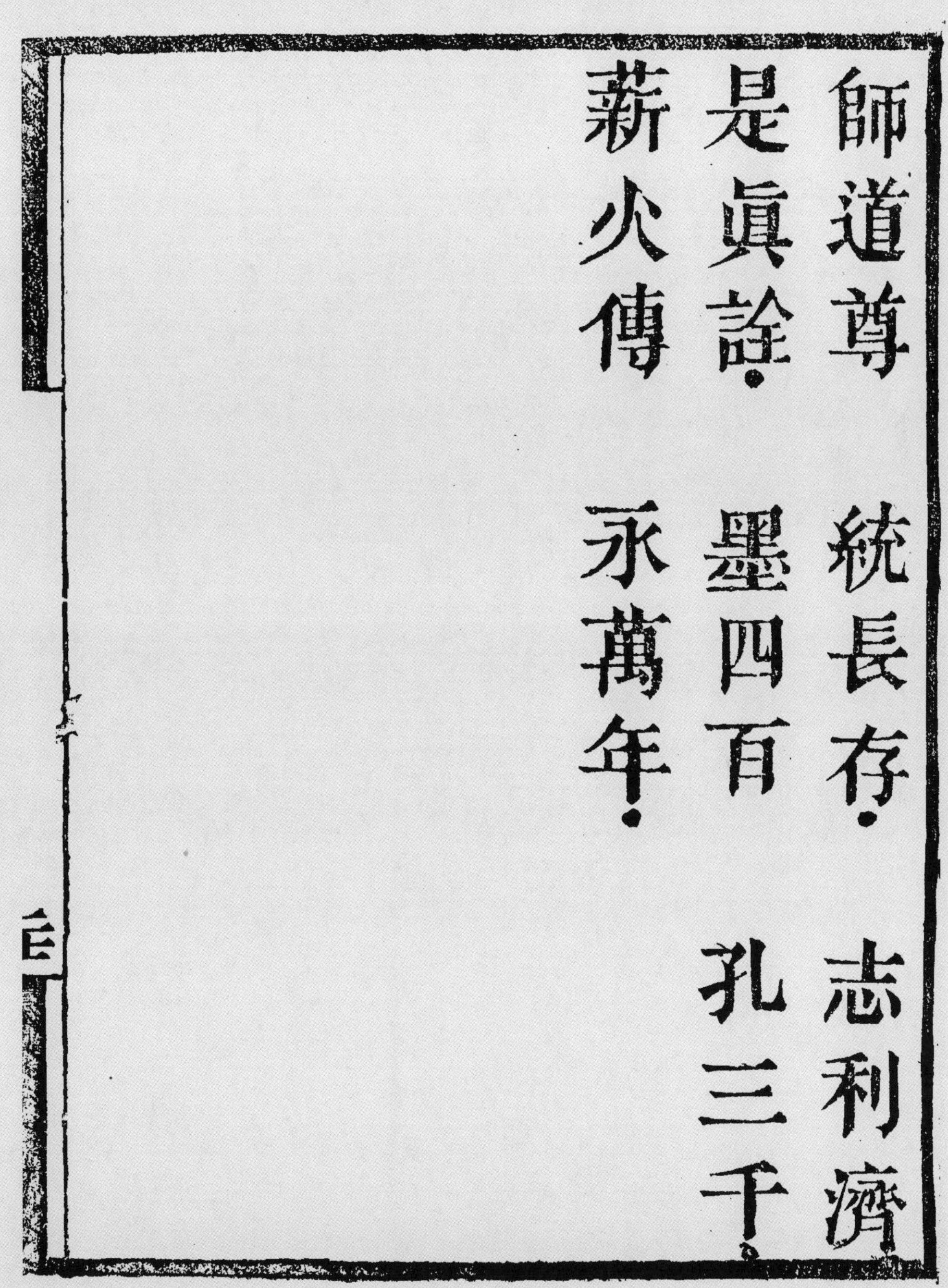

師道尊　統長存　志利濟
是眞詮　壘四百　孔三千
薪火傳　永萬年

利濟醫院學堂春季辦事姓氏

院董瑞安陳黻宸介石　何迪啓志石

院長樂清陳　虬志三

教習

瑞安陳葆善栗菴　瑞安張　烈燈卿　瑞安胡　鑫潤之

玉環季騰霄仙卿　樂清馮　豹隱南　瑞安陳　俠醉石

監院兼襄訂

瑞安池志澂次滂

擬稿

樂清劉之屏藩侯　泰順周煥樞麗辰　樂清陳　明宗易

瑞安何　炯雨農

總校

瑞安陳偉典韞垞　永嘉王　復六蕃

分校

瑞安池　濂小槎　王朝熙荻秋　楊　鍾麟韻士　鄭駿聲組甫

告白

林　獬養素　王　瀚墨仙　永嘉潘宗藩墨侯

校字

瑞安高樹屏仲藩　何　樾帥木　林　翰星垣　羅以禮莅莊

樂清陳　沅叔濤　葉　蓁月舫　永嘉伍贊熙襄宸

理事

樂清陳　麟湄川　永嘉張昌堯岐侯　瑞安邱　緘小亭

瑞安創建利濟醫院甲申乙酉丙戌助資姓氏

王葆林國學助銀貳拾元　呂文起大令助銀叁拾元

鄭子籌司馬助銀伍拾元

邑尊程步庭大令助銀拾元

黃叔頌太史　郭梅笛孝廉　林蓮舫附貢　林子琳歲貢

鮑成麒國學　李茂庚國學　胡博甫上舍　李小峯國學

高舜臣布衣　伍鶴舫茂才　邱壽臯鄉賓　徐　幹鄉賓

以上各助銀拾元

林蓮漁貢士　張順泰　以上各助銀捌元

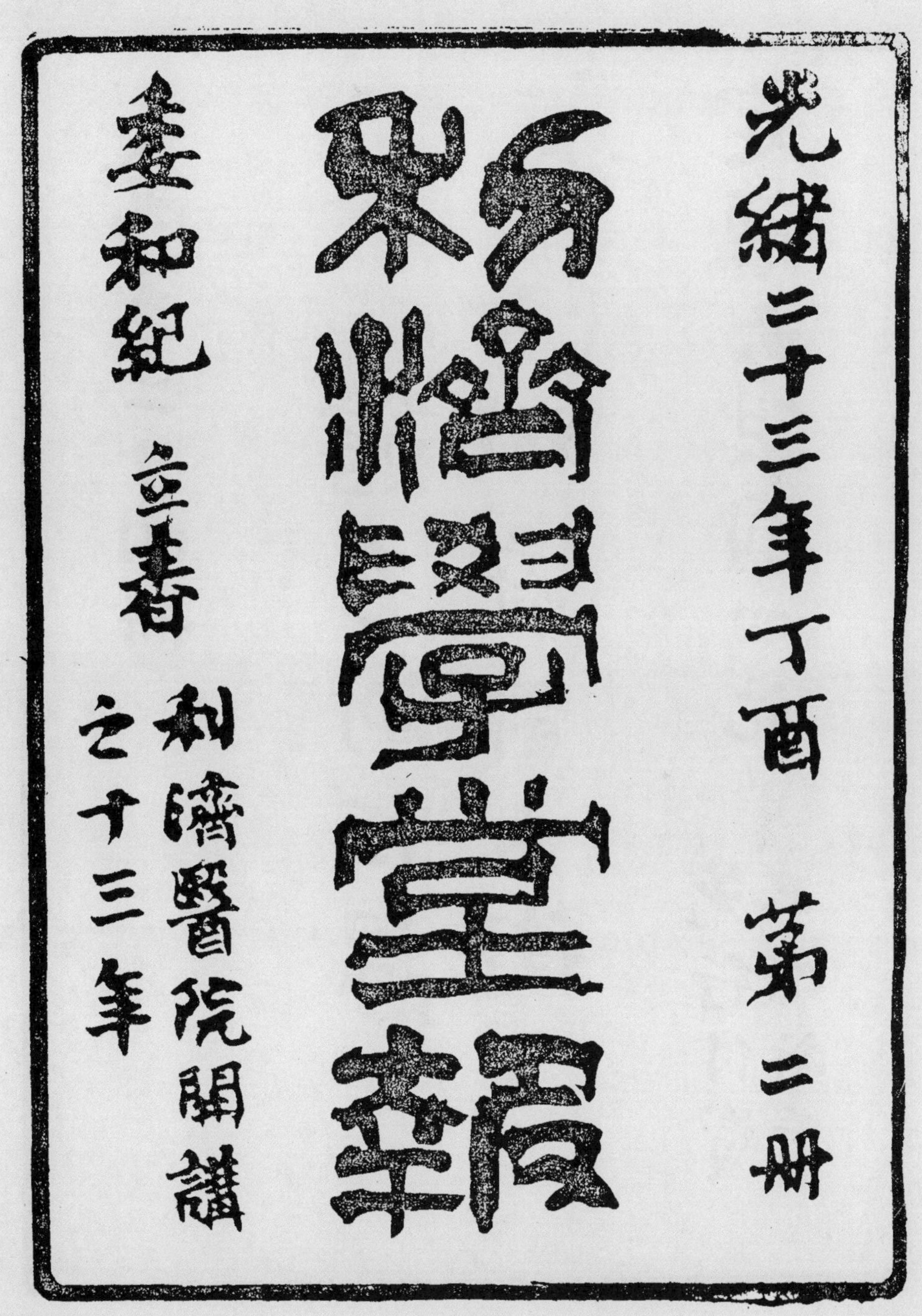
光緒二十三年丁酉　第二册
利濟學堂報
利濟醫院開講
之十三年
耋和紀
立春

全年二十四册

館在浙江温州府前大街

定價大銀圓四元

先行付資

不准拆賣

利濟學堂報丁酉第二冊目錄

見聞近錄 傅相遊踪 礮臺倒塌

近政備考 陜撫魏 奏酌改陜西防練各軍摺 將軍依 奏整頓奉天東邊邑圖營口稅釐摺

利濟外乘 仰光異人 藥漿廣種 宸翰褒功

經世文傳 候補道姚 稟開北方利源總公司條議

本館告白

利濟文課卷一　彙編一之三

禱醫聖文

東甌陳　虬撰

嗚呼帝壽三百子姓十四繽駢肖餘猶十一裔莽貫神洲惟帝之慶歆德昌運厥種惟黃大邦有夏日高殊疆溯厥生民夷夏一身眾四百兆胞乳之親世後五千聖清帝九禩赤白黑鼾我臥右有覺杞愚困久思蘇玄女不來載稽素靈竝世一毒蚩尤五兵帝昔震怒乃梟乃平靈夔夜吼龍媒朝騰國病既救爰究民瘼乃啟金匱乃開玉堂六相斟調七聖翼輔一經曰醫萬治畢緯五六傳治天下王家中病飢溺族無札瘥湯液汱殷穹桑相尹師帝不殺祚六百稔殷瑞彭祖與國壽準蒼周運啟旦多材藝契妙燮理隸醫冢宰食疾職分迄獸官備豈期文勝術從茲替王官失守各承方技粗工嘻嘻迷經亂紀鈞天聞樂上池飲水異傳秘授吾聞其語嗚呼醫陰陽府刑禮焉具邑言明堂包百術數治人則康治國則

豫如何道墜夷於九流惟漢長沙卓爾大家元化亦奇不名專科唐孫眞人牖民孔多降宋元明我朝駢羅晳儒獵方傖父鈐歌狐鳴諸子一尊誰是金行西來繩聲四起軋軋機輪刺刺化分本草弗紀豬鞭弗倫恍器毒烈迷藥補耗半萬殺癖柔劫剛盜羊封豕屠新鬼夜嗥帝靈在天甯罔震悼嗚呼祖何神武遏兵不祥又何睿知刺病不艮今茲岌岌大命近將孫子危顛忍用勿相眇予小子連犴傍偟思古劑治大業精光曰人國醫乃萃一堂渴志利濟祖法師昌臨瞰鑄兵帝訓敢忘移精變气帝學敢荒帝聖陟降默覲洋洋四穜之毓環球之薜教臺八表橺鼓百方治洩獷戾袪登壽臧神明之冑永澹劫殃有覃頌聲帝壽無疆光緒丙申大寒

時事鑑要敘

永嘉王　復稿　五 院允濟

道光末葉海禁閎啟機赤殊種越洲麕至新法日出近政疊褫姚姒之風存於歐土姬孔之教奪於基督中夏化微墨守舊規滄海橫流黃人杞慮然非熟審國勢周通民隱千齡積習沈痾曷起故摭輯各報以供暇覽庶強存之劵得握其綱弱亡之端可鋤其滯傳曰嫠不恤緯惟憂周隕識時君子或有取焉光緒丁酉元旦

論學堂報館須相輔而行

樂清陳　明撰　院次濟四

經國之道去其閉塞而已耳目若閉則不區雅鄭不辨丹素而耳目病喉舌若塞則不靈呼炭不神吸養而喉舌病天下亦然知慧不開故文明澌滅是逐野蠻土番之後塵風氣不通故隘陋終古是甘井蛙夏蟲之瑣見此非隆政之朝此非大同之化中國之積衰就弱葢坐斯耳

欲開其閉術匪一致而學堂其基礎也古昔聖王推本學校以基治理於是家有塾黨有庠術有序諸侯則有國學天子則有太學禮樂射御創其習業之門論秀書升區其引身之格百王同矩法意可窺近者泰西各國智學飈起士農兵商婦女僮孩八齡以內罔不入塾偶違公例罪其父母是以教盛於內威溢於外英土學校三萬六百有餘法域學校七萬五千有餘即東鄰三島之地亦二萬七千五百惟我中夏此風罕聆雖各省咸立書院而時文試

帖學非所用以此欲與歐美諸洲爭雄海上是猶鷦鷯而與鳳凰競飛駑駘而與騏驥闘步也豈不左哉

耳目之閉既開喉舌之塞須通欲通其塞道有萬端而報館其樞鈐也古者太史採風輶軒各土遒人徇路木鐸四時報館之制昔雖未覯其義已胎西方得之立收其效大報分報涓滴靡遺有一學即有一報多一域即多一報閱報之人恆千萬計銷報之數日億萬葉區中之事變舉目瞭然海外之情勢披文即得招富之源取强之本開化之涂革俗之方地球萬國罔不出此

闢世障瀹氓智下手之處濫觴學堂其說既聞矣而辦法將若何必也首就殷沃之地擇建各院以植其基歲月綿久逐漸衍廣入其院者各出所學以爲師範凡六經四史百氏諸子堪輿壬遁風鑑諸方術以迄近時之聲光化電格致測繪語言文字各學莫不分門課教傳授生徒至其訓誨第次之法則須各纂三項書籍一

曰入門導徑之書專求其辭簡其義顯其趣博其恉遠可拯苦誦可療焦慮可鼓天倪可孳神悟則髫齔津逮正軌不至歧塗誤入矣一曰專門名家之書凡新理新法足資寢饋者鈎其要提其元以外枝辭概行削簡使浮議膚論不眯於目異聞詭說不汩於衷則學子循序漸進不至泛無繩矩矣一曰博稽集成之書每類各籍大而連篇累牘小而逸句孤文義苟相涉咸橐括囊收匯爲一編可備掌故可資著述則通人纂筆撰籍而採擷不事外求矣三端既具神智自開中國四萬萬圓顱方趾之倫奚難駕羣種而藐六洲哉

學堂辦法大較既言矣而報館將若何蓋學堂者可以隨地而設雖僻左之鄉遼廓之域苟有生徒咸便築舍而報館則須覓居中之地見聞方廣胸次方宏且通都大邑購買人繁繙文譯語延聘計便至辦報之術亦宜犄區三目一曰廣購各報環瀛事機錯出

不齊博覽旁搜領要乃握五洲之衰旺不難燭其微萬國之利病不難究其詳一曰精擇各報誇誕之論奚補時艱淫綺之語有傷風化矧鄭音亂雅易奪韶武魚目紛設易殽夜光液存膚剝切浮乃昭一曰分類各報廣厦萬間游者爲之目炫八珍錯列餐者難於箸下何也入戶之次第未洞明也悅口之兼味未罄諳也報章須判亦猶斯義操觚之士援爲矩範欲開風氣一旦暮間耳

或曰中夏近祀寠乏已極國家亟要之新政迄今猶不能盡行者咸阻於經費之支絀如子欲天下之徧設學堂報館其將何所取資耶釋之曰天下之利本無盡也但用之不得其當耳浮濫糜費罔思撙節迨偶遇大事動輒仰屋愁嘆謂天下無財烏虖豈眞天下無財哉蓋天下之財費於無用以致妨於有用故覺其甚耳儻未雨先籌則時時留以有所待處處留以有所爲而金帛不可勝用矣蒙伏處里閈蓋熟見夫浮屠之倫創築梵舍丹青宇廟此捐

彼助俄刻千緡又嘗見夫一切淫樂無裨之舉大紳殷戶踴躍資輸霍揮多金毫靡惜顧無用之財既不甚吝有用之費想亦樂出則我欲辦二者之事財力不患其無一曰錄各奸豪之罰鍰里豪市魁以作奸犯科者往往續踵見罰取其鉅款可獲臂助一曰彙各院宇之公產諸宮紛廟率多積累託非其人徒飽侵蝕大義相督橐援匪難一曰募各紳富之義捐好善之忱含生同具康世之術萬口頌德杯滄海之涓滴帚泰岱之纖塵無瘠於家有肥於鄉彼達宦富流孰不爲哉

或又曰學堂報館其貧既有所出而二者之中得一已足奚必相兼而行耶蓋學堂者報館之心腹也報館者學堂之吭咽也有學堂而無報館則諸學之徑涂僅能課諸學堂以內之人必不能課諸學堂以外之人是自域其量也是自錀其門也是漲力無出也是吸力未廣也此非創立學堂之神恉也有報館而無學堂則報

章中之所報僅能以報學外之事必不能以報學中之事是猶川無源也是猶林無本也是猶人無筋絡以貫通也是猶物無雜質以化合也此非開辦報館之負效也不過譯繙西報供人玩觀而已於天下仍無裨也故我謂二者須相輔而行方能持久有報館以爲學堂之康衢則學堂必大有學堂以爲報館之起址則報館必永二者聯爲一氣而黃種不難長存矣

烏虖吾嘗聞西人之學堂報館矣其學堂之目則有水師陸軍武備醫生律師師範各項之名其學堂之制則有大學中學小學之分其學堂之級則每學均判三班按序遞擢無等獵之弊無歧出之徑其報館之數則各國不下千百其報館之門則區類不啻數十有大報以開其宏富之衢則天下之智術盡瀹有分報以闡其詳密之戶則天下之百業胥精以此治國何國不治以此保種何種不保獨我中土據亞洲神明之宇其幅員則有四十二兆方里

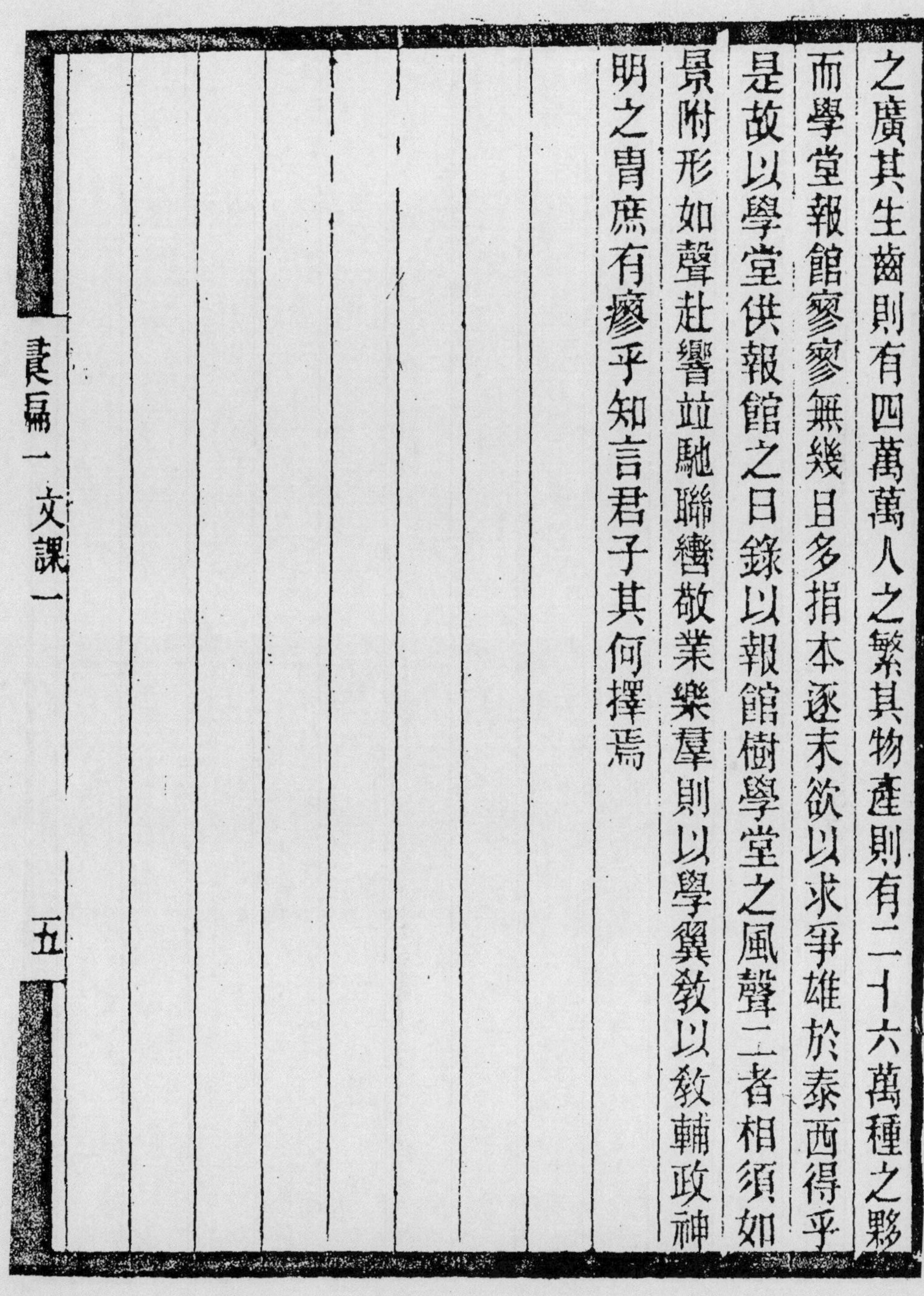

之廣其生齒則有四萬萬人之繁其物產則有二十六萬種之夥而學堂報館寥寥無幾且多捐本逐末欲以求爭雄於泰西得乎是故以學堂供報館之日錄以報館樹學堂之風聲二者相須如景附形如聲赴響並馳聯轡敬業樂羣則以學翼敎以敎輔政神明之冑庶有瘳乎知言君子其何擇焉

利濟醫院習醫章程

彙編一之一

一如有聰穎子弟年在十四歲以上情願入院學醫者先由監院察看撥入某字派下擇吉授書一月後令其親人具一入院結狀方予註籍每年伙食銀洋十二圓閏月照加鐙油費每年一圓五年之內眠食皆當在院以便督課房租束金伙食皆由本師及院中津貼墊給第四年免貼食一半第五年全免第六年可放令歸食院中給予薪水十五千第七年二十千第八年二十五千第九年三十千第十年三十六千歲永爲常

一入院學徒不拘年限課其所業有成卽行給予試醫圖章所得醫潤各如所入給還惟每人須另提二成歸院以作經費

一所定年分薪水之數實爲培植學徒恐不能竟其所學起見係指未嘗試醫或初醫而醫潤所得不及所定之數者而言院中當照章給補若所得已逾薪水之數卽不得再給薪水

一院中學徒學成無論外邑本地准其出院自行售醫惟號簿方紙醫案當仍院章以便按季報院備核

一院中所定應診章程專就溫郡瑞城兩處而言茲非定例如在別處可視該地通行醫例通籌酌減幾成務使貧富均霑利益方符建院本懷當先行向院報明核准照辦

一無論外邑近地如有立志習醫將來情願入院目前礙於院章者准其在家肄習取結註籍酌捐若干以作束金由主講授以門法院中先行記名惟不准擅用醫院印章方紙俟入院之日試其學業再行酌定年數一體照辦此指未曾在外售醫者而言若已曾售醫者仍當照章入院

一如有學問專長之人年齒已長不及習醫自願附籍院中者亦應量助捐費一俟入院後課其所得照院徒年例一體照給薪水惟每人須另招習醫學徒一人以紹醫統

一本醫院現議各處刱設分院凡來入院者除幼年子弟外如有學問通達聲名素著年已逾冠者須先報明學成後或情願出省或仍歸本地以便分門教授方無麕聚一處之虞

一如瘍科正骨痘科眼科祝由科等各科如有情願入院許其專門傳習學徒定章酌辦

一學徒入院歲計院中開費如教習薪水房租伙食等項每徒約共費銀洋三十六元院中僅收十二元每徒須墊給銀洋二十四元三年之內每年本師墊給十元餘歸院中支應嗣後即於學徒歸院二成中撥出一成永歸本師以作膳儀非特羊酒之供禮所不廢要亦飲食教誨在三之義當然也

一本醫院已成學徒皆別有兼長醫籍文史以外特增體操音韻書算術數製造種植詞章著作時務游歷各門兼設分教以便督課其有志趣遠大材力富強者儘可分途肄習以冀將來勉

成國手方不失上醫醫國之旨

一在院學徒每季彙考一次分作三班以便遞次轉課新進非特節省薪水且可兼收教學相長之益其已經問業者雖非本師亦當一體尊禮惟將來膳儀仍歸本師

一院中設有道濟羣生澤衍萬世津梁廣啟執聖之權十六字世次均就本師遞衍以紹醫統此爲院章不論本來輩行其平時稱謂禮節悉如其舊

一所定習醫章程原指所業在醫者而言若試醫之後別有所事不能一意於醫或身歷仕版或躬親商務所得自必覶醫潤所入爲優准其向院報明不支薪水酌照上年二成之數每年補繳入院而所有醫案則仍不可廢蓋旣註籍院中自當力以其興醫學爲志方能承先啟後使院務大昌

一如有志識背謬行止卑汚及違犯院章者院中卽行除名所有

從前一切利益不得藉口再爭

一本醫院創辦學堂原議廣置分院大興醫學使軒岐之道遠出於老氏浮屠基督諸教之上將來如有在別處添建分院及著書刊行廣招學徒或計其入院二成醫資或自出私財數在千金以上者皆於吾道有助除院中畫像立置栗主外每歲三月朔院中派其本派後學墓祭添置醫院功次尤大每屆六十年則酌估修墓之費交其本家眼同修築功崇惟志業廣惟勤於同院有厚望焉

委和紀大寒第一期　丙申十二月十八日

委和紀大寒日日躔元枵之次旦角中主講率同院焚香祝
聖儀成迺正講席進諸生而言曰某等生長　天朝沐浴　皇仁
得以建院設教是皆默賴　軒聖之靈寵錫醫權入吾院者當體
上天生物之心古帝仁民之願出其所學力行利濟以輔國家政教所不及諸君子不以虬爲不材共扶醫統敢援在官言官之義溢志盡言以期無隱今日爲本紀開講第一期當申言院中第一事

何謂院中第一事曰明道所明何道黃帝體天立極之大道也道猶路也人人必由方爲正道內經爲三墳之一皇王大法所在而具經中所言於生人之本始天地之氣化政令之弛張皆有條理若能於此中參透消息則大學之格致中庸之參贊方有著實功

夫後世教道紛出釋悟其空而遺其實道竊其玄而失其妙儒得其精而畧其粗各有入道之處求之正德三事於利用厚生終覺偏闕不全不若藉醫爲筏自濟濟人弘立達之方彌博施之憾窮則獨善其身達則兼善天下謹奉天道上以治民下以治身傳之其人反能使神聖精光之業萬古常新也

既知明道爲一大事當令人人以明道爲志事事以明道爲心時時以明道爲念便知多讀幾種書即多幾種理多辨幾件事即多幾次功非讀書不能燭道之源非辨事不能立道之本自不肯一日放空一事放過念茲在茲釋茲在茲如行夜而索燭哺嬰而覓乳不獲不止不明不已猛力精進不患不到超凡入聖地位也

問有何法能提元神使明道之志勿衰答每日淸晨存想一次臨臥於日記中添入本日讀何書頗有見道處作何事頗有合道處數語五日會講之期各出相證此即移精變氣之微旨

序

光緒旃蒙作噩之歲瑞安始剏利濟醫院不材叨主講席七閱寒暑甄錄醫籍剟葺素靈勒成一書得卷者八曰運氣曰藏象曰經脈曰脈法曰病因曰本草曰鍼灸曰死生凡爲表者五十有二署曰利濟元經既成乃爲之序曰上古神聖勤求民瘼究天人之奧窮陰陽之變作爲醫藥垂示方來神農黃帝之書遂得與六經竝垂天壤幸已嬴秦燔書醫獨獲存古古相傳莫敢失墜於是歷代醫流竭其知見互有撰述

寒熱攻補樹幟分途然管窺蠡測不過自貢所得而已其能綜括經旨提要鈎元使軒岐心法昭若揭日月而行者實亦未多覯焉大道既隱異學繁興而倚傍聖教執技之徒專事測驗至欲以屠羊刲豕之術爭一日之長於靈蘭其勢不至於亡經不止夫方伎之學通於性命形上爲道形下爲器洙泗不作微言湮絕其佚往往遇之於方術諸書醫家所得尤夥一火薪傳所係顧不鉅歟不揣固陋僭爲此編櫽括義例清其經緯蹊徑或者伶倫之聰不廢律呂工倕之

巧不忘矩槷使由律呂矩槷而神其聽巧之用將食其時百骸理動其機萬化安雖以之入聖通玄可也寍獨權輿醫學已哉故夫不龜手一也一用以封侯一不免於洴澼絖顧亦在用之何如耳間嘗慨素靈爲三墳之一雖以多聞慎疾之夫子春居葛籠夏居密楊秋不風冬不煬當時獲良醫之譽乃禮家僅傳其脈訣而此書獨未得與六經並加刪定豈述作之閒果自有其數在耶知我罪我又何計焉時

光緒十有八年歲在玄黓執徐陽月東甌陳虬志

撰於瑞安利濟醫院之蟄廬

黃帝調歷四千五百六十七年季和紀孟春瑞安利濟醫院刊行

利濟元經卷之一目錄　運氣表三

利濟元經卷之一　　叢書一

主講東甌陳虬志三纂

再傳弟子院次濟一瑞安胡鑫潤之敬編

運氣

運氣之說昉於素問不見六經論雖爲醫而發然其用不盡於醫義蓋與周易洪範內則月令諸書相出入蓋古格致之學也古之儒者官天地理陰陽順五行未有不和於術數非獨醫流爲然世醫苦其糅奧輒廢置弗講或疑起於隋唐之際王啟玄始採而入

經不知南齊褚澄已有其說未可以後出相詬也宋元符中劉温舒始爲奥論淯熙中陳無擇始爲補方楊子建程德齋馬宗素之徒出病變始悉宋元大儒如沈存中熊勿軒輩各有發明說甚精粹熊氏至欲以之推算星命由是其學始稍稍顯於世顧攻之者不一家呶呶相毀頗疑軒岐已多不驗不知天元玉冊之文辭義玄奥翼勝贊復其旨非末學所遽能通也夫方技之學非專不成然非博通則技亦無由而精若能於運氣勝復加臨之義參以太乙壬遁孤虛

之術則不合者尠矣由其道而精之風角候氣運會諸家舉不外此世有戴洋信都芳邵康節其人者其亦將有取焉醫顧可忽乎哉輒附內經太乙表於後

六十年運氣司天在泉左右間政紀音化加臨逆順變病勝復補瀉治宜表第一

運氣之要曰五運曰六氣曰司天在泉左右間而已其變則不可勝紀也五運者木火土金水也在五音則角徵宮商羽陽干太過爲太陰干不及爲少如丁壬化木壬爲太角丁爲少角皆太少相生運復分而爲三

二

有中運亦曰大運歲運主運客運中運者不從五行之本氣而從化氣如甲乙木也而甲已則化土乙庚則化金以甲已之年黅天之土氣經於心尾角軫四宿之上下臨甲已之方故曰甲已之歲土運主之餘可類推蓋太古占天之始能察五氣而紀五天因立爲中運之法太過之年大寒前十三日交名曰先天不及之年大寒後十三日交名曰後天也此古法王啟玄注六微旨大論嘗及之或據六元正紀大論謂當始於正月朔日平旦者誤主運者每年皆以木運從大寒日始太少以次相生至水而

終每運各主七十二日零五刻歲歲皆然客運者視中運爲初運亦太少相生逐歲變遷此五運也六氣則亦分主客主則厥陰風木爲初之氣少陰君火爲二之氣少陽相火爲三之氣太陰濕土爲四之氣陽明燥金爲五之氣太陽寒水爲終之氣氣皆始於大寒日各主六十日餘八十七刻半歷年不易客則以厥陰少陰太陰少陽陽明太陽爲次蓋主氣者地氣也靜而守位分主四時以五行相生爲序故太陰居少陽之後客氣者天氣也動

而布化環周四間以陰陽先後爲界故太陰居少陽之前此主客之異也司天在泉四間氣者客氣之六步也凡主歲者爲司天當三之氣司天之下相對者爲在泉位當終之氣司天之左爲天之左間右爲天之右間在泉之左爲地之左間右爲地之右間每歲客氣始於司天前二位乃地之左間是爲初氣以致二氣三氣而終於在泉之六氣每氣各主一步此從司天推客氣法也若不明六氣正化對化之理則司天亦無由而定蓋少陰司於

子午者以少陰爲君火當正南離位故正化於午而對化於子也（餘可類推）正司化令之實對司化令之虛司天在上（主上半年）在泉在下（主下半年）中運則居中間氣以紀步通主一歲此其常也若中運太過則己勝反齊勝己之化謂之齊化（如甲爲太宮土齊木化之類）不及則己弱以致勝己者來兼其化謂之兼化（如己爲少宮木兼土化之類）運太過而被抑不及而得助則爲平氣（如戊辰陽火運太過而司天寒水抑之癸運陰年火運不及而己位南方助之）兼化之紀運雖不及上不受尅反爲得政其不及之年新運初

四

支之月日時與運相合爲干德符則亦爲平氣如丁酉年木運不及當金行勝正月建壬與丁合爲木逢勝所謂不及年月干符同未逢行勝氣亦平也然六十年中又有天符十二年運與司天相合也天符爲執法中執法者病速而危歲會八年運臨本氣之上與地支相合也歲會爲行令中行令者徐而待太乙天符四年天符歲會三合也太乙天符爲貴人中貴人者暴而死同天符太過之運與在泉合同歲會者各六年不及之運與在泉合歲會同天符二年如甲辰甲戌是也支德符四年庚寅四孟月相合順化十二年司天下生中運天刑十年司天下尅中運小逆中運生司天以下生上不和亦各十二年中運尅司天以下尅上此亦講運氣者

所當一一知也若夫二政之說則以甲己爲南政餘爲北政上下陰陽脉有不應參以音紀化變劑以勝復補瀉從其數序分其部主別其宗司昭其氣數明其正化而至理灼然矣運氣之學非圖不明聖濟六十年年各爲圖頗嫌糅雜元和陸氏訂爲十三表可謂先得吾心然於尋檢仍未便也特與鑫徒重加刪補干支相配約六十圖爲一表無推算之勞任舉何年倉猝易了前此未之有也僕始以意剏爲之其於肘後亦亶有裨云可寶也

五

丙子歲會　戊子天符　庚子

子午歲	五氣	主運　角徵宮商羽	紀
甲	黅天之氣	客運宮商羽角徵	敦阜之紀平氣備化歲土太過腎水受邪木爲
丙	元天之氣	客運羽角徵宮商	流衍之紀平氣靜順歲水太過心火受邪土爲
戊	丹天之氣	客運徵宮商羽角	赫曦之紀平氣升明歲火太過肺金受邪水爲
庚	素天之氣	客運商羽角徵宮	堅成之紀平氣審平歲金太過肝木受邪火爲
壬	蒼天之氣	客運同主運	發生之紀平氣敷和歲木太過脾土受邪金爲

六氣							
客氣	太陽	厥陰	少陰	太陰	少陽	陽明	初之氣民
主氣	厥陰	少陰	少陽	太陰	陽明	太陽	

同天符　戊午天符又歲會又太乙天符

	政	音	司天		
水子復能剋土	南政兩尺脉不應	太宮	少陰火熱化二	平以鹹寒佐以苦甘酸收之	勝治以辛寒佐以苦鹹以
火子復能剋水	北政同	太羽	同同	同	同
金子復能剋火	同同	太徵	同熱化七	同	同
木子復能剋金	同同	太商	同同	同	同
土子復能剋木	同同	太角	同熱化二	同	同
病關節禁固腰脽痛中外瘡瘍	二之氣民病淋目瞑目赤氣鬱於上而熱	三之氣民病氣厥心			

六

庚午同天符

			中運	在泉	
甘瀉之	復治以鹹寒佐以苦辛以甘瀉之以酸收之辛苦發之以鹹耎之	左間太陰 右間少陽	太宮土 雨化五	陽明金 燥化四	治以苦溫佐以
	同	同 同	太羽水 寒化六	同 清化四	同
	同	同 同	太徵火 熱化七	同 清化九	同
	同	同 同	太商金 清化九	同 燥化九	同
	同	同 同	太角木 風化八	同 清化四	同

痛寒熱更作喘咳目赤

四之氣民病寒熱嗌乾黃癉鼽衄飲發

五之氣民乃康其病溫

甘辛以苦下之	勝治以酸溫佐以辛甘以苦泄之	復治以辛溫佐以苦甘以苦泄之下之酸補之	左間太陽
	同	同	同
	同	同	同
	同	同	同
	同	同	同

終之氣民病上腫咳喘甚則血溢病生皮腠內舍於脇下連少腹而作寒中

七

	運化	變	病	齊化	天運	丑未歲	五氣
右間少同陽	其運陰雨其化柔潤時雨	震驚飄驟	中滿身重	土齊木化	甲土順化	乙	素天之氣
同	其運寒其化凝慘慄冽	冰雪霜雹	寒下	水齊土化	丙水不和	丁	蒼天之氣
同	其運炎暑其化暄曜鬱燠	炎烈拂騰	上熱血溢	火齊水化	戊火天符	己	黅天之氣
同	其運涼勁其化霧露蕭颼	肅殺凋零	下清	金齊火化	庚金天刑	辛	元天之氣
同	其運風鼓其化鳴紊啟拆	振拉摧拔	支滿	木齊金化	壬木小逆	癸	丹天之氣
						六氣	客氣 主氣

運	紀	政
己丑天符又歲會又太乙天符		己未
主運　角徵宮商羽	紀	政
客運商羽角徵宮	從革之紀平氣審平歲金不及肺金受邪水爲金子復能尅火	北政右尺不
客運同主運	委和之紀平氣敷和歲木不及肝木受邪火爲木子復能尅金	同同
客運宮商羽角徵	卑監之紀平氣備化歲土不及脾土受邪金爲土子復能尅木	南政左寸不
客運羽角徵宮商	涸流之紀平氣靜順歲水不及腎水受邪木爲水子復能尅土	北政右尺不
客運徵宮商羽角	伏明之紀平氣升明歲火不及心火受邪土爲火子復能尅水	同同
厥陰少陰太陰少陽陽明太陽	初之氣民病血溢筋絡拘強關	
厥陰少陰少陽太陰陽明太陽		

八

天符又歲會又太乙天符　辛丑同歲會

	音	司天		
應	少商	太陰土濕化五	平以苦熱佐以酸辛以苦燥之淡泄之	勝治以鹹熱佐以辛甘以苦瀉之
	少角	同雨化五	同	同
應	少宮	同同	同	同
應	少羽	同同	同	同
	少徵	同同	同	同
節不利身重筋痿	二之氣民病溫厲盛行遠近咸若			三之氣民病身重胕腫胸腹滿

醫歷答問弁言

余建院講授每歲於　時憲書頒行後訂爲醫歷表其目凡十有七曰中運曰司天在泉曰太乙曰節氣而曰躔附焉曰候應曰中星曰歷要以紀合朔弦望曰日辰曰禽星曰納音曰神曰疇星曰神煞曰房忌曰五運曰六氣曰病變隨時解釋復命院徒詳記一切測候所得頗裨世用近刱院報因命季生儕卿詳核時日吉凶及每月事宜分門以便剋擇復手校外臺臨產方向各表授之每月每日仍留空行以供志學者程課之用夫陰陽五行同出一源不求其通終泥小道欲以光復神聖舊業難矣近日力趨西學薄五行家爲元虛然日在氣化之中懵不知陰陽之故恐古格致一貫之學當不其然因令院徒條理舊說設爲問答以啟初學徵特聖儒之學理所當研亦五行大義

或籍以稍窺其畧云光緒丁酉委和紀立春日東甌陳虬志三
漫書

醫歷答問

問醫歷何說。答便於醫家之用。猶疇歷花歷田家歷也

問醫歷何以始黃帝。答帝開天明道垂教萬世醫家當奉爲祖師也帝命容成作調歷以辛卯爲歷元遂爲歷宗故用以紀年祖師字見北史。

問以祖師紀年有例否。答有。釋家稱釋迦牟尼佛涅盤。四千三十一年西歷稱耶穌一千八百九十七年回歷稱一千二百七十五年。中國學會亦嘗以孔子紀年。將來終必行也

問古人名院皆即地爲名。如宋白鹿嵩陽嶽麓睢陽稱四大書院。院名利濟有所倣否。答通考唐明皇始置麗正書院。已別製名。欲人顧名思義也。在四書院之前。實即學院之始。

問記開講之年。何意。於古有徵否。答紀事實也漢書宣帝甘露

三年庚午詔諸儒講五經異同於石渠閣此始見於正史者晉陸機洛陽記漢光武建武六年庚寅營起太學講堂此見於私家傳記者皆所以備考也

問或謂以歷譜表無此體製然否**答**寫本時憲書每日於五行下註明陰陽每四日爲一頁每日分上下四層亦如表式見姚閣學竹葉亭雜記

問何謂委和紀**答**本年丁酉以五運法推之是謂委和之紀詳具素問五常政大論

問何謂運**答**運者木火土金水五運也在五音則角徵宮商羽遇陽干則爲太遇陰干則爲少專論化氣本年丁酉丁壬化木故爲少角木此主全年之運

問何謂五運六氣**答**一年之中又分主客五運及主客六氣

教經答問弁言

余旣作教經三十六章以課學子每逢講期爲之逐章演説章分三帙以次口授近郲院報因命同院分門設爲問答以牖方來乃進諸生而語之曰答問之體肇始内經三墳之一實先經傳今爲文言古皆成語旨在發蒙文須通俗約其體要厥有二綱宻質無華宻簡無繁言近指遠迺爲正軌質須不俚簡貴能賅譬噉野果得味中趣如張古琴有弦外音聞根在腎功倍目治導以新機相説以解夫君子五教答問居一大叩大鳴道資覺悟若依題檢對雖省簡覽仍尠啟沃如文士射策撦撏故紙亦無取焉許叔重不云乎將以曉學者達神恉斯言韙矣光緒丁酉元旦東甌陳虬志三漫書

教經答問卷一

叢書二之二

蒙學章

問何謂蒙。答小也。

問小何以稱蒙。答物初生蒙蒙然也。

問何謂萬類。答天地間一切物是。

問物類中總目有幾。答有四飛潛動植。

問何謂飛。答禽鳥是。

問何謂禽。答鷄鴨之類是。

問何謂鳥。答燕雀之類是。

問何謂潛。答鱗介是。

問何謂鱗。答魚龍之屬是。

問何謂介。答龜鼈之屬是。

問何謂動。答凡能運動之物皆是。而獸爲著。

問何謂獸。答虎豹牛羊之屬是。

問何謂植。答草木花果是。

問人何以靈。答得天地五行之正。

問何謂正。答一切正路事。

問何謂養正。答卽教以一切正路事

問何謂聖。答是人類中第一人等

問何謂中西。答中國外國也

問何以謂之中國。答卽今我大清廿三省是。

問何謂外國。答西洋諸國是

問中國西國風俗政治學問同否。答有同有不同。

問醫何以爲百家首。答凡學皆不若醫爲切用。

問醫有何切用。答可以保身。可以治病。可以謀生。可以濟世。

問神農即炎帝神農氏否。答是。

問神農傳有何書。答本草經。

問軒歧何人。答軒是軒轅黃帝。歧是黃帝之師岐伯。

問內經是何書。答黃帝與岐伯問答醫學之書。內分素問靈樞。

問長沙何人。答漢長沙太守張機。字仲景。著有傷寒金匱等書。

問千金是唐孫眞人千金方否。答是。

問千金何以能集大成。答此書所論習醫次序。與治病方法。採藥時地。無一不備。而又旁通一切方術之學。如今之星相選擇。堪輿壬遁算數。體操與五行家言。非集大成而何。

問宋後書坊間通行者約有幾家。答宋有許知可。陳良甫。陳無擇金有劉河間張子和元有李東垣王好古朱丹溪明有滑伯仁葛可久王安道戴原禮薛立齋汪石山江應宿孫文垣王肯堂李瀕湖繆仲醇張景岳吳又可方有執本朝有喻嘉言張鳳逵傅青主林藥樵徐忠可張路玉張隱菴高士宗尤在涇薛生白王晉三徐靈胎黃坤載戈存吉馮兆張陳飛霞孔毓禮高鼓峯聶九吾萬密齋沈芊綠唐立三陳遠公武叔卿黃宮繡葉天士陳修園吳鞠通王清任夏禹鑄章虛谷王孟英近人陸九芝唐容川

問各書皆可從否答否有醇有不醇尙須分別讀之

問近日西醫盛行當讀何書能得其概答儒門醫學全體新論西藥大成

問醫書甚多學者從何入手答看院中醫藏書目表自得門徑

生人章

問生人之始爲誰。答盤古氏。

問盤古生人見何書。答述異記云。盤古氏天地萬物之祖也。今南海有盤古氏墓。又三五曆記亦云。天地混沌如雞子。盤古生其中。萬八千歲。一日

問西國生人亦始盤古氏否。答西國傳記稱。生人之始爲亞當。十一世有挪亞者。有子三。曰閃。曰含。曰雅弗。分王各地。爲西洋各國之祖。

問以上二說確否。答荒遠難稽。但古說相傳。亦不可不知。

問人本乎祖。中國四百兆人民究當以何人爲祖。答黃帝生人之始。雖難攷實。而得姓受氏。實皆出自軒轅。有左傳史記諸書可證也。

問性命作何分別。答心爲性。腎爲命。此道家說。養生家當從之。

問何謂五臟。答心肺肝脾腎。

問何謂六腑。答小腸大腸胃膽膀胱三焦。

問五官何名。答相書以耳爲採聽官。目爲鑒察官。鼻爲審辨官。口爲出納官。眉爲保壽官。

問古人五官不言眉。其一是何。答古書言五官皆不甚明白。惟荀子有耳目鼻口形五官之名。

問七竅在何處。答鼻二目二耳二口舌共爲一竅。

問五種之人何別。答亞洲東方蒙古之人髮黑。唇厚鼻闊色黃。爲黃種。亞洲西北及歐洲之人面白鼻高眼深唇薄。爲白種。亞洲之南蘇門答臘等處之人貌圓髮黑面如櫻色爲櫻色種。阿洲之人。髮鬈額削貌如炭色爲黑種。美洲土人身長顴高膚紅如銅為紅種。

問五種之人地判東西何謂同出一原。答劉康公曰人受天地之中以生所謂命也中庸曰天命之謂性同此性命卽同出一天五運歷年記曰元氣濛鴻萌芽滋始遂分天地肇立乾坤啟陰感陽分布元氣乃孕中和是為人也首生盤古三墳云天地孕而生男女謂之三才三才者天地之備也遊神動而靈故飛走潛化動植蟲魚之數必備於天地之內謂之太古知五種之同出一原則當無分中西一視同仁

明倫章

問五倫之目。答君臣父子兄弟夫婦朋友是。

問何謂君。答出令治民者也如今之　皇上古之天子諸侯是。

問何謂臣。答事君者也如今之內外滿漢文武官員是

問何謂父。答生我者也。

問何謂子。答我生者也。

問何謂兄。答先我而生長於我者也。

問何謂弟。答後我而生少於我者也。

問何謂夫。答女子所嫁之人事以終身者也。

問何謂婦。答夫之配也。

問何謂朋友。答同類同志之人也。

問九族之目。答高祖曾祖祖父己身子孫曾孫元孫是也

問九族有別說否。答有或謂父族四母族三妻族二

師範章

問嬰孩何別。答女曰嬰男曰孩人始生可通稱嬰兒

問規矩是何物。答規圓矩方皆造物之器世間萬事亦各有規

矩在中。

問何謂正名稱答小兒能言卽教以稱呼如父母伯叔兄弟姊妹等名。

問何謂禮數答如拜跪作揖叩頭請安之類。

問認字有何便法答當從小兒耳目習見已知之物始分門爲之解說每類皆僅就淺近事物指點。

問何謂記典答取古人典故教令記憶。

問何謂體操答操演以練其身體。

問體操之法如何答可仿本學堂新出衛生經逐式演之。

問形體之類當先認何字答頭目手足眼口鼻耳

問衣服之類何字先認答帽靴襪鞋衣。

問動植之類何字先認答如雞鵝鴨牛羊狗馬是動類花樹草

是植類。

問飛潛之類。何字先認。答如鴉雀鷹燕。是飛類。魚鼈蟲蛇。是潛類。

問飲食之類。何字先認。答米酒粥飯油鹽。

問器具之類。何字先認。答棹椅箸碗杯盤蓋。

問舟車之類。何字先認。答轎船車。

問錢幣之類。何字先認。答金銀銅鐵珠錢。

問色味之類。何字先認。答青紅赤白黑。是色類。甜苦淡酸鹹。是味類。

問數目之類。何字先認。答一二三四五六七八九十百千萬。

問方位之類。何字先認。答東南西北前後左右上下。

問姓氏之類。何字先認。答先本姓。次舉熟識鄰右。如在院。則陳何、池、張、胡、高、劉、王、馮、周、金、伍、邱、林、朱、黃、羅、錢、孫、葉、吳、徐、季、楊、趙、李、程、鄭、鮑、項、韓、唐、

問地理之類何字先認、答山河江海湖水石路井池橋、

問時令之類何字先認、答春夏秋冬、

問天文之類何字先認、答日月星風雷雲雨、

問圖畫之類何字先認、答先示以花卉人物、次及山水、

問忠臣先舉何人、答取說部傳奇中人所素曉者、參以史傳、如比干、伍子胥、諸葛亮、狄仁傑、岳飛、方孝孺、楊繼盛、周遇吉等、及吾甌之陳傅良、王十朋、卓敬、章綸諸公是、

問孝子先舉何人、答閔子騫、董永、楊香、丁蘭、孟宗、王祥、郭巨等、

問義士先舉何人、答豫讓、荊軻、高漸離、魯仲連等、

問節婦先舉何人、答先取衛共姜、魯伯姬等事實、與之解說、

問古聖人最著名者何人。答唐堯。虞舜。夏禹。商湯。周文王。武王。孔子。

問古賢人最著名者何人。答周顏子。曾子。子思。孟子。宋朱子。

語言章

問嬰兒何以有聲。答出胎之後。天氣乘空竅而入。自能發聲。

問天氣何以能發聲。答氣是聲之母。有氣卽有聲。天地空廓之處。無處無氣卽無處無聲。

問此聲何以衆人不聞。答衆人氣濁而實。故不聞。惟至人冲虛之體無所不聞。

問氣乘空竅卽能發聲。何以窄口空瓶。終日無聲。答瓶底無應聲之橐籥。

問人身之橐籥何在。答在內則肺管會厭。在外則唇喉齒牙舌。

時事鑑要卷一　　　　彙編二之一

欽使過申

前月有身任英國欽使羅觀察豐祿美國欽使伍觀察秩庸先後由津蒞滬旋卽乘輪赴英美兩京都履辦任內各交涉事務至同時簡放德國欽使黄觀察公度聞德廷因其前在使署曾當譯員於柏靈似覺名位稍輕故擬請中國另派大員前往以重國體而固邦交　節丙申十二月中西教會報

停捐近聞

陳兆文王榮商王鵬運諸君奏請停止捐納道府州縣各摺當交部議刻聞政府諸公意謂開捐每年所收不過百萬而流弊甚多國家現雖庫欵支絀亦不在此區區之數均擬奏請　皇上將四項實官停止未知果否　錄丙申十二月十八日新聞報

杭報將開

浙省孔君尊士程君小瀛稟請撫憲開設報館業已奉到撫憲批示略謂開設報館原以廣聞見而開風氣但捕風捉影妄談外事宜一律屏除始准開設孔君等奉批之後已派人至上海購辦機器矣　錄丙申十二月廿三日新聞報

線路告成

督辦官電事宜道員盛宣懷詳稱江陰一線自上海之吳淞起經寶山滸浦福山以達江陰計線路三百七十七里崇明一線沿吳淞口南岸起接至獅子林以達北岸崇明計水陸線路一百十八里乍浦一線自上海起越黃浦江經用沙廳南匯奉賢金山之海塘以達乍浦計線路二百六十八里通州一線分爲三路一由鎮江南岸象山起接至圌山關約五十一里一由鎮江北岸瓜洲起接至都天廟約二十里一由該州起接至通州之任家港並橫接泰州約線路三百四十六里共四百十七里海州一線自清江起

杭關大興

杭垣新設洋關開辦之初收數無多每月僅有一千餘兩所收均係零星稅餉尚少大宗之貨較初開時已加增數倍茲又議定洋藥一宗運往金衢及徽嚴等處者俱由杭地報關收稅每年可徵銀二十萬左右加以來年絲茶及綢箔等稅通計可收四十餘萬似此情形關稅可期日旺矣錄丙申十二月十八日申報

鐵路告竣

德歌倫報西伯利亞西境鐵路約於十月初旬告竣來往運送客貨各站火車開行時刻及開車地方均已定妥現定運貨車費章程無論何色貨物每蒲得應納車費百分闊培根之二十四惟時值風雪於火車甚於不便云錄丙申十二月十八日新聞報

造册徵捐

蘇州新闢日本租界一切章程本議概歸中國辦理後由日欽差珍田君投請總理衙門議允照馬關條約捕房馬路各事盡歸日本管理刻已由駐蘇領事查造戶口清册每年徵收四季捐馬車東洋車烟館各捐皆仿上海工部局辦法云 節丙申十二月十九日新聞報

杭省鐵道

杭省戴申昌日前禀請鐵路總辦盛京卿所有杭省開築鐵路歸戴及紳士丁某經手辦理以期責有專司惟開築地段一層現擬由江干六和塔迤至西湖及松木場以達拱辰橋約計四十餘里需銀五十萬元云 錄丙申十二月二十日新聞報

創造鐵路始末

歐洲載物以車自古有之嗣以堅石勁木作凹槽築地爲轍以速其行今希臘塞賫古廟中殘木尚存遺跡可攷至羅馬時德國境

內用木道凹轍之法瑞士皮拉拉特山頂亦有本路一條長十二啟羅邁當以老松二萬五千株製成藉以載運煤炭自一千八百年間英人用木作軌爲車路運牛克斯拉撻之煤英營造師爾來諾洛得於一千七百六十七年棄木用鐵造一路於高布婁克帶洛鐵廠便利異常於是又得車輪起低邊之法以使穩固始以馬駕繼用汽機以鐵帶牽數車而馳一千八百零二年英國高奴阿衣地方有營造師二人一名提威細克一名威湮因古汽車法創造火車自是往來試用以運麥幾爾悌得威洛之礦載重十墩每小時行八啟羅邁當一千八百二十二年英人威廉札母擬由滿車斯得再造一路以達黎威泡洛一千八百二十五年復從斯淘克敦至打爾靈敦造成一路次年議院准威廉札母之請倡始興築至一千八百三十年告成創造火車以英人斯提弗森爲功最大所製車頭載重十七噸每點鐘行率約二十二啟羅邁當至氣

桶車頭迺一千八百二十九年法人薩千所創即今所用之式也英人效之更設新法歐洲火車載運行旅亦自法始一自三得廉至昂得衣這之路一千八百二十九年造一自巴黎至三日耳曼之路一千八百三十五年造皆鐵路之權輿也一千八百三十四年比利時議院議造要路一道一千八百三十五年美國自包斯登至倭西斯得之路告竣各國鐵路咸接踵焉鐵路之益最彰明較著者三曰便易曰迅速曰省費昔始創造未敢遽用近知其利則紛紛修築矣一千八百三十年時歐美兩洲建鐵路僅三百八十二啟羅邁當後十年遂增八千五百九十一啟羅邁當又十年增至三萬八百二十二又十年增至十萬零六千八百八十六又十年增至二十二萬一千九百九十又十年增至三十五萬七千零三十五計至千八百二十九年各國共築路四十一萬一千六百六十七啟羅邁當矣一千八百三十七年阿爾蘭地方擬歷天

擬設書院

督辦盧漢鐵路事務盛杏蓀京卿章奏擬於京津之地創設書院俾肄業其間者專習出使各國身任領事譯員各要件以備異日皇華之選又自願每年籌銀十萬兩以充院中經費須俟軍機議奏始克舉行想當邀准也節本月中西教會報

教道須知

小孩十歲以下各事物未能遍知逾十歲則別有見地靈性以分全恃師長誘掖記讀熟悉十歲至十五歲算學中如心算筆算次第讀完卽當兼讀代算幾何算每日背讀書史然亦就其要者言之餘如本國方言別國語言英國文字亦當隨時學習尤有要者十五以內之年地學諸書如能讀完至十五以後之年卽當進以格物學性學植物學動物學體學以及地質學化學惟此等學書

理甚深不必俟其讀完又當佐以本國史鑑然後再讀各國史鑑得以知天下各國中之品行學術更可知本國與他國興衰治亂之由和好戰爭之故通商交易之事所惜者律志一書中國志於學者猶未之講故今日民失其權是可想已約衛羅氏說見本月中西教會報

武備學堂課程單

湖北武備學堂照章雀取一百二十名大憲以其中未到者尚多爰將備取前列多名斟酌補全額數刻下中西諸教習業將逐日條規訂定爰照錄之每日六點半鐘起七點半鐘齊集飯廳八點半鐘各領班帶同各學生齊集體操場如遇陰雨由總教習酌定一所九點至十一點三刻接上午功課中間少停兩次每歷一刻鐘九點三刻停一刻十點三刻復停一刻十二點學生齊集體操場總教習點名自十二點鐘後至二點半鐘係停歇之時學生皆

得自便一點鐘時一律至飯廳中膳二點半鐘至三點一刻卽於體操場練習各種軍中技藝三點半至五點一刻授下午功課中間課一項四點一刻停至四點半自六點至七點一刻學生當在本房用功以備次日功課值日領班須到各房巡視七點半鐘晚膳九點三刻學生當各歸房十點鐘值日領班巡視各房曾否息鐙以上所令各點鐘均由鳴鑼爲號係值日領班司此責成　一禮拜三或禮拜六是日三點至四點各生齊集一處討論時務　一年假以封印起至開印止節假五月初一至初六八月初十至十六自願留堂者聽　一值日領班每日派定兩人　一學生一百二十人分爲十二栅每栅十人派領班一人爲長　一分學生爲兩隊每隊以一教習領帶　一堂内禁吃洋烟賭博如有故違從嚴究辦　一講堂授課不得擅自紛動卽有大官員進堂如教習官未命起立亦須各居其位課畢學生須肅立俟教習官出堂

後方可從容而散　一在講堂聽課不得喧嘩嚴禁交頭接耳狂咳吐痰等事　一值日領班每日於午點時派令至次日午點銷差在二十四點鐘差內所穿號衣應另有分別並不得擅離學生　一學生從事於操場必須遵用官給號衣　一禮拜日皆係放學學生可以自便　錄本月二十日申報

儲材試事

江南儲材學堂總辦楊誠之觀察兆鋆提考學生將報名人數彙齊出示曉諭定期在本公館傳見面試並先行稟知督憲共考十三日茲悉自初十日開考每日下午一點鐘時傳到學生以次進見觀察先叩其居址察其年貌約年在十三歲以下十七歲以上者方爲合格否則面議毋庸考試其有合格而且能文者則檢取四子書命題試以後股兩比或半篇起講不等間有年在妙齡而可原諒者則僅試以破承題或令作對背誦經書卽可收錄每次

藝事稗乘卷一

天上行車

美報稱近有某巧手人新創脚踏車能令騰空篤駛旋轉自如乘之者可無跌落之患車之兩旁各有大翅一具其運動類如泰西風磨齒輪以鎖鍊之與陸地脚踏車無異車之上面安一小氣毬以便騰起其氣毬如煙捲形長徑約得二十邁當圜徑二邁當丙申十二月十九日申報錄

創辦紡織

李文山觀察創辦天津紡織局現已向上海克利森洋行購定英國名廠頭等機器係織哈喇大呢嗶嘰羽綾羽毛洋呢氈毯各種絨布機器全部紡棉紗機器全部織洋布機器全部約計價銀三萬兩克利森洋行請丹國領事官司徒麟作保代僱頭等洋匠一人二等洋匠四人前來經理織造包出頭等好貨并獲三成厚利

每日能出哈喇大呢嗶嘰羽綾羽毛氈毯洋呢各種絨布五十疋棉紗七千五百斤洋布百疋將來如不能照約辦理克利森洋行情甘認罰現經該領事與李觀察訂立合同簽印爲據已交銀訂約聞地基買在紫竹林下海河邊明年春間起蓋廠屋四五月內機器運到即可開工織造矣　錄丙申十二月二十日新聞報

錢廠新機

兩江南北制錢短乏百物騰貴上年江督張香帥撥欵由廣東代鑄制錢二十萬串惟該省鑄錢機器每日僅出錢六百串以二十萬串計之約算一年方可竣事近劉峴帥因另購英國喜敦廠鑄造制錢機器全副每日約可造錢一千串價英金二萬一百五十磅有奇銀元機器全副每日約可造大小洋十萬元價合英金九千八百六十七磅經議減實價英金二萬九千五百二十二磅有奇機器之用亦普矣哉　節丙申十二月二十一日京報

見聞近錄卷一　　　　　　　　　　　　彙編二之此

傳相遊踪

李傅相奉命出使，惟俄德兩國欵待最盛。傅相蒞俄時，俄王以御用輪車相接，其輪車之精雅，鋪設之清潔，莫與比倫。尤異者，雖乘輪車之中，如坐平廳大廈，可寫奏摺一本，毫無震動。隨員等乘第二車，最後另有一車，車面寬暢坦如平地，爲諸隨員憑眺之所。又俄王遣遊中國藏書樓，畧仿中國平廳式樣，每廳九間，共計九進，金璧輝煌。所藏中國古史書籍，竟有中國未見傳本者。藏書之目仍以經史子集分門別類，裝潢華麗。說部亦甚夥，隨員中有以水滸紅樓夢問者，管書人卽持與閱，紅樓夢有十一種，水滸有七種之多。諸部皆中國所罕見。比至德國，克虜伯廠主人特設蹤舞大會，定造大屋一間，可容萬人。屆時傅相及各國公使與德國諸官長、各廠主無不耀臨，德皇亦親赴是會。於是克虜伯廠主人將新造快槍獻與傳相槍用雙管一爲提出生气之水一爲彈子出入之管用電汽帶爲槍桿相連電汽帶一動彈子即出其槍子亦專爲快槍所用一秒鐘所出五百子廠主告以放法請傳相親自試驗並預製一木像著以兵衣兵帽遠置百步外配就準頭傅相方茗飲未畢而五百彈子已告罄矣即將木像取閱其彈皆中胸膈其神工鬼斧有如此者聞廠主本有家資五千餘萬因此一舉已費去資本一萬磅之外可謂豪矣節本月廿四日新聞報

砲臺倒塌

金陵儀鳳門內盧龍山一帶峯巒羅列俯瞰江流最據勢形其地築造砲臺數座實爲保衞長江門戶之資今秋籌防局特僱工匠重加修葺冬初工始告成詎本月某日大雨之中該處砲臺忽然一齊倒塌籌防局曾仰階觀察據守臺員弁稟報前來不勝駭異立將原修工匠傳到飭責勒令賠修該工匠諉爲霪雨灌注實非

近政備考卷一

奏陝西防練各軍擬酌量改定以資防守摺 丙申十二月

陝西巡撫魏光燾

竊維綏靖地方。必先整飭營伍。陝省幅員遼闊。東西距九百餘里。南北距二千四百餘里。與河南湖北山西甘肅壤地毗連。沿邊防務。在在皆關緊要。上年甘回起事。迭次撥派陝營。以勦為防致南北山各處防營。抽調空虛。幸賴　天威震疊。回亂不致蔓延。現雖關內外一律肅清。而河州狄道漢回。仍未盡洽。時有謠傳。陝境西路。緊接平涼府屬。及薪水縣之張家川等處。回民種族尤多。宜防隱患。且從前晉豫災荒。客民播遷紛至。良莠不齊。川楚會匪。時復匿跡南山。勾結生事。非得營汛查拿。不足以資鎮撫而靖閭閻。此各路防營。不容一日疏懈也。臣籌思至再。既慮餉源支絀。又恐防守難周。祇得就現在各營旗酌量變通。妥為布置以期有備無患。

上慰　宸廑。查陝省原自防軍。除前裁分定六營。鎮州兩營外。現在上年赴甘之前。與六營尙存馬步十九營旗。加以撫鎮各標練軍十二營旗。總督馬步三十營旗。又商州協回兵一起。現在隴事旣平。應再酌裁以節餉糈。其鎮安三營。已飭回豫遣散。正餉截至十月二十日止。加發行餉一月。俾各安靖回籍。前與一軍。前商督臣調回。計日可以抵陝。臣擬存防各軍。裁併挑留。練成步隊十三旗。馬隊四旗。開花砲隊一旗。合爲馬步一十八旗。防軍人數。多寡不一。餉章亦復參差。茲擬一併改旗。較爲畫一。步隊餉項。擬照甘肅新更章程。馬隊擬照楚軍坐糧章程。統計改併各旗。與標營練勇。共留馬步十三營旗。回兵一旗。查本年防練各營旗餉項。及北山州縣防勇口糧。製造前後經費。共估銀四十四萬四千四百餘兩。又另請估撥前定與鎮安等軍。月餉裁至。先後裁撤改併之日止。共銀三十九萬一千餘兩。統計實需銀八十三萬餘兩。此次改定之後各營旗薪餉防勇口糧製造善後經費每成實需銀五十六萬餘兩較之往年常餉雖覺稍多而除去前定與鎮安各軍月餉實較本年餉數大減如蒙　諭允應請將酌定此項自改定之日照章起支臣就現時情形體察分布擬以步隊五旗馬隊一旗駐紮省城附郭督飭認眞訓練無事操房巡緝有事足備徵調其餘各旗分別擇要扼紮加意巡防隨時操練俾成勁旅仍俟甘肅漢回相安民心大定再當切實裁減照應留防昨與督臣往復電商意見相同至此項餉銀仍由陝庫通於成估項下估撥供支伏懇　天恩飭部照章按年造銷其官弁勇額月餉章程另繕清單恭呈　御覽除咨部查核外所有酌定營旗餉數緣由臣爲整頓營務起見是否有當謹會同陝甘總督臣陶模恭摺具陳伏乞
皇上聖鑒訓示施行謹奏

整頓奉天東邊昌圖營口各項稅釐綜覈本年收數較前倍

增辦理業有成效摺　黑龍江將軍依克唐阿

竊奴才前經密查東邊木貨各稅。歲約收銀五六十萬兩左右。歷年册報僅十八萬兩。昌圖河稅斗稅。歲約收銀十萬兩左右。而册報亦僅三四萬兩。收報懸殊。寖成積習。擬請選派委員會同該道府妥立章程。嚴定責罰。按月將收欵造報。俟年終統覈收數奏報等因。於本年二月初七日具奏。奉　硃批知道着實力整頓。毋任中飽。欽此。當派候補道王頤勳。留奉補用通判德麟等。前赴鳳凰城設局會徵東邊稅務。候補知縣徐景濤等。前在昌圖會辦河稅斗稅。嗣因東邊道張錫鑾把持稅務。據實糾參。欽奉　諭旨將張錫鑾先行開缺。所遺道篆。另行派員接署。所有東邊道一切稅務。統歸局中經理。其向由省城派員往收營口釐捐。前經奴才奏明。亦恐有以多報少情弊。揀派理補東邊道榮森。留吉補用知縣查宣璣等。前往經徵。並將各處鹽釐洋土藥煤炸船規糧貨斗稱各處通飭各該委員認眞辦理在案會本年濱海各屬迭遭水患風災以致沖刷鹽灘損壞船隻所有鹽釐船規收數自難暢旺即洋土藥煤炸糧貨斗稱各捐或甫經整頓或沿襲舊章收款較前增加而未屆年終難稽成數惟東邊昌圖各項稅釐自更章後按月所報收數頓覺改觀營口釐捐亦以經徵之員實事求是較有起色該三處一經封河所徵無幾自可先行截數報明茲覆核各處月報清單一切稅款自本年正月起至十月底止局中徵收木稅糧石雜貨船捐葦捐山繭秧蔘山貨釐捐雜燒稅各項共收銀四十四萬兩零道署所收中江稅葦稅地塘糧正耗官街地租共收銀六萬兩零比較光緒十七十八十九等年多收銀二十八九萬兩而局中現徵土藥畝捐斗稅貨捐共銀三萬四千餘兩及補徵上年木稅銀七萬七千餘兩均不在內核與原奏所查五六十萬兩左右之數所差無幾又查昌圖河稅斗租及津貼蒙古王旗三

城自本年二月起至十月底止共收銀七八萬兩比較光緒十八十九兩年多收三四萬兩二十二年一年多收二三萬兩而斗稅一項甫經整頓尚難預定確數將來不難符原奏十萬左右之數又查營口釐捐自本年二月起至十月底止共收銀十六萬一千餘兩較前三年多收三萬兩有零而補徵上年捐銀三萬餘兩亦不在內統計本年該三處稅釐多徵補徵共增出銀將及五十萬兩之多當奴才派員會徵深慮積習相沿未必如所查之數迨後東邊稅務爲革道張錫鑾攪壞數月又慮爲期已促所收斷難與原奏相符今竟有此收數實爲更張時所不及料者伏念奉天兵燹以後災祲頻仍商民甚形艱苦此次派員經徵該三處稅釐亦祗剔除中飽使之涓滴歸公未嘗於額外稍有增益不謂弊去已甚利出自然而成效即以大著向再緩以歲年俟地方元氣漸復將通省鹽釐貨釐及洋土藥斗稅等捐逐漸整頓庫儲之充餉原

利濟外乘卷一　　　　彙編二之十

仰光異人

仰光有異人者居仰屬之嘉吉力地方蹤跡甚奇究不能悉其是人是仙是神是鬼其術能隱身飛行瞬目千里或來或去莫測其端每於稠人廣衆中轉瞬之間忽見其在於座上俄頃復杳固不知來從何來去從何去也異人又好趺坐繩牀牀懸室中無人推挽而自能搖動其異蹟若此類者不可勝述而又最精醫道爲人治病無須方藥不過向病者喃喃誦呪撫摩數次而病者卽覺霍然其醫治跛盲之症尤神可以隨手而愈與以資則堅辭弗受一時爲所治痊者甚衆於是人爭趨之大有舉國若狂之槪嗣爲有司所聞恐其惑衆因執而置之獄計有三日之久事爲某華人所知某僥於資前患瞽疾多年嗣經異人醫愈深感其德今聞異人被獲因挺身向公庭代辨力保其并無異志卽懇有司准其保出

無論保項若干均願爲之代出事乃釋異人自是厥名益噪遠近求醫者竟至絡繹不絕云 約正月十一日滬報

藥漿廣種

叻報云西貢法國醫生野仙前因粤港時疫現在查究因格得治之之法其藥畧如痘漿之狀以最壯之馬種之而後取其漿水以治患疫之人前者孟買國家曾經函請其藥惟該醫以藥種無多倉猝又難卽得爲辭茲聞該醫已廣種此漿不日卽可收成寄往孟買等處以療民病竊謂叻地近來已漸見有此等時症儻其藥果能起死則託其代製若干寄來叻地亦未嘗非拯救民生挽回氣運之一道也 約正月十二日申報

宸翰褒功

日本日日新聞云前年中日之戰直隸總督就牛莊設立野戰病院以療滿洲受傷兵士有中國婦女金氏者前在美國習醫至此

稟北洋大臣請開北方利源總公司條議光緒廿三年

直隸候補道 姚文棟

敬稟者。竊以聖門論治富先於教足食先於足兵。由是推之。則凡

聖朝文治武功之盛。必以足民富國爲基。大學一書。曰生財曰財恒足。未嘗不言利也。儒者不言利。蓋指自私自利者言之。非謂天下之公利也。若并天下之公利。而亦不言。民何以資生。國何以與立耶。職道竊見北方數省。地雖廣而未墾者多。民雖稠而無業者衆。災民流離困苦。道路之間。所在有之。朝廷議賑議蠲。恩施至優至渥。然以 一人而養萬民。雖堯舜猶難。則何如令民自養之爲愈乎。職道不揣愚陋。稽之於古。參之以今。竊以爲北方可興之利甚多。因民所利而利之。正今日之急務也。夫泰西諸國。富强之由。未有不以農工爲本。所謂出之於地。而成之於人。生財之道。從不外是。有農工然後有商。商者爲農工轉運貨物者也。苟不

務農工。而專談商務。豈有益哉。今擬仿泰西勸農勸工之法。爲中國廣開利源。凡中國自有之利。從而拓之。中國與外人公共之利。從而剖之。外人所獨擅之利。從而仿效之。但使農政工政備舉。而整頓商務之策。卽在其中矣。職道又按畿輔之地。自直隸一省外河南山西山東三省。皆所以拱衛　京師。定制設直隸一總督。而於山東山西河南分設三巡撫。原以地勢毗連。有相維相繫之義。欲其通力合作。無畛域之見存焉耳。至於北洋大臣所轄通商口岸。自奉天起至煙臺止。亦不以直隸一省爲限也。今擬分設四大公司。曰農田公司。曰海利公司。曰礦務公司。曰商務公司。而總名之曰北方利源總公司。意在逐節經理。利無不興。使北方之民。家給人足。而　國家並受其利。馴至國富民富。而後教化可行。甲兵可足。不難與五洲各國爭衡矣。謹臚舉十條。恭呈鈞鑒。

一農田之利。　天下萬利以農爲本。天時地利。用之無盡。衣食之源。從此出富強之基從此立。俄德兩國。號爲農國。其經緯度數。尚在直隸數省之北。世稱北省苦寒。農耕無利者。此斷不然也。今考西洋農政凡有八端。一曰食用品。凡充民食者皆是。以小麥大麥稞麥燕麥玉蜀黍馬鈴薯六項爲最要。大麥卽芒大麥也。稞麥卽米大麥也。燕麥一名雀麥。玉蜀黍卽包穀。馬鈴薯卽洋芋也。惟稻生熱地。不宜於北耳。二曰貿易品。如砂糖菸草茶咖啡之類。不由耕種而得多自貿易而來者也。三曰釀造品。以葎蘒葡萄兩項爲最要。皆供造酒之用。四曰紡織品。如棉花大麻亞麻之類。供紡織紗布之用。五曰製造之附益品。茜藍紅花。用以染色。葛粉用以褄糊。皂莢用以洗濯。凡此類皆是。六曰榨油品。芥菜爲最要。又鶯粟胡麻棉花子之類皆是。七曰秣草。供芻秣之用。八曰菜蔬。用醃蓄之法。亦可遠售。以上泰西農政之大畧也。地無美惡。要使無尺寸之曠。斯爲主義。至中國農政書極多。更可細考而知。苟能使直隸全省盡成熟田則每年入欵所增以千萬計省省如是何憂民貧國弱耶　二蠶桑之利　古時蠶桑徧於北地今直隸之易州等處尙然每年蠶忙不過四十天而亦可抵農田一歲所入之數近歲外人收買蠶繭繭成卽可易銀不待繅絲而巳獲厚利矣　三山林之利　田荒則石山荒則童此皆人力之未盡非地利之難興也泰西有山林之政其法甚備其令甚嚴與農政相輔而行凡林木分爲六宗一曰果二曰花三曰矮林四曰中林五曰廣葉樹六曰針葉樹專設植物苑以資考察不但山無遺利卽廬舍之旁道路之間凡有隙地無處不可種植也　四牧場之利　牛馬爲大宗農事修則用牛必多馬政與兵政爲表裏此亦富强之一助也况近年牛乳一項暢銷五洲美國每年出口之數約値洋五萬萬元我何獨不可分其利耶又羊毛駱駝絨皆北方土產可供織造氈毯絨呢等用爲大利之所自出以上宜廣勸民間隨地牧養事不勞而利

尤溥也。以上四項。擬合爲一公司。名曰農田公司。蓋種樹養蠶牧畜等事。皆爲農事之附庸也。宜令各地土著紳富分任昌導。並勸民自行舉辦。而以公司爲總匯之樞紐。公司者。所以通官民上下之氣脈也。民有所不便。官爲除其害。民有力所不能者。官爲扶助之。民欲求新法於外洋。官爲之羅致。至水利一項。與農田息息相關。官宜俯察民情。民宜仰體官力。必熟商而後行之。凡總理此公司者。得其人則美利無窮。苟非其人。易致擾民。不如不設也。

五漁海之利。東西洋瀕海之國。無不以海中漁利爲每年入欵之一大宗。甚有兩國相爭。致開戰釁者。若本國近岸之海。從不許他國漁舟攔入。此五洲通例也。今自遼瀋以迄登萊。皆是北洋大臣所轄之海。其間漁利何可以數計。況渤海近在腹裏。利源獨擅。尤非他國所得覬覦者耶。此項宜另設一公司。採取各國現成章程。仿照辦理。

六開礦之利。農田爲地面之利。五金礦爲地

底之利。農政既舉則礦政可興。若舍農而專言礦。識者非之矣。泰西礦政煤與鐵二者最重。凡輪船輪車以及織造製造各機廠無不資此二者。其用甚大。其利甚宏。實富强之初基也。其次爲金銀銅三品可供製造錢元之用。又其次錫與鉛與水銀。中國水銀礦爲五洲第一。惜未明開采之法耳。石礦亦爲一利。造橋鋪路及民間牆壇階砌所必需也。　按煤鐵等礦雖可聽各路商人分認舉辦。要當有一提綱挈領之公司。以爲羣流總匯之地。蓋辦礦之人往往有乾没衆人股本者。若使漫無稽察。非徒無利。反耗利源。此一弊也。延請劣等礦師。雖多費而無效。此不諳洋情者。又一弊也。或辦有成效。而股本不敷。難以周轉。往往有半途而廢。前功盡棄者。此又一弊也。公司之設。所以通上下之氣。察遐邇之情。密於稽查。勤爲補救。必有以維持礦務於不敝矣。

七機器織造之利。

英國致富之術。自煤鐵兩大宗外。更有紡織四大利。何謂四大利。

一棉花所織如紗布之類是也一蠶絲所織如綾絹綢緞之類是也一羊毛所織如氈毯呢絨之類是也一爲麻布麻所織也紗布兩項中國銷場最廣獲利極豐上海漢口各廠均已著有成效北方婦女本不事蠶織更無妨奪女工之嫌至呢絨氈毯等凡係毛織者名目雖繁皆出於一機本尤省而利尤博從前左侯在甘肅議辦未果至今尚無繼起者北方爲羊毛及駱駝等毛出產之地就地采料較之英人遠道取材難易迥別故此事在天津等處開辦更爲得宜也　紡織廠宜勸紳富廣行開設不厭其多近年進口之貨卽洋紗一項增至一百餘萬擔每年耗銀二千萬兩豈寥落數廠遂能奪回利權耶每見辦廠者率以專利若干爲請只許一家獨辦不許他家添設此甚非是西洋專利之說乃爲精心首創一藝者言之法前人者不在其例　八機器製造之利　凡生民日用必需之物雖甚微末行銷必廣獲利亦厚燒磚瓦廠最宜

北地可更土屋之舊。又如造洋火洋燭洋肥皂等厰。造紙造鉛字等厰。以及印書機器等。皆可勸民爲之。總之在我多開一分利源。卽可塞一分漏卮。洋貨之來。自日見其少矣　九製造機器之利　凡中國所用各項機器。皆購之近洋。近年盛談洋務。機器入口愈多。利源外溢甚巨。宜自行製造。以遏其流。　十保險之利　中國通商口岸。洋人以保險爲名。多方取利。房屋財產。謂之保火險。輪船貨物。謂之保水險。中國宜自經理。亦免利源外溢也。以上兩節。華商在香港行之已久。不爲難也　以上四項。擬合爲一公司。名曰商務公司。聽殷實商人集股興辦。而以公司總其成

瑞安創建利濟醫院乙酉丙戌丁亥戊子己丑助資姓氏

王筱木大令　林蓼仙守戎　王穀如茂才　王普月國學

許竺友孝廉　以上各助銀陸元

木藜仙歲貢　林若川附貢　王玉如附貢　林養頤茂才

鍾吟臯吏員　胡芝山國學　茂記行　喬物華

周　齡　鄭卓如少尉　以上各助銀伍元

林小松貢士　沈小仙上舍　李芝湄上舍　季翊堂茂才

陳玉山國學　蔣田坤國學　以上各助銀肆元

包式元鄉賓　陳桔泉國學　應月帆國學　李成美

以上各助銀叁元

許小梅歲貢　程玉士茂才　池醉梅茂才　金荇薌廪貢

金味學茂才　謝程九茂才　陳壽春　孫鴻書

潘西園　以上各助銀貳元

蔣藩周學博　謝小泉茂才　金泮林茂才　葉子椿茂才

金小梅茂才　葉楚寶茂才　余小梅　邱楚彬

告白

以上各助銀壹元

趙鼎亨

林聲梧國學　助銀捌拾元

王一蘭國學　助銀壹伯拾叁元

姜銀五　助銀肆拾元

乙未郡城創設分院學堂助資姓氏

道憲宗湘文觀察　助銀貳伯元

丙申郡院分設學堂報館助資姓氏

永嘉王茂才六蕃　助銀壹伯元

樂清劉上舍藩侯　助銀叁拾元

陳州倅湄川　助銀伍拾元

瑞安何茂才寓農　助銀伍拾元

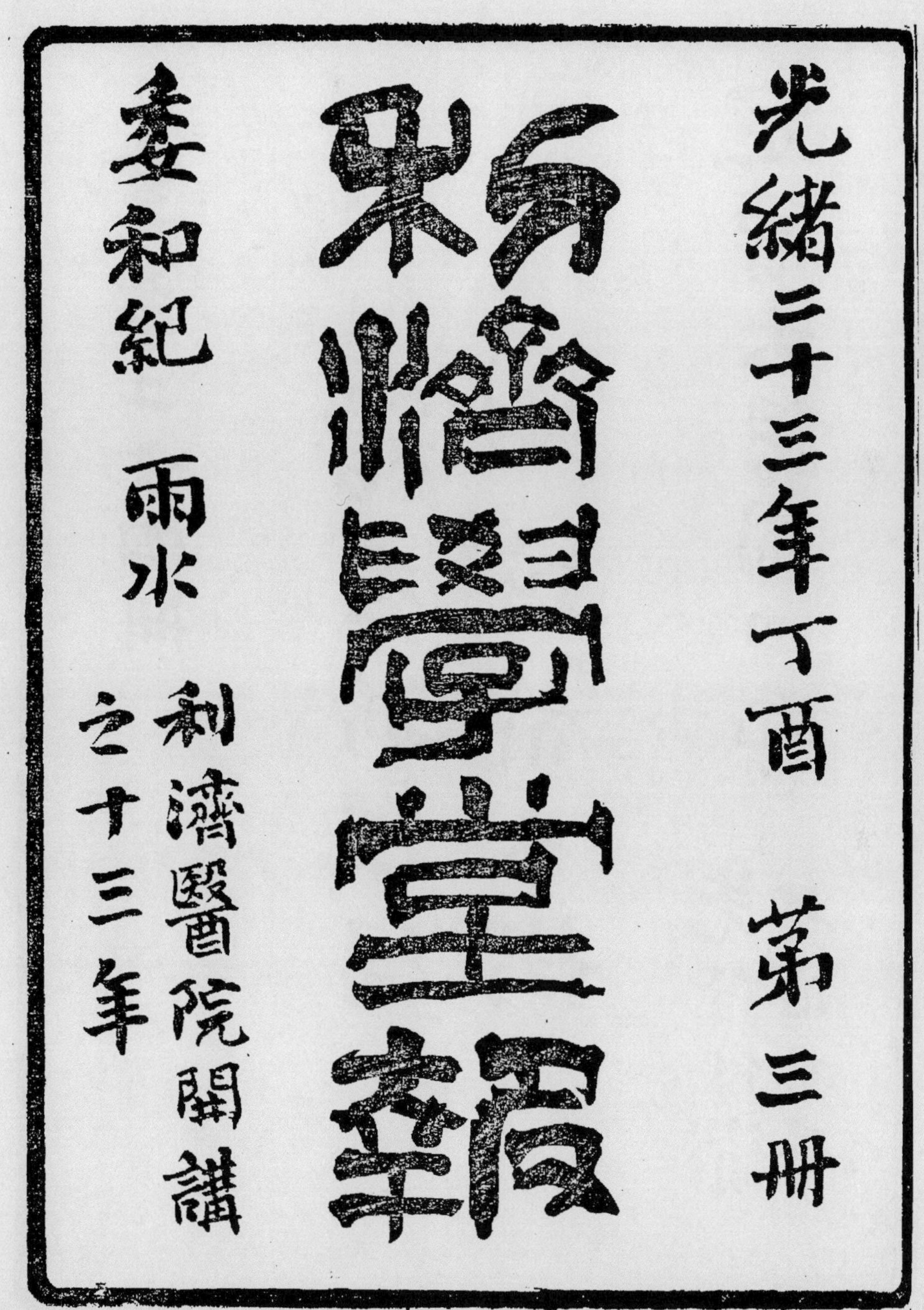

光緒二十三年丁酉 第三册

利濟學堂報

利濟醫院開講之十三年

委和紀 雨水

全年二十四册

館在浙江溫州府前大街

定價大銀圓四元

先行付資

不准拆賣

利濟學堂報丁酉第三册目錄

目錄

洋務掇聞　英德修睦　英德爭雄　法國海軍人數　歐州外交政策
法詆海軍　日本租界人數　銀行倒閉　敎習來江　英軍增費
金產豐饒　募股鋪路　法國海軍等次　俄高時政　水師更議
英稅年報　大利讓人　鐵路儲煤　英主綸音
學部新錄　學堂添課　武備學堂記聞　儲材招考　西學競興　藏
書卷數　浙興西學
藝事稗乘　考工記　水底脚車　氣球鐵路　製造新章　救火新船
法造新船　法製新鎗
商務叢談　富國報言　鑄錢開局　蜀中市錢　商務公會　綴業日
盛　礦務日盛　臺疆銀行　香港商務比較日貨　蘇埠日興
見聞近錄　停捐舉人　美國雨鹽　調製冷暖　造雨奇聞　女可舉
士　南極地震　剪辮新政　妃嬪謀弒　回例餓正　聰明睿知
英國奢侈　國王俸數　種類不齊　天文家言　鯨魚新稅
經世文傳　學士陳　奏請停捐實官摺
告白

利濟叢書總序

東甌陳　虬志三撰

五千年道德仁義之治美其名不變中四敵立岌岌乎危而橫目之羣藩甲五洲哀之而不能感恥之而不能憤殘破而震撼之劫而蹂躪之而不能覺聾起臥其有駒於元化竦懼思立則且顧瞻前郤抱槁欲死夫無其實而苟以名存不腐鼠之嚇則螳臂之當吾痛其無術焉以濟也昔者虙犧文王周公孔子相去或七百年或千餘年或數千年或授受數十年閒風雨離合人鬼奮語而大易之書出於世乾坤一元利龍利馬儻非聖人其孰能知利之爲美而不以自有者耶且夫生生之始至不可以巳古而無死張而不弛胡患之乘世而疾在人體然而日月有晦蝕河山有變徙四時恆雨暘五運互傾否六淫七情以遞

客主於表裏是故夭昏札瘥民之殃鰥寡孤獨國之恥故天命不佑良臣其萎誓鴻四聞而極至於不能宅土而壑水於是神農氏作盡三百六十屬之性味七十有二毒之旨爲之耒耜穀五美爲之刀圭藥百劑夫民則既利之矣厥有軒轅用衍緒言師其臣岐伯討論病源素問靈樞陰陽蘊宣而後醫藥之利以濟天下萬世而人人得以是盡其天年自時厥後越人倉公名家專門有漢長沙張太守閔赤子之塗地昌炎黃之嫡傳傷寒導其先金匱括其全亦越李唐有孫眞人集千金之方通百氏之詮以濟生民而其術出入乎仙釋蓋道也而通乎玄矣間嘗上下千古盱衡世故而歎醫之爲道匪一家國之利而其事不止於治疾苦衛生以延年也故六經燔秦而醫獨存今夫百王之治不啻岐而一以制民之宜千聖之學不啻博而一以導世

於足無不宜而各足其道通其俗樂其利在於給生人之欲故人得其欲則弱者不爲蝨與蠹强者不爲狼與豹則惟醫之道治之而剝調之而復因之而完因之而續守其教上下皆澤宏其施中外不盡故夫田農工作商賈文學星算兵畧與今之别傳聲光電汽礦化種植以及體操之神攝養之福惟吾醫名一藝而實無不以學探神聖之心源融中西之政俗廣吾徒之師法而大腹元元之屬嗚呼此虬自儒書經術外舉凡諸子百家九流方技之籍涉獵饜飫博觀約取欲一一緯之於醫也習此三十年矣建院講授籍此貫通初未敢謀遽問世釣弋聲譽爲徇時之木鐸客遊於院有問利濟之說並乞觀所著書者爲舉其目因引伸名學之誼漫書以弁端光緒歲在丁酉孟春

洋務掇聞敘

樂清陳　明撰 四 院次濟

元黃秘鑰鐍扃必開環球啓化務變夥夠鴻生碩儒渴志康世鑽研新政率茲爲亟然華洋界錯交涉日繁欃赤白黑踞我肘腋籌策稍疏輒肆要挾若左西籍爲外編捐諸報爲廢楮不能灼其肥國之端不能燭其智氓之隱欲與黃種其道曷由故廣捜叢報鋤其膚議彙爲一編猶便簡覽夫伊川觀變時有嘆音伯宗避重或聞至論苟裨國是奚諱道聽過而存之其諸識時俊傑或有取焉光緒丁酉孟春日

近日學堂皆增體操與拳法有無異同拳勇字詩巧言外能旁徵其說歟言拳法者不一以何書爲詳又有所謂內家外家其別安在世傳易筋經幼學操身互有得失試言其故院定衛生經雖意主導引而一切拳勇之法操身之術皆寓其中能歷述其源流明其宗旨歟六藝失講羣事呫嗶許叔重遂訓儒爲弱揆之聖門强學當不其然諸生入院有年師友之間習聞已熟其各抒所學以對

瑞安何　烱稿　院次齋三

古人六藝之教射御居二已開體操拳勇之先聲體操以植其基拳法以神其用理本一貫巧言拳勇傳訓爲力是爲拳勇字見經傳之始其實書稱股肱詩詠膂力皆卽此物也管子小匡於子之鄉有拳勇股肱之力筋骨秀出於衆者有則以告是爲後世招集拳勇之始班志技巧家有手搏六篇是爲拳法成書著錄之始言

拳法者人人殊私家皆據爲秘本尚少專書明戚南塘集古今拳法取宋太祖之三十二勢長拳以及六步拳猴拳囮拳與明温家之七十二行拳三十六合鎖二十四葉探馬八閃番十二短等法製爲拳經捷要雖止二十四勢實簡而賅蓋明時聞人南塘劉大刀以外如唐荆川黄百家諸名儒皆精於手搏其術賴以不墜内家者起於宋之張三峯三峯爲武當丹士應徽宗之招道梗不得進夜夢玄帝授以拳法厥明遂能以單丁殺賊百餘其法以静制動專事内功故別少林爲外家數傳之後當明中葉時吾甌陳州同張松溪實得其傳卽今之長拳或傳其派傳自少林金陵者誤也人情玩於所見舍家禽而愛野鶩事每類此不獨拳法一端也少林傳自初祖達摩後魏孝明帝太和年間自梁適魏面壁於少林寺九年後人於其處得鐵函藏經二其一卽今所傳之易筋經也其書雖言内壯而意主筋膜專事揉功較之三峯實有内外此

其別也㓜學操身爲圖三十有二按法操練亦能使力氣驟長然不明醫經力出於心之旨徒求之肘腕膀肩脊背腰眼胸腹軀殼之外尙不若易筋經般刺密諦所譯之總論膜論內壯論三篇尙多入道中竅之談也導引爲攝生至教上古神聖移精變氣祝由之餘專事撟引案抏湯液醴洒尙爲後起故按摩本自爲一科然必洞明經脉氣血之原陰陽消長之理針穴流注花法解數配天象地方可製而爲經約而爲體操舒而爲拳勇以意注以氣運以精通以神行則內外調和耳目聰明氣立如故非徒卻疾袪邪已也蓋廣步緩形著於經論引頸噓氣述自遺篇以故醫門大師如元化思邈或製五禽⿰𧾷虎足之戲或修二氏按摩之法皆亘有製述不獨巢氏病源每病各著導引之方已也夫達德有三勇居其一夫子能奪國門之杓雖不以力聞然及門中如子羽伐蛟季路戮鱣冉有用矛樊遲踰溝以及顏高之弓六鈞梁孺之車五乘皆不愧

明堂之選顧平時深諱不語者蓋力學之道會其通則可語性命之精得其偏則或流血氣之暴善乎管敬仲內業之言曰人能正靜皮膚寬裕耳目聰明筋肕而骨强乃能戴大圜而履大方鑑於大清視於大明敬愼無忒日新其德徧知天下窮於四極吾師乎吾師乎謂非天下材吾不信也知斯義者始可以語學堂之體操

委和紀立春第二期 丁酉正月初二日

旣欲明道。不得不建院。請言建院之旨。院名利濟。不敢自居施濟。實取利己濟人之義。蓋僅知利己不務濟人。必流爲貪夫小人。專事濟人。不言利己。此一人一時之法。斷不能行遠持久。當令在院者於學中生利。以盈利保院。此方是某建院授徒知行並進。人已交修之宗旨。

問學中何從生利。答各以其學盡心教導吾儒生利之道。當以有益之學爲經。而緯以趨時之術。尤須事事悉循天理。一秉大公。不患院務不興也

問。循理秉公二語。似不過迴護生利二字。於此中想亦無甚交關。然否。答此是某閱歷悟徹語。非等閒也。生利之術。在人。降利之權在天。天視吾民本屬一般。人若專利厚藏。只求利己不思濟人。便是逆天。必不能徼天之福。故生利之道。當以理爲主。以公爲輔。

問生利已自近私何以必須大公答非公不行非公不廣公即是道得道者自然多助

問何以別於假公行私答心喻於義則無私非公若利但歸已則無公非私舜受堯禪不以爲泰出以公心持以公理公其利於天下此即吾儒內聖外王之實功易不云乎王者能以美利利天下不言所利故乾元四德利亦其三

問人多病自私何方能化其私答只令多辦事

問辦事之人大者或稍秉公小者仍不能免更有何術答持之以法感之以情曉之以理

問理從何處曉起答天地無私純乎公理人秉天地之氣以生本無些子私意在內自利之人只是不明公理並非心術之壞其實尙屬自愛一邊不知天地之愛人勝於人之自愛若能推廣此心以人合天則一視同仁矣故克已復禮天下歸仁

辛未同歲會

		左間	右間	中運	在泉	
復	治以苦熱佐以酸辛以苦瀉之燥之泄之	左間少陽	右間少陰	少商金清化四	太陽水寒化六	治以甘熱佐以
	同	同	同	少角木風化三	同寒化一	同
	同	同	同	少宮土雨化五	同　同	同
	同	同	同	少羽水寒化一	同　同	同
	同	同	同	少徵火火化二	同　同	同

酉之氣民病腠理熱血暴溢瘧心腹滿熱臚脹甚則胕痛五之氣寒氣及體民病皮腠終之

九

苦辛以鹹瀉之辛潤之苦堅之	勝治以甘熱佐以辛酸以鹹瀉之	復治以鹹熱佐以甘辛以苦堅之	左間厥陰
	同	同	同
	同	同	同
	同	同	同
	同	同	同

氣民病關節禁固腰脽痛

戊寅

		運化	變	病	兼化	天運	寅申歲	五氣	主運
右間陽	明	其運涼熱寒	經元缺	經元缺	火兼金化	乙金順化	甲	黅天之氣	客運
同		其運風清熱			金兼木化	丁木不和	丙	元天之氣	客運
同		其運雨風涼			木兼土化	己土天符	戊	丹天之氣	客運
同		其運寒雨風			土兼水化	辛水天刑	庚	素天之氣	客運
同		其運熱寒雨			水兼火化	癸火小逆	壬	蒼天之氣	客運
							六氣	客主氣氣	少厥陰陰

十

天符　壬寅同天符　戊申天符　壬申同

	紀	政
角徵宮商羽		
宮商羽角徵	敦阜之紀平氣備化歲土太過腎水受邪木爲水子復能尅土	南政左尺不應
羽角徵宮商	流衍之紀平氣靜順歲水太過心火受邪土爲火子復能尅水	北政右寸不應
徵宮商羽角	赫曦之紀平氣升明歲火太過肺金受邪水爲金子復能尅火	同同
商羽角徵宮	堅成之紀平氣審平歲金太過肝木受邪火爲木子復能尅金	同同
同主運	發生之紀平氣敷和歲木太過脾土受邪金爲土子復能尅木	同同

太陰少陽陽明太陽厥陰 少陰少陽太陰陽明太陽	初之氣民病溫氣拂於上血溢目赤欬逆

天符 音	司天		
太宮	少陽相	火火化二平以酸冷佐以苦甘以酸收之苦發之酸復之	勝治以辛寒佐以甘鹹以甘瀉之
太羽	同	同	同
太徵	同	同	同
太商	同	火化七	同
太角	同	火化二	同

頭痛血崩脇滿膚脹中瘡

二之氣民熱鬱於上欬逆嘔吐瘡發於中胷嗌不利頭痛身熱昏憒

		中運	在泉	
復治以鹹冷佐以苦辛以鹹耎之酸收之辛苦發之	左間陽明 右間太陰	太宮土 雨化五	厥陰木 風化八	治以辛涼佐苦
同	同 同	太羽水 寒化六	同 風化三	同
同	同 同	太徵火 火化二	同 同	同
同	同 同	太商金 清化九	同 同	同
同	同 同	太角木 風化八	同 風化八	同

臚瘡　三之氣民病熱中聾瞑血溢膿瘡咳嘔鼽衄渴嚏欠喉痹目赤善暴死　四之氣民滿身

苦甘以甘緩之辛散之	勝治以甘清佐以苦辛以酸瀉之	復治以酸寒佐以甘辛以酸瀉之以甘緩之
	同	同
	同	同
	同	同
	同	同
重	五之氣民病寒邪	終之氣民病關閉不禁心痛陽氣不藏而

十二

		運化	變	病	齊化
	左間少陰　右間太陽	其運陰雨其化柔潤重澤	震驚飄驟	體重胕腫痞飲	土齊木化
	同　同	其運寒其化凝慘慄冽	冰雪霜雹	寒浮腫	水齊土化
	同　同	其運暑其化暄囂鬱燠	炎烈沸騰	上熱鬱血溢血泄心痛	火齊水化
	同　同	其運涼其化霧露清切	肅殺凋零	肩背胷中	金齊火化
	同　同	其運風其化鼓鳴紊啟拆	振拉摧拔	掉眩支脅驚駭	木齊金化

咳

乙卯天符　丁卯歲會

天運	卯酉歲	五氣	主運 角徵宮商羽	紀
甲土順化	乙	素天之氣	客運商羽角徵宮	從革之紀 平氣審平歲 金不及
丙水不和	丁	蒼天之氣	客運同主運	委和之紀 平氣敷和歲 木不及
戊火天符	己	黅天之氣	客運宮商羽角徵	卑監之紀 平氣備化歲 土不及
庚金天刑	辛	元天之氣	客運羽角徵宮商	涸流之紀 平氣靜順歲 水不及
壬木小逆	癸	丹天之氣	客運徵宮商羽角	伏明之紀 平氣升明歲 火不及

六氣						
客氣	太陰	少陽	陽明	太陽	厥陰	少陰
主氣	厥陰	少陰	少陽	太陰	陽明	太陽

十三

癸卯同歲會　乙酉歲會又太乙天符　癸酉

	政	音	司天		
肺金受邪水爲金子復能尅火	北政兩寸不應	少商	陽明金燥化四	平以苦溫佐以酸辛以苦下之	勝治以酸
肝木受邪火爲木子復能尅金	同同	少角	同燥化九	同	同
脾土受邪金爲土子復能尅木	南政兩尺不應	少宮	同清化九	同	同
腎水受邪木爲水子復能尅土	北政兩寸不應	少羽	同同	同	同
心火受邪土爲火子復能尅水	同同	少徵	同燥化九	同	同

初之氣民病中熱脹面目浮腫善眠鼽衄嚏欠嘔小便黃赤甚則淋　二之氣厲大至民善暴死

同歲會

中運				
少商金清化四	左間太陽	右間少陽	復治以辛溫佐以苦甘以苦泄之下之酸補之	溫佐以辛甘以苦泄之
少角木風化三	同	同	同	
少宮土雨化五	同	同	同	
少羽水寒化一	同	同	同	同
少徵水熱化二	同	同	同	

三之氣民病寒熱

四之氣民病暴仆振慄譫妄少氣咽乾引飲及爲心痛癰腫瘡瘍瘧寒之

十四

在泉

少陰火
熱化二
治以鹹寒佐以苦甘以酸收之苦發之

同
熱化七
同

同
同
同

同
同
同

同
熱化二
同

疾骨瘻血便

五之氣民氣和終之氣民病溫

勝
治以辛寒佐以苦鹹以甘瀉之
同
同
同
同

復
治以鹹寒佐以苦辛以
同
同
同
同

甘瀉之以酸收之苦辛發之鹹耎之

左間	右間	運化	變	病	兼化
左間太陰	右間厥陰	其運涼熱寒	經元缺	經元缺	火兼金化
同	同	其運風清熱			金兼木化
同	同	其運雨風清			木兼土化
同	同	其運寒雨風			土兼水化
同	同	其運熱寒雨			水兼火化

天運	辰戌歲	五氣	甲辰歲會又天符	丙辰天符
			主運 角徵宮商羽	紀
乙金天符	甲	黅天之氣	客運 宮商羽角徵	敦阜之紀平氣備化水土太過
丁木天刑	丙	元天之氣	客運 羽角徵宮商	流衍之紀平氣靜順歲水太過
已土小逆	戊	丹天之氣	客運 徵宮商羽角	赫曦之紀平氣升明歲火太過
辛水順化	庚	素天之氣	客運 商羽角徵宮	堅成之紀平紀審平歲金太過
癸火不和	壬	蒼天之氣	客運同主運	發生之紀平氣敷和歲木太過
	六氣	客氣	少陽 陽明 太陽 厥陰	少陰 太陰
		主氣	厥陰 少陰 少陽 太陰	陽明 太陽

甲戌歲會又同天符　丙戌天符

	政	音	司天			
腎水受邪木爲水子復能尅土	南政右尺不應	太宮	太陽水	寒化六	平以辛熱佐以甘苦以鹹瀉之	勝治以甘
心火受邪土爲火子復能尅水	北政左寸不應	太羽	同	同	同	同
肺金受邪水爲木子復能尅火	同同	太徵	同	同	同	同
肝木受邪火爲木子復能尅金	同同	太商	同	寒化一	同	同
脾土受邪金爲土子復能尅木	同同	太角	同	寒化六	同	同

初之氣民病溫身熱頭痛嘔吐肌腠瘡瘍　二之氣民病氣鬱中滿　三之氣民病寒反熱

中運	在泉			
太宮土濕化五	太陰土濕化五	左間厥陰 右間陽明	復治以鹹熱佐以甘辛以苦堅之	熱佐以辛酸以鹹瀉之
太羽水寒化六	同 雨化五	同 同	同	
太徵火熱化七	同 濕化五	同 同	同	
太商金清化九	同 雨化五	同 同	同	
太角木風化八	同 同	同 同	同	

中癰疽注下心熱瞀悶不治者死

四之氣民病大熱少氣肌肉痿足痿注下赤白

五之氣民

問何謂主運客運。答主運者。每年皆以木運。從大寒日始。太少以次相生。歲歲皆然。客運者視中運爲初運。亦太少相生。逐歲變遷

問何謂主氣客氣。答六氣亦分主客。主則厥陰少陰少陽太陰陽明太陽。亦始於大寒日。客則太陰居少陽之前。蓋主爲地氣。以五行相生爲序。客爲天氣。以陰陽先後爲次。故不同

問主客運氣孰重。答以客爲重。

問何謂司天。答主歲者爲司天。主上半歲。

問何謂在泉。答司天之下相對者爲在泉。主下半歲。

問九重天離地遠近。答天體渾圜。地球居中。第一重名宗動天。離地六萬四千七百三十三萬餘里。第二重經星天。即二十八宿天。離地三萬二千二百七十六萬餘里。第三重塡星天。

即土星天。離地二萬零五百七十七萬餘里。第四重歲星天。即木星天。離地一萬二千六百七十六萬餘里。第五重熒惑天。即火星天。離地二千七百四十一萬餘里。第六重日輪天。離地一千六百零五萬餘里。第七重太白天。即金星天。離地中心二百四十萬零六百八十一里。第八重辰星天。即水星天。離地中心九十一萬八千七百五十里零。第九重月輪天。離地中心四十八萬二千五百二十二里零。據徐氏天學入門。

問九重天週天年數若何。答宗動天無星轉動。帶八重天。一日作一週。二十八宿天七千年一週。土星天二十九年零一週。木星天十一年零一週。火星天一年零三百三十日一週。日輪天三百六十五日有奇一週。金水二天俱隨日一週。月輪

其實五臟中原藏有聲在內故能一感卽應

問五臟中先藏有聲聲自何來答人身小天地天地間所有之氣質無所不備

問身中藏聲之理終未明白答譬如撞鐘卽顯鐘聲金自有聲假擊始鳴若遇木鐘雖擊勿聞

問吾人向空張口何以無聲答唇喉齒牙舌相軋始能吸天氣入臟而發聲

問嬰兒無知何以自能相軋答初生氣微天氣暴觸呼吸之間能令肺管會厭自行相軋生凹凸力發聲

問嬰兒始生之聲古今南北同否答同

問何以同答人同一天卽同此氣氣同則聲同所謂元音也

問年長音何以變答嬰兒葷食步行之後收地氣日多故逐漸

改變

問地氣何以能變聲。答土氣深淺廣狹。隨處不同。故聲從而變。

問音何以南北不同。答山川各別也

問音何以古今不同。答陵谷改變也

問聲與音何別。答聲是四聲。音是七音。

問何謂四聲。答平上去入。

問平上去入如何調法。答每字各有四聲。如利字以甌音調之。則曰梨里利力。濟字則曰支紙濟隻。

問五音宮商角徵羽。何以有七。答加變宮變徵為七音切韻法。則有半商而無半宮

問七音如何分法。答喉為宮。齒為商。牙為角。舌為徵。脣為羽。半舌半齒為半徵半商

問調七音有何書。答觀字典卷首所載三十六字母。見溪郡疑等便明。

問反切始於何人。答魏孫叔然。

問字母之學出於何地。答天竺。攷大藏經字母同異共十二種。

問中音三十六字母始於何人。答唐僧守温。

問反切二字何解。答一音展轉相呼謂之反。一韻之字相摩以成聲謂之切。

問反切如何調法。答先調上一字視在何母。再看下一字屬何韻。即從其韻調以三十六音。遇上一字所止之位即得。

問欲明等切之音先觀何書。答司馬光切韻指掌圖。

問何謂合音。答合兩字之音以成一字。如不律爲筆。急讀不律二字。即得筆字之音。其法較反切爲密。

問　西國二十六字母書法音讀及江浙方音如何　答　可觀後表

	A	B	C	D	E
大眞	A	B	C	D	E
小眞	a	b	c	d	e
大草	𝒜	ℬ	𝒞	𝒟	ℰ
小草	𝒶	𝒷	𝒸	𝒹	ℯ
英音韻	愛	皮	西	提	衣
法音韻	挨	倍	雖	袋	安
義音韻	唉	碑	颸	吡	依
英文					
滬音	晻	皮	西	地	意
甬音	菴	皮	希	啼	衣
甌音	哀	皮	世	弟	倚

K	J	I	H	G	F
k	j	i	h	g	f
K	*J*	*I*	*H*	*G*	*F*
k	*j*	*i*	*h*	*g*	*f*
開	及哀	挨哀	愛去	其	愛甫
加	芋意	意	挨處	於善	愛夫
跏	遮	矮	咽住	芝	鴨符

開	墜	挨以	愛處	其	愛夫
磑	取	呃兮	哀去	池	哀福
開	兆	挨	哀器	技	哀甫

Q	P	O	N	M	L
q	p	o	n	m	l
Q	*P*	*O*	*N*	*M*	*L*
q	*p*	*o*	*n*	*m*	*l*
口育	披	哇	愛痕	愛姆	愛而
居	杯	哇	愛痕	愛姆	愛而
翹	不	軻	燕	唵	喉兒
扣河	披	啞	恩吳	愛姆	愛兒
扣河	撇	鴉	哀五	哀木	哀兒
扣乎	撇	甌	哀吳	哀模	哀兒

W	V	U	T	S	R
W	V	U	T	S	R
w	v	u	t	s	r
W	*V*	*U*	*T*	*S*	*R*
w	*v*	*u*	*t*	*s*	*r*
特勃而 雨乎	惟	雨和	梯	愛司	挨
達無	無愛	雨	堆	愛司	愛而
嚐希如	非	嘤	梯	喉時	鴉

達勃留	維	遊	體	愛司	矮
滔流	微	達乎	梯	哀司	阨
奪皐流	微	由	[illegible]	哀四	矮兒

X	Y	Z
X	Y	Z
x	y	z
𝒳	𝒴	𝒵
𝓍	𝓎	𝓏
愛格司	槐哀	蟄脫
一格司	一格蕗	然特
覸時	威	思

愛克司	槐害	誰特
哀克司	外哀	才脫
哀克斯	槐害	齊剔

問西字何以分四種。答正書二種係刻版所用。爲多草書二種則日用所寫也。

問西字字母音韻何別。答字母無音音韻有音。音韻能發音。不賴字母拼合字母須賴音韻拼之然後有音。

問英法美三國音韻何以不同。答當於異處求同則思過半矣。

問英文何指。答即上愛皮西提二十六字是。

問著滬甬甌三土方音何用答便初學也若能平時認識此二十六字辯正聲音依次讀熟然後學習拼法自易得訣矣

問英文二十六字有音韻幾字答五字愛衣挨哀蛙雨何是也餘二十一字悉爲字母然有二字可當作音韻如特勃而雨乎與雨何字槐哀與挨哀字俱可通用故名爲半音韻字

問法文音韻字有幾答六字英文五字外又增一格亥格字

問法文字母僅二十五字中缺何字答英文特勃而雨乎也

問二十六字母之數各國同否答同者多唯希臘三十六字羅馬法國均二十五字希利尼二十一字

問近今英語通行欲學英語先讀何書答先讀潑勒末法司利頭色根利頭收而利頭小掰拉圜大掰拉圜或郎從司配林卜克入手繼以大掰拉圜亦可

叢書之一

問以上書無師能通否答不能須從洋教習講授方准

問有淺近易購無師能通之書否答英文有英字入門英語集全法文有法字入門法語進階

問學洋文此外尚有何書答無師自通英語錄英話註解華英尺牘華英字典翹犄釆揮智環啟蒙官話指南官話常談法漢常談法文規範

問拚法大概答泰西每字皆合數音而成西人卽取二十六字母審其硬軟長短拚爲一字故或二字三字六七字不等大旨與紐切之學相同

問福利音旣傳同院何不刊出以教不識字之人答此書字皆新製當時未便早刻今風氣大開公理漸出此書可以行矣

文字章

問造字者何人。答黃帝史官倉頡。

問倉史造字從何處悟起。答仰觀奎星圜曲之勢俯察龍文鳥跡之象博采衆美合而制字。

問文字二者有別否。答有上古所造謂之文後世所增謂之字。

問天下字皆同否。答不同有華文有洋文華文中國字也洋文西洋字也。

問倉史所造即蝌蚪文否。答是後變爲篆隸草正四體。

問四體書何人所造。答篆有二大篆周宣王時史籀小篆秦丞相李斯與趙高胡毋敬隸書秦下邽人程邈草書西漢元帝時黃門史游正書古謂之楷書始於漢章帝時王次仲。

問解說文字有何書。答說文解字。

問何人所作。答漢祭酒許愼字叔重所集凡十四篇五百四十

部文九千三百五十三外重文一千一百六十三字

問華文洋文讀法各異何昉答釋典言造字者兄弟三人長曰梵其字左行卽今之梵書蒙古書也次曰佉盧其字右行卽今之泰西各國書也季曰倉頡其字下行卽今之華文也

問臘丁文卽希臘字否答畧變卽欽天監所書之拉體納字也

問英法文通行何別答貿易用英文公牘用法文

四民章

問何謂賢答聰明正直者是

問何謂愚答魯鈍頑惡者是

問十等人是何答王公大夫士阜隸僚僕輿臺

問何謂四民答士農工商

問何謂士答讀書明理者

氣運車以代汽機後數年法人亦思仿製均未成而止邇來以電氣代機器頗稱速利然電氣火車與奇器等耳未適於用也丙申十二月二十四日滬報

英德修睦

德國向不滿於英所有德之新聞紙莫不詆英之短茲閱該新聞所著論說忽變不但不詆英之短而謂英與德爲脣齒之邦宜修睦不宜毀謗英德和好則商務軍務另有一番振作矣錄正月初三日蘇報

英法爭雄

泰西各國銳意富强皆以講武爲事故西人每謂今之天下爲一鐵艦之天下法國前議增添水師邇日英國多論及之謂窺法人之心實欲伺有事之秋將所備兵船調赴英國各屬土佔奪英國通商之權利爲英國計不可不預爲准備又聞英屬閒拿干海部

官智上書政府謂籌善法以備戰爭尤須設法保護英國商務並謂英國戰艦宜半用英人充當各職半則選用英國各屬土人庶可有恃無恐云　錄正月初六日申報

法國海軍人數

法國海軍計有十三萬五千人其中多係志願兵倘臨事不敷可立徵陸軍以補之按從事海軍者皆屬漁業及水上生涯之輩計近法都捕魚者七萬人在遠洋捕魚者一萬人用小船捕魚者一萬人及船夫一萬八千人遠洋船夫二萬一千人約年十八入軍籍至五十五歲開除二十歲入營以七年爲期五年之內受海軍將校訓練二年可以放歸惟不能遠離豫備傳呼七年之後遇有戰事候大總統徵調凡入軍籍者利益甚多如漁業水手皆免納稅由政府給與執照倘能在海軍服役滿二十五年該兵老邁國家恩給養老經費且其子女准其入孤兒院或入水兵練習所以

期造就其十三萬五千名之内挑選精壯者四萬人留於營中以備臨戰前驅云 錄正月初六日蘇報

築路電音

新加坡叻報云去臘二十二日英京倫敦來電云俄廷現經降諭允准俄商合股以造火輪車路由黑龍江迤西築起至吉林東境以接西卑里亞之路至其築路之費計需俄銀五百萬魯布此等股分除中俄兩國商人外他國不得與於其内工程則定以六年告竣 錄正月初七日申報

歐洲外交政策

俄國那麼是的報云泰西列國外交之政情形益多可怪或互相角逐或互相傾軋大地全球蠻觸競長滄海横流時事日難矣蓋歐人所最重者凡與國聯盟外交政事靡不量其同異權其得失決無太阿倒持授人以柄也比中日之役俄法締盟矣亞美尼亞

之事英俄法訂約矣又革雷得島之事奥與俄法互相聯合矣何則歐洲列國其慮東方變動貽累西歐觀朝鮮及馬達加斯加之事可爲明證歐人閲風腥雨血之慘故出而梗阻俾各守和局而後已彼亞美尼亞及革雷得島一役關歐洲大局不少至能排解亞美尼亞之紛難斬截革雷得之糾葛尤歐洲和局所係也比東歐岌岌不可終日就土耳其之勢而論謂能獨立乎抑將危亡乎値土崩瓦解之時列國皆耽耽視若一二國首倡發難則勢如累卵矣然一國舉事則列服環伺咸欲窺占摩斯波拿氏沿岸而席卷其地焉則爲俄國者豈肯袖手旁觀一任他人占踞君士但丁堡哉如謂此地爲列國所必爭則歐洲之野伏尸流血將不免矣唯列國知之迫得多方盡瘁以求遠禍之途蓋雖亞美尼亞與革雷得均是戴天履地圓顱方趾之儔耳各國惟哀憐庶兆之無辜故出而議和也苟輕舉妄動滋生事端使歐洲之繁盛掃地以盡

衰草荒煙骸屍枕藉所不忍言也故亞美尼亞與革雷得一節各國政府議於平和之間冀得一當至革雷得之事列邦政府幹旋盡力亦不尠焉彼土國及革人當發深省耳然則革與土盍訂平和之約待土革宜表懷柔之忱庶歐洲和局或有賴也節正月初七日滬報

法詆海軍

法國政府反對黨黨員大魯搭稀氏著論痛詆海軍制度不良缺憾甚多首發海軍省八拉但氏浪用軍餉查海軍各艦在兩月之內幾遭不測者已四十二次其製造之法未能盡善且船身俱紅色尤不相宜加之艦長與機關士意見不合互相傾軋按以上俱犯行軍大忌亟宜改章以臻完美節正月初七日蘇報

日本租界人數

日本大坂川口租界旅居各國商旅計中國男二百八十一人女

二十三人戶數一百零五間英國男十四人女同戶數十二間美國男三十五人女四十一人戶數二十二間法國男五人女四人戶數四間德國男一人戶數一間瑞西國男一人戶數一間西班牙國男一人戶數一間　錄正月初七日蘇報

銀行倒閉

美國西部銀行陸續倒閉其原皆因曩日公舉總統之時金銀兩黨互相競爭銀黨滿擬得勝故將銀價高擡不意金黨反敗爲勝銀價驟落而金價陡貴銀行因此受虧遂致一蹶不振也　節正月初七日蘇報

教習來江

前張香帥署兩江督任時奏設自强軍聘請德國人嗒的嘛氏爲駐扎吳淞自强軍五營教習現奉江督劉峴帥調至金陵武備學堂爲總教習操練認眞營規整肅自强之道此其基也　約正月初

七日蘇報

英軍增費

英國本年續增海軍經費共英金百十萬磅其分別續增者俸薪經費加十四萬六千五百磅材料等經費加四十四萬四千磅工程諸費加三十萬零七千磅海軍軍火經費加二十萬零二千五百磅較一千八百九十六年至九十七年海軍預估經費共二千一百八十二萬三千磅較九十四年至九十五年原定經費多四百四十五萬六千九百磅較九十五年至九十六年原定經費多三百十二萬二千磅九十四年至九十五年續增經費二十萬磅本年續增經費及明年經費蓋因趕緊製造船隻而則有所爲也節正月初九日申報

金產豐饒

澳洲南境於西去年内所產之金計共二十八萬一千三百廿三

安沙每安沙計重七錢有半較於前歲增五十安沙之多觀其歷歲金產之繁洵無怪有新金山之目矣　錄正月初九日申報

募股鋪路

中國廣設鐵路經費無出不得不藉洋股而成而洋人欲擅無窮之利不得不代中國鋪設鐵路爲第一要端近接美國商業新報云西指俄市有勢力之英人名窖必古蘭度者並在中國名營意斯必之子也營者在該市募集股分一百萬元擬在上海緊要之處建設二十三里之鐵路再募一百五十萬元地中海浚深港口售賣鐵路所需各種機器以及市街鐵路兩旁電氣燈等生意聞鐵路股分業已募足云　錄正月初九日蘇報

法國海軍等次

法國海軍兵丁由操演考取等次則分三等名曰成業兵各就其性之所近各精一藝如掌砲兵小銃兵水雷兵信號兵工兵筆記

兵皆有資格次第錄取最劣者列爲三等名曰甲板水兵祗供艙面操作永不升用而薪俸最薄如列名一二等者謂之下士旋擢一二等兵曹如得上等兵曹政府待之與將校一體並重優給俸祿海軍無事可居於陸營海軍有事則居於艦內凡海軍所需各等人材必以曾列軍籍者充之 錄正月初九日蘇報

俄高時政

俄國允高麗簡放欽差一員駐紮俄京某日報嘗論其事曰頃者高王住居俄使署中凡國家事務均俄公使代爲辦理高已爲俄之高矣奚用設此欽使徒糜俸祿乎然俄所以任高簡放欽差者恐各國責以佔高之罪今者准其在俄設一公使以明各國視高自主之國俄並無垂涎之心也俄駐高欽使異嫣君雄才大略凡與高麗交涉事務辦理無不妥善且厚待高民要結人心高麗各官墮其術中轉稱俄使出力保護誠令人索解無從也目下高麗

內地有一山林高王已許俄商租賃入山伐木運售因而俄商獲利無窮則日人亦知垂涎俄士定必久駐高國而不欲去矣或謂俄迫日人不得佔據高國而人豈不知俄之涎高然俄強國也日雖知俄之涎高將如之何哉 錄正月初十日新聞報

水師更議

東洋信言日本各廷臣現將前定增廣水師章程更補一切現已定議先將第一軍頭等巡船四艘增重墩數每艘由七千墩增至九千墩並將水淺下之鐵甲增厚其第二軍頭等巡船兩艘亦將規模更改一切新章既定日本不久將有鋼甲巡船八艘每艘册註九千墩另有大鐵艦四艘每艘一萬四千墩似此整頓海軍日人其將復有事於東方乎 錄正月十一日申報

英稅年報

英國督理內地稅課大臣督理關稅大臣等均將一千八百九十

五年起至九十六年止所收內地稅課及各關關稅分由各大臣造具年報案現造之年報與去歲一年所收大宗稅課無不條分縷晰閱兩處年報覺內地稅課大臣所報者尤爲緊要按去歲一年中英廷內地各項稅課共進七千一百五十萬六千八百十磅由此總款提出六千四百二十九萬六千四百七十八磅撥歸政府使用其餘七百二十一萬零三百三十二磅歸各地分用本年所進內地稅課較前一年加增六百十三萬八千二百五十三磅其稅課加增尤多者無過於死人遺產所交之課核其數較一千八百九十四五年所收稅課加增三百十九萬四千二百廿三磅其次收課較多者係印花票課一項此項實增一百五十萬零五千八百九十磅內地銷用貨物所交之課加增一百零八萬零九百八十七磅進項稅地稅及住房之稅等三項所增不過三十五萬七千一百五十三磅其中三十三萬三千四百八十二磅增自

進項稅至於海關關稅則於一千八百九十五年至九十六年共進二千一百二十一萬三千四百四十七磅此乃一千八百七十年以後年分中所收極巨之數酒稅一項於近二十年中逐漸減少今復加增較九十四五年多進十一萬一千九百五十四磅茶葉一項銷售殊多一千八百九十五年至九十六年共銷英權二百二十五兆十四萬八千六百二十磅生煙熟煙煙捲自九十五年至九十六年共交稅課計英權六十九兆五十五萬一千九百五十磅　錄正月十二日申報

大利讓人

四川富於礦產大油之井幾於遍地皆是土人謂之燃木去年法國礦業偵探隊從安南雲南貴州至蜀探得產火油之處如是之多地利所在儘可廣濬財源爰集同志至京向　中國政府稟求開採聞政府已有允許之意如果屬實四川地面之廣火油來源

之盛可駕俄美而上之將來　中國之富計日可待惟惜如此大利既已生於　中國何又甘讓於外人耶當軸者盍三思之錄正月十五日申報

鐵路儲煤

俄國西比利亞鐵路世界馳名但有路無煤幾成廢物必每隔一百四十基洛設煤庫一所預備添煤方足以有備無患俄政府有鑒於此特派礦學技師多名分往沿路各內地尋覓礦產計一年之內費至國帑五十萬羅卜可謂鉅矣行蹤所至見沿路煤礦大油礦不少惟西比利亞西部由烏拉爾至阿爾泰相距一千四百五十基洛平沙浩渺林木稀疏礦脈亦因之不見一千八百九十六年始於阿博子苦海岸覓得煤礦及金礦各一按煤礦火油礦由尋覓而得者第一在急魯義自荒區依魯子依洗鑊路之南方計煤礦有四處第二在阿爾泰苦湍業子谿中煤礦一處第三在

亦野儞寫谿中煤礦一處第四在貝嘉爾湖兩岸皆有煤礦第五在亞布洛壘山後煤礦一處又黑龍江發源之處亦有煤礦第六在黑龍江邊有金礦一處至烏港火油礦及日本海附近處煤礦亦皆不少以上各礦蓄煤甚厚取之無盡用之不竭俄人得此西比利亞鐵路獲利確有把握矣不知中國謀鐵路者可曾念及覓礦之策乎　錄正月十六日申報

英主綸音

英國議政院闢門聚議時英皇頒下綸音由軍機大臣當眾宣讀曰本國與外國交情殊形輯睦朕私心竊慰惟土國京城及其所屬部落殺害教民之事頗足廑念幸歐洲諸大國於此一事格外留心各國欽差亦遞次議商善法妥為辦理無使教民再罹屠毒之慘阿非利加洲端高剌地方土民滋事我英國前遣兵勦撫幸已膚功克奏從此路途平靜荊棘刪除可以進退自如無虞阻礙

考時必有同文館中外教習輪值監場。節本月二十四日申報

學堂添課

鄂省自強學堂聞今春加添英俄法美四教習教諸生語言文字。及一切西學併聞兩湖書院今春停止朔望兩課肄業諸生。逐日專習時務諸業。至院中各章亦均須更動云。錄正月初六日申報

武備學堂紀聞

武備學堂之學生。日前稟呈張香帥。請改衣袴包頭物件。香帥當即諭飭總辦王觀察。另行製造青呢衣袴。包頭改為小帽。限五日內一律辦齊。當因期限急迫。難於成就。因盡製夾衣袴。學生等以夾衣袴不足禦寒。又將前製青布棉衣袴。請併發給。以便將棉衣袴著於裏。大呢夾衣袴表出於外。日前業已領下。各學生歡忭之至。均傾心習藝矣。錄正月初八日蘇報

儲材招考

金陵設立儲材學堂。額收學生百二十人。教以英法德日四國語言文字。俟學業有成。然後習學種植天文地理。關稅製造商務礦務氣學化學等事。習漢文者。於時藝外須講究中國學術。以重經濟。現在房屋尚未落成。而總辦楊誠之觀察。以投考學生已有百餘人之多。應先考試。以定去留。爰按日傳見十人。坐談約十分鐘之久。然後試以文理。若不能文。則作詩對。對均無不可。嗣聞觀察以金陵妙相庵及南門外製造局兩處同文館共有學生五十八人。均應收入堂內肄業。餘額僅有七十人。堂內應習各事。本無近效。不必遽能畢業。投考者必聰穎。而又年幼。方爲合選。因酌取四十人。將其卷封固。送呈督轅。候峴帥鑒核。然後繕榜曉諭。所餘三十額。擬俟今歲春季親赴上海招考曉悉法文之學生入堂肄業。蓋以堂內章程。英法德日語言文字。俱以華人爲教習。惟兩同文館之頭班學生。於英法文均能曉暢。而又因習法文者無多。并擬另延一英人一法人爲教習，於語言文字外，授以律例種植名事。一俟新招學生，皆有進境，後再添延洋教習數人，勤爲傳授，務使學生於西學竟委窮源，以備異日干城之選云。錄正月初八日蘇報

西學報興

浙省增設中西學堂，教習語言文字及格致算學化學等事，額設塾生二十名，入堂肄業，每月優給膏伙洋十二元。凡欲進塾者，先行報名考取，在前者准其投入堂中。總理已委定張燕孫孝廉蔭椿，監院則委陸冕儕孝廉懋勛充當，蓋張陸二君皆係精通西學，熟習英文者。節正月初十日申報

藏書卷數

德國大學藏書五百八十五萬卷，意國三百萬卷，英奧俄三國各藏書一百八十萬卷，法國六十九萬二千卷，歐洲藏書爲數實多，足見其人之好學矣。錄正月十三日蘇報

浙興西學

開設學堂培育人才。爲中國自強第一要政。浙省自中東事定。各紳士莫不以講求時務創設學塾爲心。風氣所趨。有蒸蒸日上之勢。浙省之甯波首創崇實學堂。延吳君佩葱爲教習。近來各郡縣之創設西塾。尤爲不一而足。紹興則馬紳傳煦呈禀縣署。繕擬章程。塾生以四十人爲額。專收二十歲子弟身家清白例准考試者入塾肄業。惟中西兼習者每名貼修膳洋三元。專習洋務者每名二元。以補經費之不足。此外如黃巖縣屬現已變通書院。專考時務。每月每次取內課二十名。外課二十名。附課二十名。均經縣令詳禀中丞。聞廖中丞已一律批准。至省會所設西塾。林太尊業已繕禀撫署。將東城經費改設學堂。東城經費不敷。准於官書局採訪局項下各提一成。醝志局酌提二成以補之。錄正月十五日新聞報

考工記

華英新報載駐加勒言打之法國總領事某君遊日本歸寓書其國述及日本工藝云日本竭力經營求其國以工藝鳴於世其於五金之產尤爲注意開爐設廠日事鑄煉後聞高麗鐵礦之多近遂圖謀之意細察其近日之仰給於人者惟製戰艦築鐵路造砲械三事所出之鐵尚不敷用計近三年水師製造各廠所用之鐵每年約二千七百三十三墩値法銀五十二萬佛郎用綱之數半之其他鑄錢製器亦稱是至於海軍則以羣島屹立海中勢不能不務求美備近者政府令在大阪海軍學堂特設公署專理增建鐵艦之事云　錄正月初七日申報

水底脚車

北美合衆國紐約州布魯苦靈市有名布拉子斯者創造水中潛行脚踏車在水中旋轉升降皆得自如眞奇製也其車之式與尋

常之脚踏車相同但兩旁多空氣筒兩個人之首部戴一頭盔使水不能入腦後有皮條二緶入呼吸由皮條貫入氣筒座之前面有機按之則下沉放之則上浮甚爲便捷也 錄正月初八日蘇報

氣毯鐵路

鐵路祇能行於平地而略有升降則不能也茲奥國技師名伍阿魯造拉烏也魯者破二十年工夫潛心攷究創製氣毯鐵路可以登山如履平地其製法登山之路亦鋪鐵軌兩條惟車輪不用汽機但車之上端安設輕氣毯如船之張帆曳之而行毫無危險因奥山有霍霍斯坦弗影山係名勝之區山上有溫泉游客至此莫不欲登山一擴眼界凡無濟勝之具者莫不乘興而來興盡而返故伍技師窮思極想創此妙法也 節正月十一日蘇報

製造新章

總稅務司以華商用機器製造貨物亟應訂立新章以資遵守茲

將大略照錄　一凡華商擬創辦製造等事無論製造何類貨物如用洋式房屋傢具機器外國之法施行務須報明就近之關税務司註明製造何類貨物需用本銀若干并欲設立何處地段卽由税務司會同地方官查勘在該地段設立無所妨礙發給執據方准開設至於未定章之先舊有之業均須一律請執據存案應以十年爲期換領一次每次須納規費銀一百兩　二領有執據者務於該製造處所設有關棧凡製成之貨均須律存諸關棧候撥　三貨物於製成後臨入棧時務須報關將貨色數目價値逐一註明　四所製造之貨於未離關棧時應由關按估價値百抽十征取税項發給號收爲憑此後該貨或在本地銷售或運內地或運通商他口或運出外洋均聽其便槪免重征惟無論報運何處總須挨照關章請領合宜准單　五所設之製造處所須聽由海關隨時派人入內查看如房屋機器有所損壞致傷人命之虞

即應暫時封閉俟修理完整方准復開　六如製造設在距發執據之關逾十七里之處該業主須備有海關驗手住寓之房凡製造局無論在何處如欲由關派委驗手常川駐局亦可惟須由該局備有居住之房并每年納海關經費銀兩　七其在通商者分設立者應在海關報明請領執據惟在江浙運河沿岸設立者若係嘉興迤北丹陽迤南崑山迤西則歸蘇關管理若係嘉興迤南則歸杭州關管理至在他省設立者即應在最近之關請領執據入製造之稅如何徵納如何擬撥如何報部各節應由該稅務司酌擬請示如另有應定要行暨因地之章再爲隨時增入宣示九凡關涉製造貨物之執據准單運單號收等紙均須貼有定準之印花方可爲憑以上九條是爲開辦之新章將來各關若有特定之現各局若有專辦之法莫若隨後由各該稅務司自行酌定以期公務貿易兩得其便　錄正月十二日蘇報

救火新船

循環報云西人於救火一道最肯講究陸地則有地喉水龍以禦祝融之威水面則有救火小輪以濟船艘之厄可謂無微不至矣近日本港又新製救火小輪一艘刻已竣工正月初五日初次駛行試驗其喉力之大可推牆倒壁其機器之捷如陣馬風檣小輪中實罕有其匹船長英度六十尺廣十二尺深七尺每點鐘能行九海里火鑪精工發火僅十分鐘之久已可得汽力一百磅汲水機具分作六喉能射一百二十英尺之高此小輪不獨可以救援輪船即陸地火儆亦能挹注灌溉是誠救火之良器也 錄正月十四日滬報

法造新船

法國定於一千八百九十七年訂造新船鐵甲主戰艦一艘鐵甲一等巡洋艦一艘警備一等巡洋艦二艘炮艦一艘水雷報知艦

一艘一等水雷艦二艘鐵甲主戰艦約載九千墩速力十七節艦中軍器三百五密炮二門百三十八密速射炮六門百密同炮四門鐵甲一等巡洋艦排水量一萬一千二百七十墩三聯成機關三螺旋開足速力二十三節軍器百九十四密炮二門百三十八密六炮八門百密炮十二門警備一等巡洋艦二艘排水量五千五百墩機關强力一萬七千匹馬力開足速力二十一節軍器百六十四密七炮八門四十七密射炮十二門三等巡洋艦排水量二千四百五十二墩二聯成機關汽力八千五百匹馬力速力二十節軍器百三十八密六炮二門百密炮四門四十七密炮八門

錄正月十五日滬報

法製新槍

法國武備報載有人創興新式來復連珠槍其體質甚輕計重不過英權七磅四兩　錄正月十七日七日報

商務叢談卷一

富國報言

英富國報載英領事駐紮各國每年詳報册內於開埠新埠保守舊埠各節極爲講究法商部大臣見之卽照知巴黎商務局皆當效英商之法信內英商商務兩次告白皆須用日本文字一律開例法商務局接信後卽寫傳單告知各處畧謂英日報本局已經須行尙望各法商暨報館協同刋印法日報本如英商一律辦理云錄十二月十八日新聞報

鑄錢開局

蘇藩聶方伯以錢串短少而設官錢所刻之票已於十二月二十六日發交源康厚生等錢莊計共四家每家各一萬千其票自五百文至一千文爲止諭令各莊家趕卽分派行用并由方伯委候補縣朱大令往上海購辦銅鉛於廿一日運到發交總捕府劉司

馬驗收存貯寶蘇局又委前署新陽縣吳兆楣大令辦理寶蘇局事務大令遂即邀集爐頭會議仿浙省新章配合銅鉛每千文重約五斤每卯鑄錢一千串給費錢一百八十千而各爐頭以向章每千串須費二百念千僅敷開銷現當米珠薪桂恐遭虧折未即定議旋有在浙鑄錢之湖北人投轅自願照一百八十千之價承辦方伯允之業已開爐鼓鑄每日可出錢二百千之數一時市上大爲鬆動英洋每元可兌錢九百零五文云　節正月初三日蘇報

蜀中錢市

蜀省制錢缺乏已非一朝曩者鹿制軍禁革私錢於是私錢漸少而制錢亦聲價愈高去歲成都省城每銀一兩僅易錢一千餘文重慶每銀一兩僅易錢一千零數十文制軍慮及錢荒乃漸弛私鑄之禁出示省城內外准民間通用官板小錢復㪅設官錢鈔票以濟其窮而民間未克暢行依舊錢荒爲患刻已開支公款購定

鼓鑄銀圓及銅錢機器一俟運到卽可開爐鼓鑄以濬利源矣錄正月初四日申報

商務公會

西報載比利時國設有萬國稅則公會辦理已閲五年每年須屬入會各國咸將稅則刊報宣示此舉實有裨於商務宣單一出卽可預先核計何國關稅較輕何國貨物銷路暢旺以便運往售賣易於獲利入會各國遇有更改修訂稅則之處卽可報明公會登入報章傳播周知每年會中一切費用俱由入會各國捐輸誠良法也錄正月初五日滬報

緞業日盛

江甯土產以緞業爲大宗故城箱內外織緞爲業者多至九千餘家每家緞機多者數十張少亦十餘張一二三張不等每年所出之貨不知其幾千萬億緣營口京城天津河南廣東漢口等處銷

場日廣故機戶日見增添自中東搆釁北省道阻營口京城天津河南四處緞客不至廣東銷路亦滯惟漢口一處銷市如常省垣機戶多有謀他業者迄今中外輯睦各路緞客仍然紛至較前有加無減是以今年緞機頓添五千餘家連前共有一萬四五千家出貨日多且無停滯各業亦大有起色蓋省垣市面恆倚緞業以卜興衰云　節正月初五日蘇報

礦務日盛

金陵棲霞龍潭林山雙石嶺石爛山各處開採煤礦已久現聞馬扒井黃龍山兩處均有煤礦可以開採近有世職易君泰瑜等鳩集資本洋五千元具禀礦務總局懇將兩礦歸其承辦胡芸臺觀察以馬扒井一處原可歸該世職等承辦但需將資本五千元揭收莊票呈驗並將本局試辦該礦時所用經費如數繳償方准給諭接辦至黃龍山一處在督憲劉峴帥前曾早飭查勘故必俟峴

帥派員勘明稟復後。乃能定官辦商辦之法。未便遽諭該世職等開辦。若該世職等因馬扒牛一處。不願接辦。不妨明白稟復。以便另招他商等。因懸批後。未識易君等人若何辦法。省垣礦務日見興隆。於此蓋可見矣。錄正月初六日滬報

臺疆銀行

臺疆富紳李春生等。協議在臺北開設銀行。定資本洋三百萬元云。錄正月初九日蘇報

香港商務

香港爲通商口岸。查上年港中各行獲利最厚者。以麵粉爲巨擘。次則爲火水花紗米市。蓋火水花紗二項。通年價值有漲而無減。即或間有微跌。然不久亦復再起。至於米市。則價値雖佳。惜來貨稀少。而各項洋貨。本貴利微。銷場亦無甚起色。烟土一行。則因價値起跌無常。似難弋利。至於小本營生。百工居肆。寸金尺土。房租

飛漲異常。支持亦覺不易。此市塵大概細情也。約正月十三日申報

比較日貨

英泰晤士報。接駐日訪事函云。閱諸處新報。盛稱日本工賤。且能仿造西洋貨物。從廉售賣。即以氊帽論。日本所製之帽。得值洋元數分之銀。即可售賣。價實廉於英。日本織造貨亦皆可與英織貨比較。所造兩輪脚踏車。又可暢銷於天下。西洋人聞之。皆向駐日洋商詢問。且請寄樣報價。不知日貨告白傳聞雖遠。終於日本銷售。凡向駐日洋商詢問貨色。一概不合英市之用。亦不可供美市之用。是日人所製之帽。不能銷於洋市。即所織之貨。如以堅固經久而論。亦非賤於英貨。故德法英美等國。多不願用。西洋美洲。於氊帽織貨踏車三項。均以機器製造。而其所用機器。咸係奥妙之具。日人豈能以其現用造法。輒與英人比較優劣。先以脚踏車論

日貨欲與英貨爭衡必須於國內豎立造車機器且於機器原値價外至少亦須多出十分之二以付運貨船脚保險等費苟非如此即不能立機器機器立後僱用機器工人之費亦難少於英國所費緣英國需一工人者日本至少須用三人方可蕆事此可見英日貨物之高低矣 錄正月十四日新聞報

蘇埠日興

蘇垣葑盤門外本係荒涼之區自開商埠以來商務異常踴躍大有蒸蒸日上之象今歲新正適逢天氣晴朗遊人紛至沓來人山人海擁擠異常市面亦為之一旺茲將自盤至葑店鋪依次詳錄於左盤門吳門橋一帶有松茂磚瓦行上林館麵店戴生昌官輪局蕭宜泰稱戥店萬和樓糖食店同安招商棧同昶永洋廣貨莊鳳來閣烟間恆昌雜貨店采鳳樓茶館清風明月樓茶室青雲閣蘇膏店余昌隆水菓店直上青雲樓茶室孫雨田醫室吳泰源客

棧。同泰烟店。榮記三珍齋肉店。醪香閣酒店。王家三珍齋肉鋪。春陽南貨糖食店。悅生祥廣貨店。華商日新昌官輪局。大東新利輪船公司。東瀛樂善堂丸藥店。留香閣外國裝式茶室。全豐糧食行。海晏樓徽館商務公司。吳中昇平樓茶室。同泰元記烟店。春風得意樓茶室。羣玉泉茶室。春和酒釀作。和葉香糖食店。吳門第一樓茶室。醉仙樓酒館。順興園飯店。同人吉米棧。坐花醉月樓飯店。迎月先春閣茶室。臥雲居烟間。長春酒店。美商彙利輪船公司。聚興園菜館。吳門青蓮閣紙店。織昌機器棧。蘇經繅絲廠。工房一百幢。織昌機器公司。興隆橋一帶。有興隆園茶室。同興烟膏店。迎遠盧茶食店。剃頭店。肉店。上天王廟吉祥利酒坊。蘇綸紗廠。大洋房四處。工房一百幢。電氣公司地基絲廠。棧房元豐怡記各口報關運貨公司。蘇關通商洋務局。合大興車行。平江萬華樓茶室。大有興車行。美商悅來昌飛雲馬車東洋車公司。馬路兩旁。均係各國租

私減工料所致無力賠修再三懇免觀察尚未允行未識能免再耗國帑否錄丙申十二月廿四日新聞報

停捐舉人

戸部前奏開捐舉人以百名與率近以捐者無多鄭侍御奏請停止已奉旨通飭各省一例停捐矣約丙申十二月廿四日滬報

美國雨鹽

英京西報言美國之有搭及緩明地方時常雨澤下降凝結成鹽某日屋葦有搭及埃棉賓典等處地方大雨淋漓傾盆倒瀉未幾亦盡變爲鹽而冒雨往來街衢者身上所著之衣被其沾濕曝乾儼成鹽珠迨當鵲晴既報烏躍銜輝遠見阜茨一帶恍惚如銀河世界雪白無邊點點槐鹽堆鋪屋上噫亦異矣錄丙申十二月廿五日滬報

調劑冷暖

有德國人創一新法設水管於屋內使房中涼暖如意其法以管盤在房中地板底下及房頂天花板內用水先灌進平放之管然後通入直裝之管使之川流各管夏季以涼水用氣壓進管中流過各管後牆壁頓涼管中放出之水比進管時溫暖多矣以其沿管收吸房中熱氣也冬季嚴寒之時以水燒至百度由地板之下管灌進平頂流過一遍水中熱氣滿留房中放水之時水已冷至四十度矣屋中房門溫涼度數均恃管中之水運流遲速而定也

錄丙申十二月廿五日滬報

造雨奇聞

緊黎羅先生精於博物近來製得一法可以造出雨水由瓶中噴出與眞雨無異其製雨之法先取玻璃瓶一只首末齊等瓶中半貯猛酒精若干上以碗蓋之後將此瓶投入蒸水鍋內令酒精沸熱隨將此瓶取出安置几上數忽後碗已凝冷於是酒精結而成

雲靆靉繽紛油然滿市但比之天際眞雲稍覺微茫而已少焉雲又結而爲雨點點滴滴疏密成行約半點鐘許止節正月初六日滬報

女可舉士

英國宏開上下議院公舉議士公舉之權向歸有名望之男子於今英國風氣日開男女同權偏重男子而女子向隅未免偏倚茲由議院將此事提出公議宣佈投票聞已得二百二十八票內有一百五十七票議院業已收納俟第二回開院再行復議云錄正月初六日蘇報

南極地震

廣州中西報云南北二極皆係氷洋地震本無從知悉乃近接北美合眾國水路局報告南極地震事云有氷塊大如山嶺從南往北順流而下回溯一千八百三十二年暨一千八百五十四年亦

有此異。屢經考驗。確係地震。故海氷碎裂也。錄正月初六日申報

翦辮新政

粵省來信云。潮州府屬揭陽縣某大令。蒞任以來。凊理案牘。頗稱廉明。有教民某甲因案興訟。到堂審訊。大令謂汝旣進外國之政。卽爲外國之民。不應復有辮髮。遂將該教民髮辮翦去。事逾數日。該教民父兄到堂稟訴。仍施以前法。教民不服。謂民等生於斯。長於斯。聚國族於斯。已世爲大淸良民赤子。卽華人入教。亦例所不禁。載在約章。況身體髮膚。受諸父母。不敢毁傷。縱信從西教。亦無强人盡去其髮辮之理。今無故而加以并翦。是爲叢毆爵。爲淵毆魚矣。緣是稟明該教牧師。赴府道各署呈控。當經惠潮道聯仙衡觀察。札詢有無此事。而該縣令則直認不諱。現已由聯觀察稟詳省憲核辦。并經大憲札委前任海陽縣吳大令前往調停。未知能否就緒。所聞如是。姑照錄之。以符新聞體裁。錄正月初七日蘇報

妃嬪謀弑

泰西各國通例。夫唱婦隨。夫不能娶妾。婦死再娶。與夫亡再醮。視若尋常。無人竊笑。惟土耳基一夫可娶多妻。王室之中。妃嬪盈滿。又美國有一省曰摩文。其例與土耳基同。美人深惡之。然亦無可如何也。近日土王宮中。竟有妃嬪勾串歹人。欲圖謀弑土王。事洩被執者。計四十五口。可謂險矣。錄正月十一日滬報

回例餓正

南洋崇奉回教之人。每屆晚年。例有餓正之舉。其意蓋欲求獲平安也。茲查本屆西歷二月三號。即華丁酉年正月初二日。爲回教十二月初一日。舉辦餓正之期。計自是日起至華二月初二日止。所有南洋各島穆拉油人及爪亞人並崇奉回教各色人等。例皆於日間禁絕烟火。須至晚見有星光。始行烹飪。迨至午夜十二點鐘之際。其禮拜堂司事人攜梆出街。徇於道路。喚醒彼族人起火

造飯。雞鳴即食。日間則無所事事。惟有在家。或坐在臥。隨意所適而已。是亦采風問俗者所不可不知也。錄正月十一日蘇報

聰明睿知

某西報云。中國　皇上。自中日搆釁以來。懲前毖後。勵精圖治。萬幾之暇。兼習時務。　面諭總署王大臣。遴選熟諳西國語言文字之司員道員兩人。傳入內廷。以備顧問。一日召見新選缺之某關道。　上諭以能辦洋務否。對曰能。　又詢能通西國語言否。又對曰能。上因操西語相問。該關道竟不能答。上曰。然則汝固無一能也。急宜回家學習。該道員汗涔涔下。慚愧而退。錄正月十二蘇報

美國奢侈

地球上各國查奢侈最勝。莫如美國之紐約市。合市貲財。平均分攤。每人約得三千七百五十六元。其市中開銷。法律士每年合得二千四十萬元。醫士得一千一百三十二萬八千元。僧侶得三百

萬元買賣掮客得一千三百零二萬元技術士得二百六十六萬五千元齒醫士得一百六十萬元每年衣服合一億元皮貨合一千萬元寶石合二千萬元花草合三百五十萬元游船合二千萬元游歷各國合三千一百八十三萬七千五百元麥酒合三千萬元葡萄及燒酒合九千萬元各種善舉合九百萬元寺院修理合六萬元游戲合五百萬元　錄正月十三日蘇報

國王俸數

倫敦泰晤士報載國王食俸銀數云英皇每年食俸一百九十二萬元其太子俸二十萬元葡萄牙王每年俸六十三萬五千四百四十元西班牙王每年俸二百萬元粵王每年俸三百八十七萬五千元意大利王每年俸二百八十五萬八千零十八萬元　錄正月十三日蘇報

種類不齊

地球之上查取人類有七十二種而所奉之教有一萬七千種言語各別亦有三萬零四種　錄正月十三日蘇報

天文家言

嘉定縣誌載立春後火日雪則後一百二十日必有疾風驟雨謂之雪報今歲正月初六日五行次火適得雪越一百二十日爲端陽後一日屆時不知果有驗否姑誌之以質諸天文家　錄正月十五日蘇報

鰥魚新稅

各國所定婚姻律例最奇者莫如美之合衆國自去年正月一號起凡未婚男子由二十歲起至八十歲止每月須納鰥魚稅於國家且有未婚之女子欲委身事之者定例不許男子推辭儻有推辭事情須罰金五百元云此說見於罷魯馬魯夾捷度新聞　錄正月十六日蘇報

請停捐實官摺 光緒二十三年 侍讀學士 陳兆文

竊維 國家設牧令以撫字斯民設道府以考核州縣法至良任至重也自捐例開而流品日雜吏治日壞其弊有不可勝言者敢爲我 皇上敬陳之州縣爲親民之官卽讀書數十年尚恐不能周知民隱今則持銀數千兩不數月卽可履實任而謂其能勝任愉快臣不信也道府有表率之責卽如部院人員歷練數十年尚有才力竭蹶者今則持銀數千兩遂能委差署缺而謂其能無慚厥職臣不信也臣亦非謂捐納中無人才也但其途太廣其效甚捷草茅之士被以章服之榮其始尙覬慕虛名其繼乃因緣爲利而市井紈袴之輩或鬻田產或借貸親友家非素封人思躁進一旦得志無不肆其掊克之謀以爲取償之計卽一二自好之士亦移於習俗迫於時勢而漸失其操身家之念重廉恥之道衰吏治尙可問哉且近年以來捐項繁多除新海防外如鹽捐當捐房捐

殷富捐息借民欵皆准奬敘實官並許移奬親族而各捐戶私自減成或六七折或四五折其價愈廉趨之若鶩故各省候補人員道府多至百餘人同通州縣多至數百人佐雜多至千餘人督撫以人浮於事遂紛紛請停分發不知此省旣停則改指他省又捐離捐指任意更張不過以鄰爲壑況停止期滿捐生紛至麕集前者旣未疏通後者更形壅滯安見其能澄清仕途耶不僅此也捐輸原爲籌餉計若今日之捐輸非惟無補於軍需實則暗虧夫國帑何以言之　國家所賴惟正供之錢糧其次則取之釐稅以錢糧而論大縣五六萬兩小縣亦萬餘兩不等彼以官爲貿易者往往因本求利每署一缺補一官只計出產之肥瘠而地方之利病民生之休戚不遑顧問故錢糧所入署一侵吞已逾原捐之數卽令嚴察重究而所侵之欵已歸無着至各省釐卡林立屢奉諭旨裁撤督撫總以減無可減爲言實則因此盈千累百之員坐

淹歲月衣食無資籍此卡局以爲調濟究之得差者不過十之二三於是鑽營奔競無所不至到局後百計搜括榷算錙銖民脂民膏半歸中飽病商虐民莫此爲甚卽此二端通盤籌算是得於捐輸者甚微而失於帑項者至鉅卽爲籌餉計究亦何所裨益乎臣愚以爲捐例一日不滅則吏治一日不振冗員一日不汰則民困一日不蘇惟有籲懇 皇上飭部將捐納道府州縣四項實官有民社之責者卽行停止其餘各項不妨暫留庶仕路可冀澄清人才可期振奮臣亦知部庫支絀籌欵維艱何敢以迂腐之論冒瀆
聖聰實因此四項大有關於吏治而部庫所入捐欵爲數無幾徒盈外省之漏巵無補軍國之實用所得者小所失者大不得不披瀝直陳愚昧之見是否有當伏乞 皇上聖鑒訓示謹奏

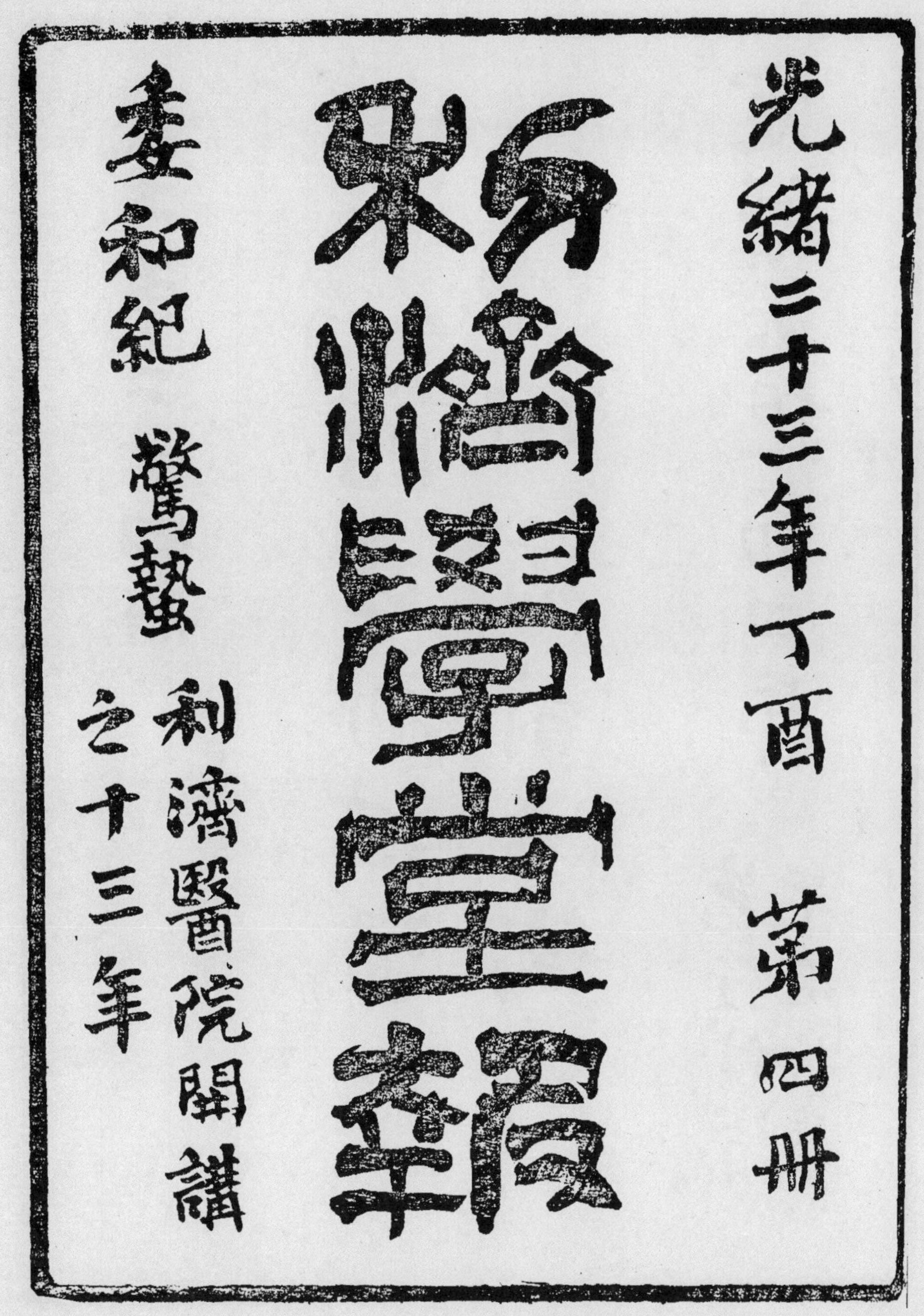
光緒二十三年丁酉　第四冊

利濟學堂報

利濟醫院開講之十三年

委和紀　驚蟄

全年二十四册

館在浙江温
州府前大街

定價大銀圓四元

先行付資
不准拆賣

利濟學堂報丁酉第四冊目錄

目錄

學部新錄 日事推原 質學會章程 學堂招考 求是書院章程

藝事稗乘 創造洋麵 汽爐已到 腳踏火龍 泗水新機 從御氣毬 電製堅鋼 擬設織廠 織蓆機器 製炸彈

商務叢談 浙礦擬開 鐵路興工 山西鐵路 商訂新章 鐵道出關 公擬中國銀行大概章程

見聞近錄 尋船新光 環球新道日期 江伏地中 名流行述 電書飛布 博物瑣言 英國價值 西洋進士 無雙新譜 陸軍犬隊

經世文傳 湘撫陳 通飭查察監卡札

本館告白

保種首當習醫論

東甌陳　虬譔

環球物類千八百屬而人最靈人民千五百兆而華爲聰其靈其聰皆以其種也中國地處温帶界東半球背西稱正神聖接軌天道西行白種勃興亞亦受制質脆氣闇午未會際弱偶柔師蓋流修則濁景夕則昏天乎人乎何時而能返其根痛矣哉五百兆人之種之絕續也豈僅鄭莊伐許之論伊川被髮之嘆一朝一時之慮云爾哉皐牢子曰夫未始有種種安從生種本不滅又安從絕絕而求其續精其義者翳惟吾醫之學夫有熊一脉蕃甲五洲文明古初域於暴政化欲閉炬於賊斯民欲愚千葉黃人還呿吁東鄰親畔西不虞帝白罔恥夷黑奴然且甘酖以自娛腹劍以相須文網以內織漏巵以外輸譬夫顛狂癡獃厥心已喪聾盲瘖瘻有體蔑如恐每降而愈變雖求爲細族侏儒猶危乎瑣尾而孑餘夫甯罔杞人之憂嫠婦之恤墨翟之悲楊朱之泣瞿曇氏之願魯東

家之志顧乃覺之不啻室也援之匪其術也輔之翼之無能以强
挫之折之且遂以詘也悲夫昔吾黃祖軒轅氏之興也始征榆罔
誅蚩尤以師兵爲營衛君臨天下乃與岐伯雷公鬼臾區之倫日
坐明堂作內經以垂爲政典非寓治於醫實以醫制治故夫醫也
者不獨其能療疾衛生延年也人類之蕃道昌而運隆罔不基此
故當吾世而誠欲保吾種也舍醫無由是宜特設六科一曰體質
首明藏象經脉部分形色之原二曰運氣旁參祿命堪輿建除九
宮之術三曰調攝衣食之外兼詳居處四曰導引按摩之餘並事
歌樂五曰性理以育成人之德設會以聯其情生利以安其身編
書以開其智講學以明其道示之公理以化其私著之微言以復
其天人秉五常家修六行則滿街皆聖人堯舜不足爲矣夫儒以
變化氣質爲功醫以移精變氣爲道故當設科重以考驗六曰化
生以開生人之源收中西格致之學採百氏釋老之精大旨在限

婚嫁謹男女南北强弱邑野秀樸彼此大小長短壯少堅脆亘有削補愼其偶合妙合二五孳乳神智求種之不進不得也凡此六科匪醫不明又令各直省遍設男女學堂大小一律習醫三年使於性命材力年壽之故配合生養嗣續之理洞明大義亘相講肄然後翼之以政綿之以教中人之生日新月盛教養無缺將日高一本之親四洲寄生之族消息感應皆吾同胞既以精誠積以歲時持其心主神明之用秒忽垓埏震以動力且將挈全球而新其世界豈特五千年來神聖苗裔繩繩繼繼共躋仁壽之域已哉故其事大於溝國爲治其誼古於敵王所愾其權重於護持商務與工藝其情迫於驅排洪水與猛獸是在有志元機之士見微以知著因時以制宜抑軒轅在天之靈重有賴焉

學蔀新錄序

永嘉王　復稿院次濟五

五種肇產神智已胎圖牒閎覽靈頴乃瀹歐土近日叢學勃起約其大綱厥有兩緒算數植體製化達用縱横變化肥國罔窮哀哀黄人混斷猶昔抉其病根業在無用或疲精箋註昭於攷古而闇於通今或醉志詞章密於綴文而疏於經世赤縣塵淨則勳烈可以歌誦瀛海波騰則黎元有何康拯故茲編於諸報文中凡學堂課徒之章書院試士之法若符斯軌採入茲門庶學子里僮有以擴其見焉光緒丁酉

算緯前編序

班孟堅氏之言曰幼童而守一藝白首而後能言學者之大患也我於學算亦云嗚呼吾人讀書談學問期有用於當世而務斷斷一家碎義逃難途分徑別於博通經世之旨奚當焉夫古人六藝之敎書計爲始有識知者所同習周衰道裂疇人四散保氏九章之術漸湮間有一二著書名家者亦或豐蔀自喜翫其所習蔽所不見甚且靳其工璞令學者茫不得其要領甯非算學家之通病歟季騰霄曰學算患其無法陳俠曰今之算患多法環球互市以來白種通人首以其術鳴天下我華翕然宗之借代微積新學專家九章之言資其覆瓿夫獵新者忘祖泥昔者鮮變非西算之果勝於中乃學中算者之不能通於西也竊嘗謂蓋天設問濫觴周髀地圜呈形嚆矢戴禮八綫之制据

弧矢於割圜三角之奇本旁要之勾股若夫差分盈朒通之爲疊借異乘同除約之爲四率究其義類通歸一例變化錯出厥指匪歧豈獨借根一門彼土人士亦自名爲東來法哉俠聞之家君曰予年十三而學中算顧見習西算者引筆伸紙累十數題不休遇尋常日用間反不能絜長於九九然則學算亦務求其適用而已中西之見不可存也俠乃推而論之曰中國算書林立析徵擇精類能成名山之業爲一家之言而古今異致語八八殊讀者鮮所折衷梅氏勿菴亦嘗患之然中西算學通於周髀而外不見博引顧氏尙之撰九數存古然於九章之餘不見合解屈氏省園數學精詳自謂融諸說而一貫矣然而太乙借代仍不相假嗚呼一式之立演爲千萬言一法之垂廣爲數十卷後儒彌以馳逐無所更索故著書愈多而效用愈乏斯則

吾徒之責也蟄廬先生與吾仲氏介石剏利濟醫院於瑞安分設學堂命各以其學傳授同院俠以家學推爲中西算學教習乃討論異同求厥指要數三代之舊典集衆家之緒餘條其編目論次其說都爲十三卷依九章分題而衍太乙借根代數於原術之下名曰算緯前編前編者蓋猶未及中法之綴術西法之微積也習者數月之後輒通其說季鷹胥曰此書可以行矣陳俠曰唯唯否否不然我何敢以問世哉我利濟之教云爾我何敢以問世哉光緒丁酉仲春利濟學堂中西算學教習院次濟二瑞安陳俠撰

利濟醫院學堂教條

日課

卯正　盥洗　灑掃　占風　早膳　導引

辰初　上學　整案　序班　站立　會揖

端坐

辰正　溫書　頭班就教習溫熟書受本日書二班

巳初　授書　就頭班三班就二班以次背誦授讀

巳正　讀書

午初　息課　叉手　聯步

午正　中膳　導引　就席　占風

未初　寫字　鈔書

未正　習算　講書

申初　讀書

申正　讀文　歌詩

酉初　序班　會揖　散學

酉正　晚膳　焚香

戌初　上學　述課

戌正　課文　閱書

亥初　測候　計簿

亥正　整案　導引　序班　祝聖　會揖

歸房　息火　就寢

歲七十二候屆時主講升堂講書是謂候課節氣二十有四主講各以其日辰初率院徒詣　醫聖前候氣行禮團拜停課半日是爲節課月杪各教習核計院徒功課交督教籤呈主講察閱停課一日教習率各徒出院游息是爲月課四季一考是爲季課歲終彙考是爲歲課

問循天理即能獲福此語似落二氏請晰其旨答報應之說爲儒家所不道而物類相感則明道之士類能言之蓋天地之氣不出五行五行之精在地則爲五金在人則爲五常此寶同氣相求之理詩言自求多福則知求財得財非儘出彼教也

問善惡貧富何以又有參差答生利者如天之生物有心無心一氣運行時至自應善不得利彼本無心於利如得美壤競去種果自無得瓜然斷無不生之物惡者致富如近日市儈居奇囤積力之所至非不暫聚過眼即空以鴉片火油起家者未有不遭其毒夫子罕言等之命仁嗚呼其理微矣

問夫子言富不可求而子言生利得無相妨否答生利求富意本不同夫子曰以義爲利仁者以財發身生財有大道因民之所利而利之夫子本未嘗諱利不言蓋生利則自有公意求富即純乎私矣

問建院之旨在明道何刺刺言生利亦有說歟答軒轅氏政典曰權以聚財財以施智智以僑賢賢以備道故和衆豐財爲院中第二義

委和紀雨水第三期　丁酉正月十七日

問生利保院皆爲僑賢明道起見不識力明此道要旨何在答保國保教保種

近日有志救世者隱分三黨其實種進則教昌教昌則國治理本一貫位育爲參贊極功只在能盡人物之性故保國保教皆當以保種爲根數起點還原些子不差方是內聖外王之學

男子十六精通三十始令有室生子不備戒在容止聖人無處不寓保種之旨故醫歷特表房恩吁千金以後知此義者尠矣

陰陽五行家言爲古格致之鈐轄西漢大儒類能明其大義故儒術尚尊近西學究興訾術數諸學爲虛妄大道日淪而世變亟矣

治以苦熱佐以酸淡以苦燥之以淡泄之	勝治以鹹熱佐以辛甘以苦瀉之	復治以苦熱佐以酸辛以苦瀉之燥之泄
同	同	同
同	同	同
同	同	同
同	同	同

病乃舒

終之氣民病慘悽反者孕乃死

七

	運化	變	病	齊化	天運
之 左間少 陽 右間少 陰	其運陰埃其化柔潤重澤	震驚飄驟	濕下重	土齊木化	甲土不和
同 同	其運寒其化凝慘慄冽	冰雪霜雹	大寒留於谿谷	水齊土化	丙水天符
同 同	其運熱其化暄暑鬱燠	炎烈拂騰	熱鬱	火齊水化	戊火天刑
同 同	其運涼其化霧露蕭飋	肅殺凋零	燥背瞀胷滿	金齊火化	庚金小逆
同 同	其運風其化鳴紊啟拆	振拉摧拔	眩掉目瞑	木齊金化	壬木順化

丁巳天符　癸巳同歲會　丁亥

己亥歲	五氣	主運　角徵宮商羽	紀
乙	素天之氣	客運宮商羽角徵	從革之紀平氣審平歲金不及肺金受邪水爲
丁	蒼天之氣	客運羽角徵宮商	委和之紀平氣敷和歲木不及肝木受邪火爲
己	黅天之氣	客運徵宮商羽角	卑監之紀平氣備化歲土不及脾土受邪金爲
辛	元天之氣	客運商羽角徵宮	涸流之紀平氣靜順歲水不及腎水受邪木爲
癸	丹天之氣	客運同主	伏明之紀平氣升明歲火不及心火受邪土爲

六氣		初之氣民
客氣	陽明　太陽　厥陰　少陰　太陰　少陽	
主氣	厥陰　少陰　少陽　太陰　陽明　太陽	

十六

天符

政		音	司天	
金子復能尅火	北政左尺不應	少商	厥陰木風化八平以辛涼佐以苦甘以甘緩之酸瀉之	勝治以甘
木子復能尅金	同同	少角	同風化三同	同
土子復能尅木	南政右寸不應	少宮	同同同	同
水子復能尅土	北政左尺不應	少羽	同同同	同
火子復能尅水	同同	少徵	同同同	同

病寒於右之下

二之氣民病熱於中

三之氣民病泣出耳鳴掉眩

四之氣民病黃疸胕

				中運	在泉
清佐以苦辛以酸瀉之	復治以酸寒佐以甘辛以酸瀉之甘緩之	左間少陰	右間太陽	少商金清化四	少陽相火
	同	同	同	少角水風化三	同
	同	同	同	少宮土濕化五	同
	同	同	同	少羽水寒化一	同
	同	同	同	少徵火火化二	同
腫	五之氣民病寒氣及體	終之氣民病溫厲			

十九

火化二	治以鹹冷佐以苦辛以酸收之苦發之	勝治以辛寒佐以甘鹹以甘瀉之	復治以鹹冷佐以苦辛以
火化七	同	同	同
同	同	同	同
同	同	同	同
火化二	同	同	同

		運化	變	病	兼化	天運
鹹耎之酸收之辛苦發之	左間陽明右間太陰	其運涼熱寒	經元缺	經元缺	火兼金化	乙金不和
	同同	其運風清熱			金兼木化	丁木天符
	同同	其運雨風清			木兼土化	己土天刑
	同同	其運寒雨風			土兼水化	辛水小逆
	同同	其運熱寒雨			水兼火化	癸火順化

太乙九宮八風卦氣方位星野紫白表第二

太乙常以冬至之日居叶蟄之宮四十六日立春居天雷春分居倉門逐節挨宮各居四十六日惟巽乾兩宮止四十五日至乾而復反於坎移宮之日天必應之以風雨應者吉而少病先之則多雨後之則多汗風從其所居之鄉來爲實風主生長養萬物從其衝後來爲虛風主殺主害能傷人日遊之法數所在日從一處至九日復反於一常如是無已其入而徙立於中宮也乃朝八風以占吉

利濟衛生經天函　　叢書三之一

主講東甌陳虬志三訂正

初傳弟子院次道四瑞安張烈燈卿演譜

同院諸子參定

圖　二十八

勢　三十六

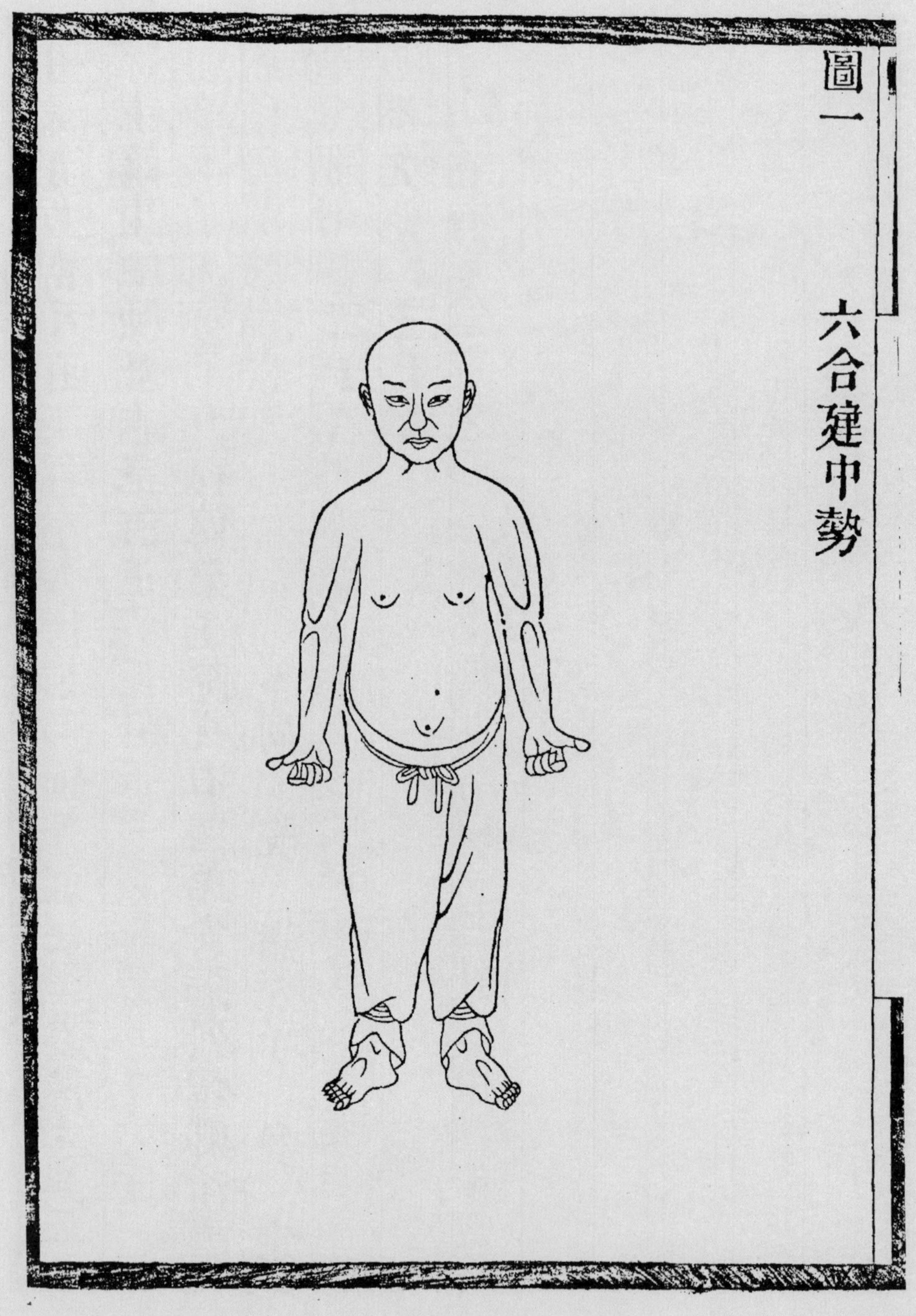
圖一
六合建中勢

平人正立、兩手直下握拳、大拇指向前翹起足分八字、上與肩齊、膝微屈、靜氣盗神、舌抵上腭咽津三口後、默數三十六字、正氣內存、邪不可干、久久能通神明、祛鬼魅益志增慧、破一切癥結障閉、効難盡述、宜氣納丹田、形神相得、眼微上視眉稜微起有上下千古目極五洲之概、用力在有意無意之間、忌身體偏側背僂胷凸、并忌機神枯寂、形如植木、

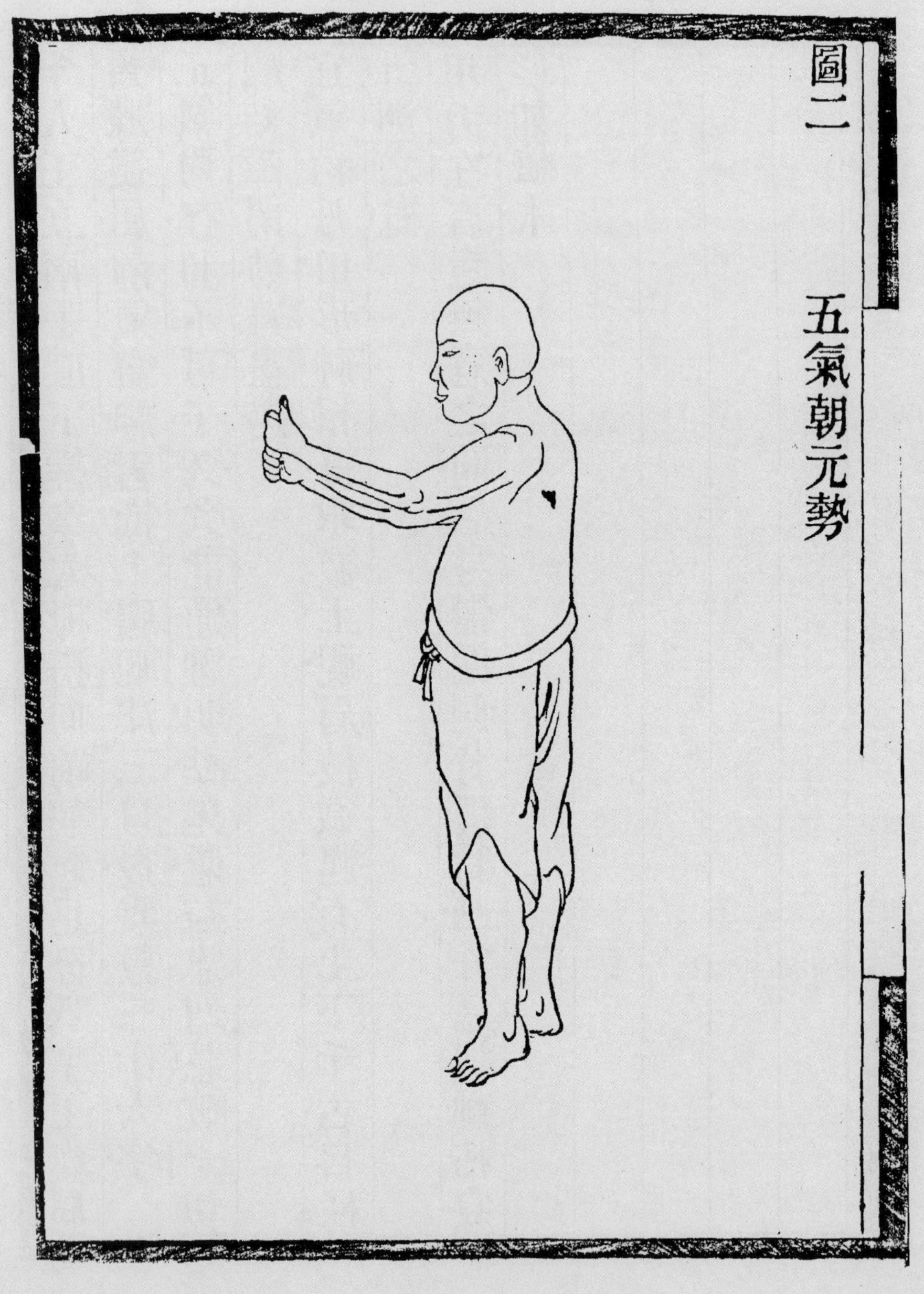
圖二　五氣朝元勢

兩手隨勢從下上拱，如抱鼓狀，令空而圓。左手握拳，緊把右手。

兩手掌皆內向，大拇指皆外向。左大拇指豎起，指面向前，與鼻準平。神從肩臂直貫大拇指尖，須合氣下納入關元，使督脈上

聳，咽津三口，默數如前。

治臂痛勞倦，風痺不遂，并精神渙散。

宜體正氣直，臂膊脱空，神氣團聚。

忌曲肘着力，逼近胷口。

三

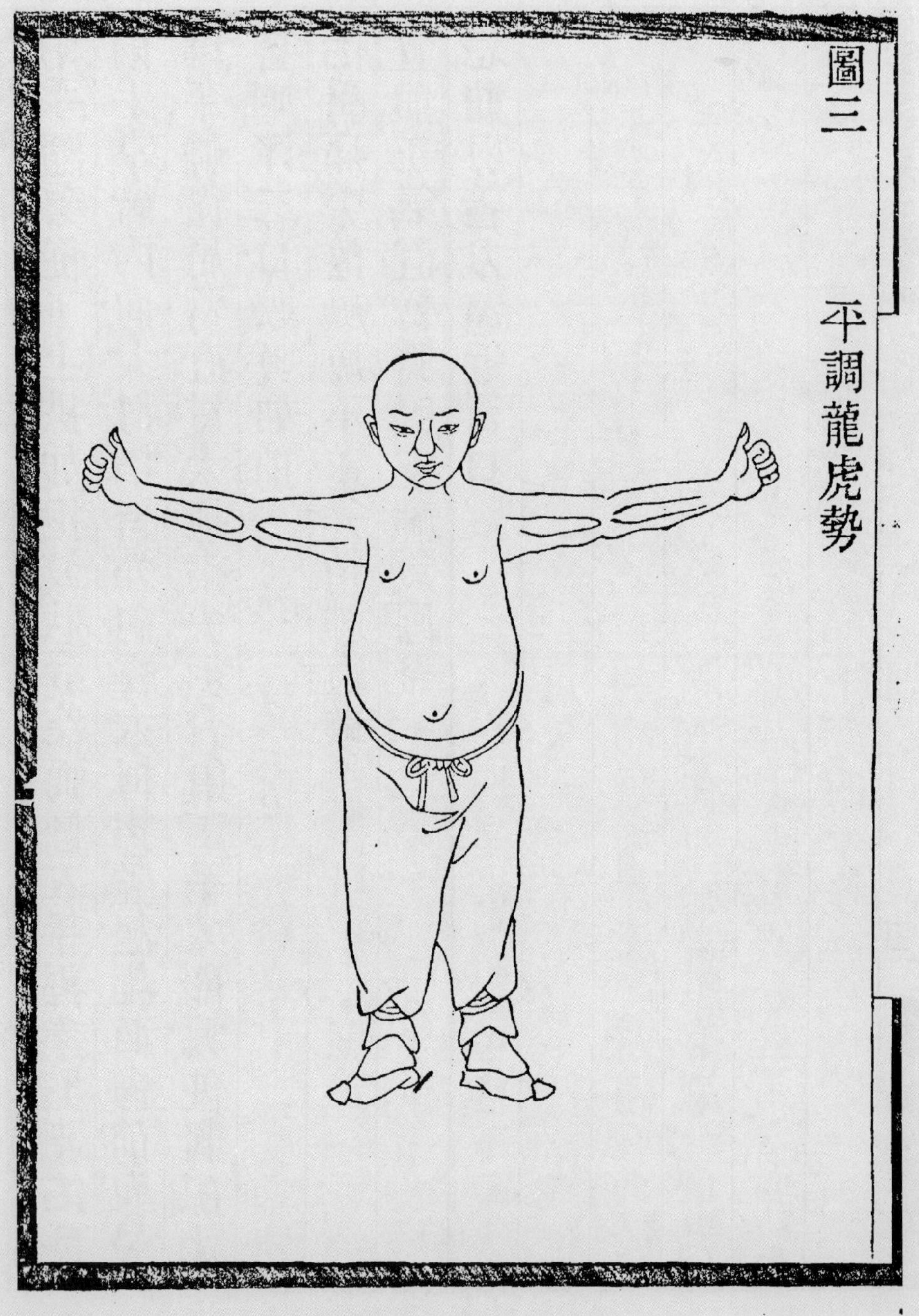
圖三
平調龍虎勢

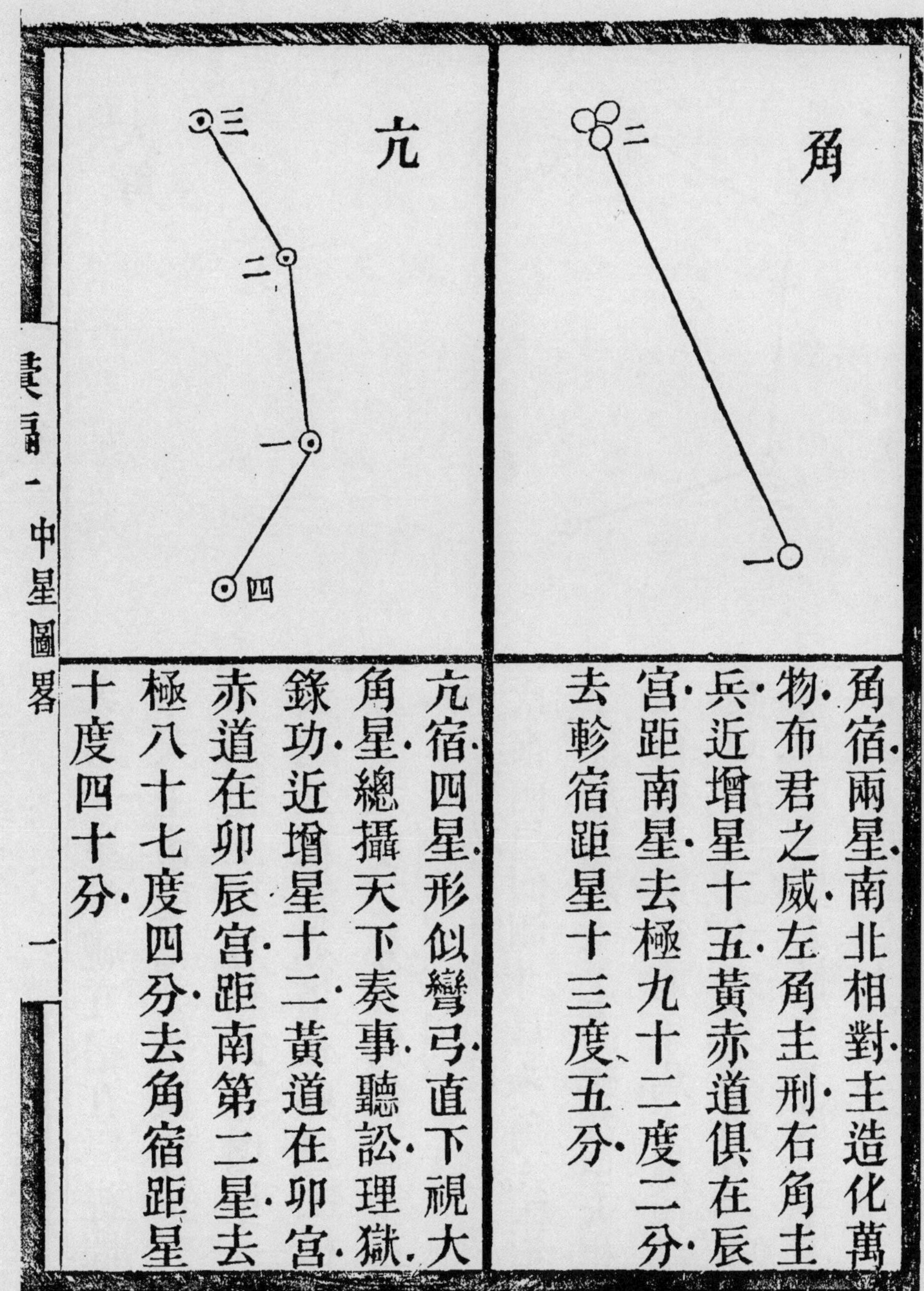

角宿兩星南北相對主造化萬物布君之威左角主刑右角主兵近增星十五黃赤道俱在辰宮距南星去極九十二度二分去軫宿距星十三度五分

亢宿四星形似彎弓直下視大角星總攝天下奏事聽訟理獄錄功近增星十二黃道在卯宮赤道在卯辰宮距南第二星去極八十七度四分去角宿距星十度四十分

[illegible][illegible]一　中星圖畧　一

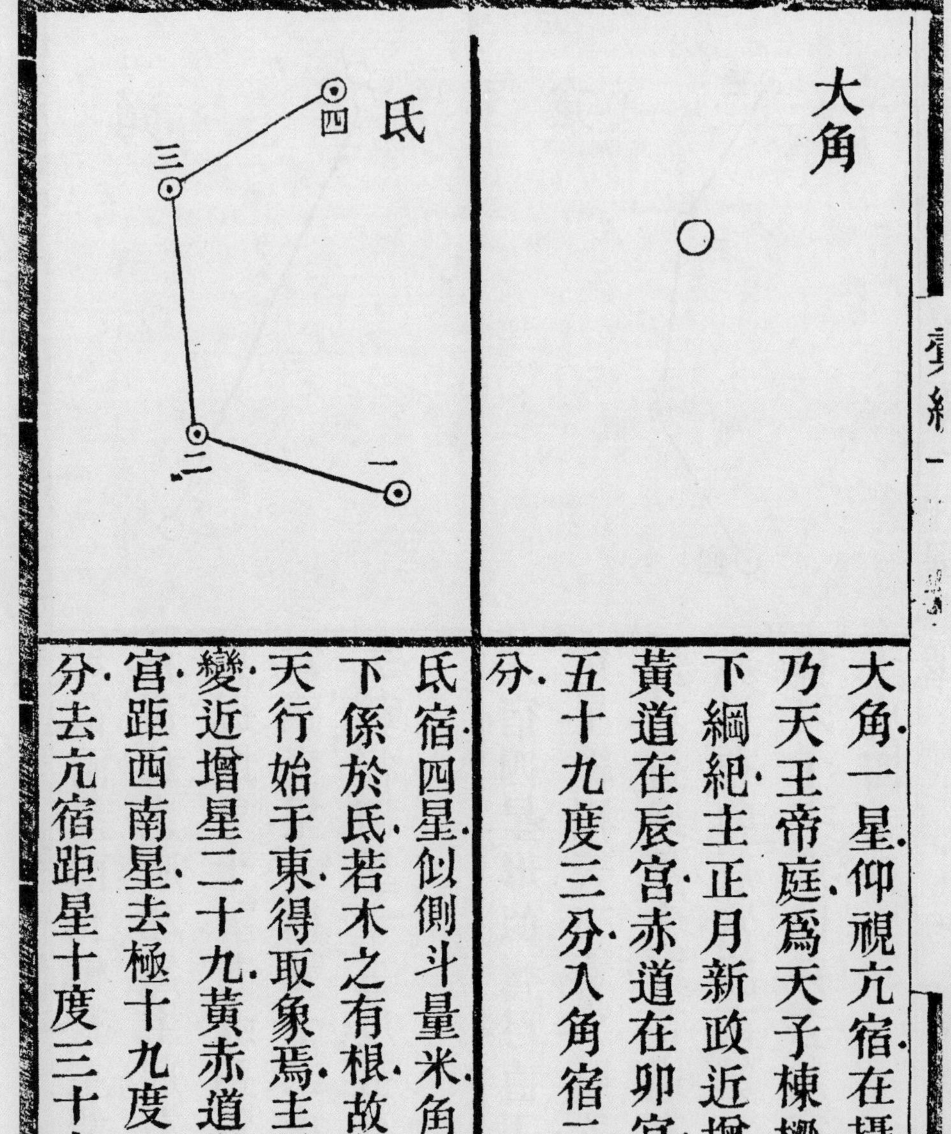

大角。一星。仰視亢宿在攝提間。乃天王帝庭。爲天子棟樑。正天下綱紀。主正月新政。近增星一。黃道在辰宮。赤道在卯宮。去極五十九度三分。入角宿二十三分。

氐宿。四星。似側斗量米。角亢兩宿。下係於氐。若木之有根。故曰天根。天行始于東。得取象焉。主風雨調變。近增星二十九。黃赤道俱在卯宮。距西南星。去極十九度三十七分。去亢宿距星十度三十六分。

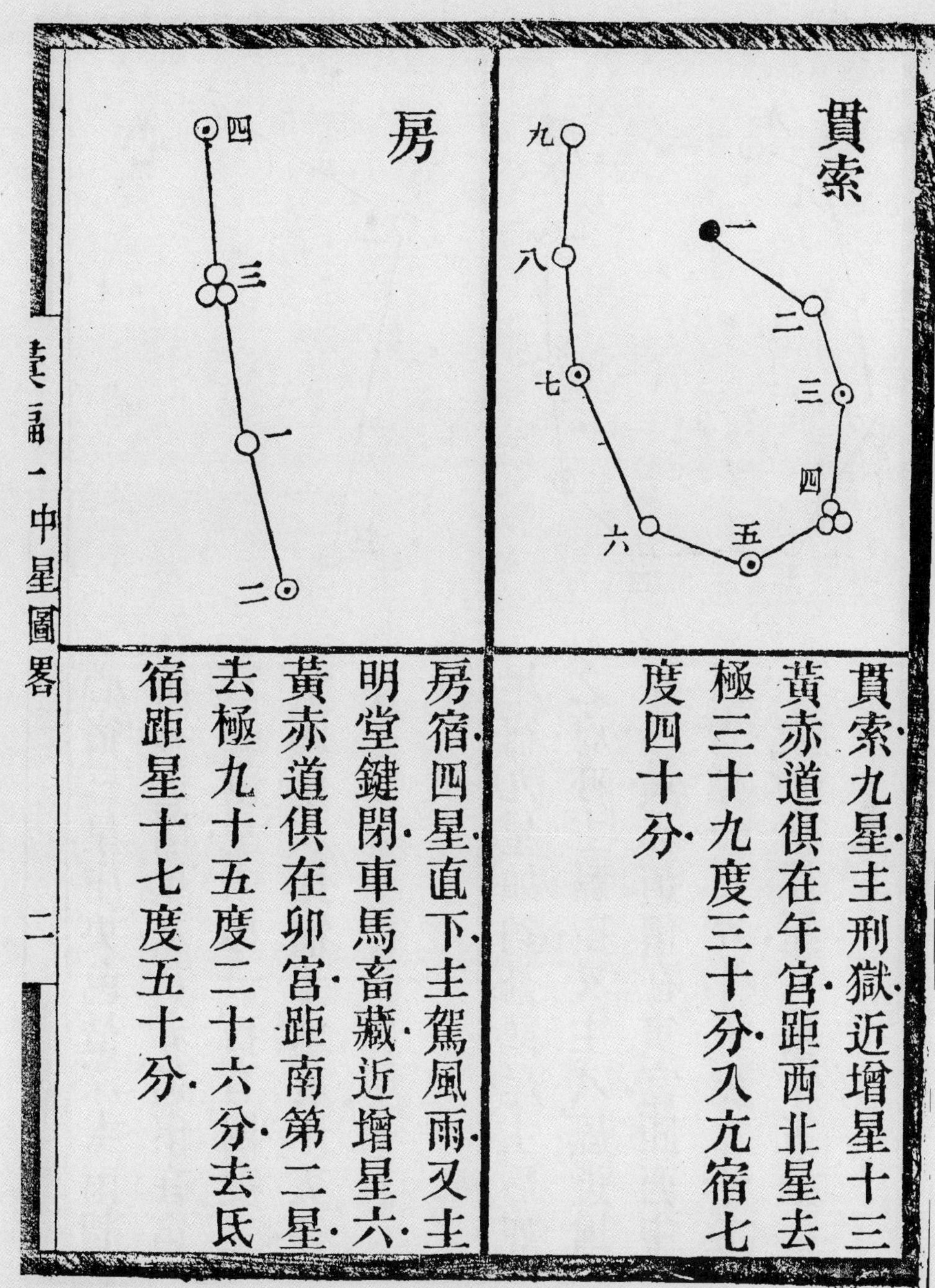

貫索、九星、主刑獄、近增星十三、黃赤道俱在午宮、距西北星去極三十九度三十分、入亢宿七度四十分、

房宿、四星、直下、主駕風雨、又主明堂、鍵閉車馬畜藏、近增星六、黃赤道俱在卯宮、距南第二星、去極九十五度二十六分、去氐宿距星十七度五十分、

天學一中星圖畧　二

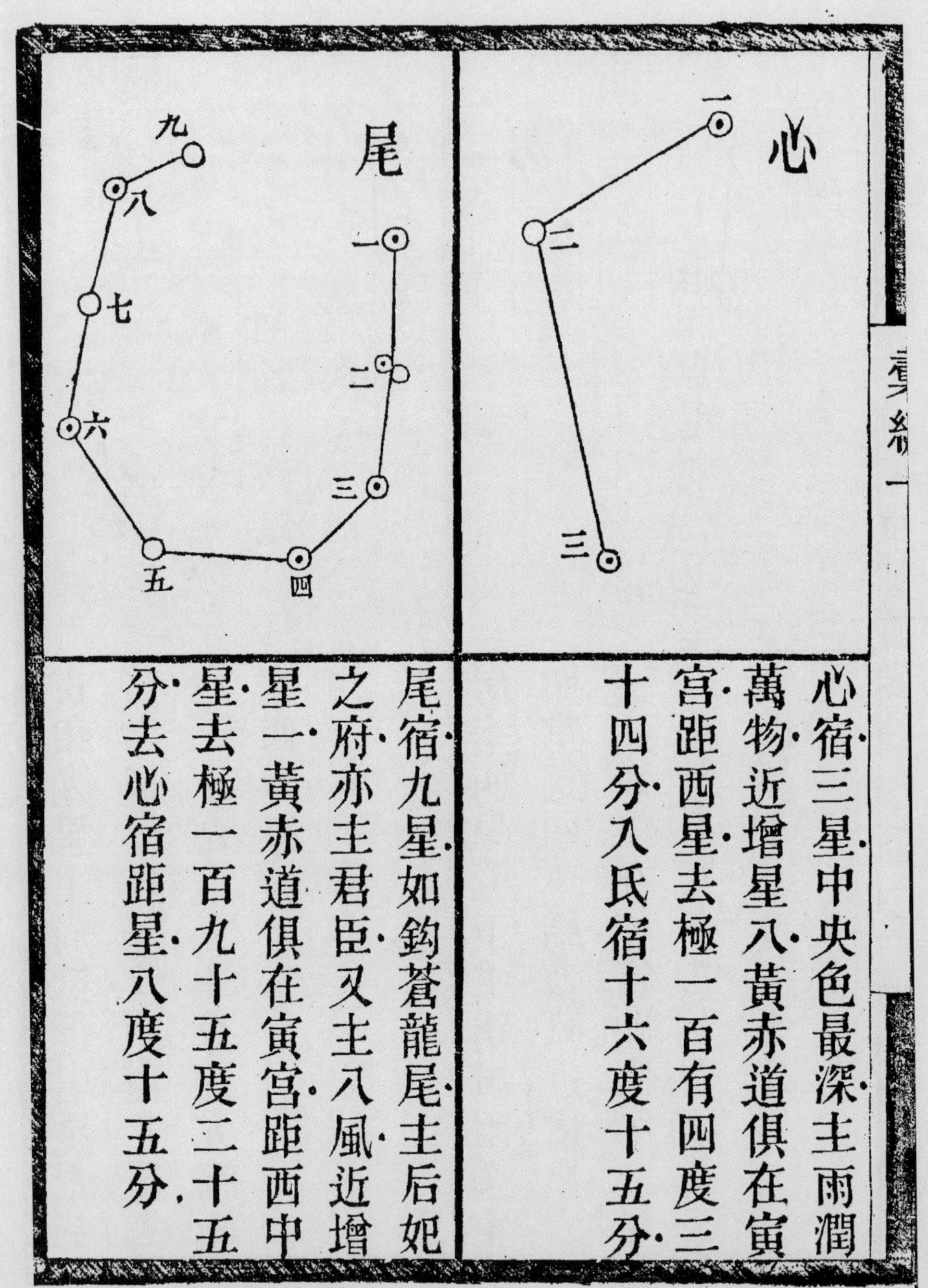

心宿三星中央色最深主雨潤萬物近增星八黃赤道俱在寅宮距西星去極一百有四度三十四分入氐宿十六度十五分

尾宿九星如鈎蒼龍尾主后妃之府亦主君臣又主八風近增星一黃赤道俱在寅宮距西中星去極一百九十五度二十五分去心宿距星八度十五分

天。二十九日零一週。此據考古類編說。

問地球五帶度圈何說答地理家將地球分爲三百六十度。又將每度分爲六十分每分分爲六十秒。從赤道至南二十三度半。畫一圈。名晝短圈。從赤道至北二十三度半。又畫一圈名晝長圈。兩圈中之地爲熱帶。晝長圈晝短圈。以南以北之各四十三度內。其地爲溫帶。溫帶以南以北二十三度半爲寒帶。熱帶中又有一圈斜交與晝長晝短兩圈相切名爲黄道。

問黄赤道何說答天本無度。以日行爲度。天本無黄赤兩道。測天者。就南北極中分之。因晝南北半天之腰爲赤道。又就日躔所經赤道內外各二十三度半强。斜交于赤道南北者爲黄道。天本無十二宮次。以日月所宿之次爲次。

問中國於五帶處何帶。答温帶。

問地球經線緯線何說。答將地球分爲三百六十度。自南至北之度。名爲經線。自東至西之度。名爲緯線。赤道之南爲南緯線。赤道之北爲北緯線。

問地球一度幾里。答二百五十里。

問週天三百六十度。每時幾度。答三十度。如測月食兩處相差一時。卽知東西離三十度。故或差九十度。則此爲子時。彼爲卯時。如差一百八十度。則此土爲子。彼土爲午。

問歷家定歲之法。答以日行天一周也。古名歲實。歲實者。一歲實行之數也。四分之爲四時。八分之爲八節。二十四分之爲中氣節氣。七十二分之爲候。每候五日有奇。每氣三候。凡十五日有奇。

問何謂農。答耕田種植者。

問何謂工。答製造器用者。

問何謂商。答販賣貨物者。

五行章

問何謂五行。答水木火土金。

問五行相生之次。答水生木。木生火。火生土。土生金。金生水。

問五行相剋之次。答水剋火。火剋金。金剋木。木剋土。土剋水。

問五方之位。答東方屬木。西方屬金。南方屬火。北方屬水。中央屬土。

問五行之用。答用處甚大。天地萬物。俱不出此理。若能隨時理會於格致之學。思過半矣。

原質章

問西學何學最要答化學

問化學何用答化察萬物分其原質

問何謂原質答萬物之質現在所不能化者名爲原質

問何謂化分化合答用器化物使一物分爲數種復化數種合爲一物

問萬物分幾類答分兩大類一化成類如金土氣水等物一生長類如動植等物

問原質之目若何其數有幾答如養輕淡等計六十四種

問六十四原質有分類否答亦分兩類一金類五十種如鉀鈉鋰等質金字旁皆金類也汞亦金類一非金類十四種如養輕淡等質非金字旁卽非金類也

問二類原質中分幾種答三種一氣質一流質一定質

問氣質有幾種。答五種。一輕氣。一養氣。一淡氣。一綠氣。一沸氣。

問流質有幾種。答二種。一溴。一汞。

問定質有幾種。答五十七種。碘硫硒以下等質。皆定質也。

問何謂氣質。答虛浮流行。無色無臭無味者。皆氣質也。

問何謂流質。答尋常活潑流動者。皆流質也。

問何謂定質。答尋常或堅或軟者。皆定質也。

問養氣若何。答養氣爲萬物中最多之原質。地球全體。有養氣三分之一。地面之水。有養氣九分之八。地面之空氣。有養氣五分之一。空中之霞霧。亦有養氣九分之八。凡動物呼吸。植物生長。火之發光發熱。皆所必賴焉。

問輕氣若何。答輕氣在萬物中。亦無自然獨成者。必用法化分而後得。惟水最多此氣。水內有九分之一。

問淡氣若何。答淡氣亦爲萬物中最多之氣質。空氣內有五分之四。動物亦多。惟植物內則甚少

問綠氣若何。答此氣多化合在別質內。金類與非金類並有。惟食鹽內最多。凡動植物內之各流質亦多有此氣。因其色黃綠。故名綠氣。

問溴質若何。答此質海水中有之。每七千分中約有一分。

問碘質若何。答此質徧藏萬物之中。而不多。海水內有之。泉水內間有之。海中所生之草。及蛤蚌介屬。亦皆有之。

問沸氣若何。答此氣常藏於鈣成鈣沸礦。古時鍊取金類。用此礦爲配合料。今確知其內之沸氣亦爲一原質。

問硫質若何。答萬物中皆含硫黃。而地質爲最多。凡有火山之處。則更多。凡植物內大半含硫。動物幾盡有之。

接至海州及贛榆之青口，並橫接板浦，約線路二百九十六里，通共水陸線路一千三百七十六里，一律工竣，共用工料薪費庫平銀七百五千八百四十一兩有奇，見十二月廿三日京報

鐵路工程

京師鐵路現已築至落垡地方，進京已有一半之路，錄十二月廿四日新聞報

欽差捉蟲

東陵陵寢樹木蟲災，日前　欽派長少冢宰英少司空，隨帶司員前往捉拿，由戶部領出銀三千兩，已於去年十一月二十八日，請訓出京赴　陵，敬謹捉拿，闓限兩個月內，務須將蟲除盡云，錄正月初四日蘇報

鐵路述聞

浙省開辦鐵路總董龐元濟、陳濂甫，曾經去歲呈稟撫憲等情，已

登前報、茲悉龐陳二名舊臘會仝各分董察看地段形勢、業經議定、由拱宸橋西南開築、取道古蕩、由古蕩至東山弄、更由西湖之于墳、而達於江、閘口、將來甯郡鐵路建築有成、俾得一氣貫通、以便商旅、廖中丞批准後、卽轉摺上聞、各股董擬俟奉到　諭旨、卽日興工開築、惟聞勘定之路、並不妨礙墳墓、其血脈亦一氣貫注、可謂天造地設、較之沿城一帶田土鬆浮、相去遠矣、錄正月初十日新聞報

開礦示諭

廣西善後局布政使司游按察使司蔡鹽法道向爲諭飭事、案照前奉　特旨飭將有礦可採之處、設法開辦、卽將歷次查勘招商承辦各情形、分案呈報在案、茲據該商等稟稱、查得梧州府蒼梧縣屬、多賢潯陽兩縣交界之金星尾山、出產銅礦、兼有金砂、該處確係官地、附近上下左右二三里內、幷無關礙田園廬墓、情願自

集股本承領試辦，擬先繳照費七百元，餘三百元以給諭之日起，展限六個月，照數完繳，如果挖探礦砂，每得銅一百觔，照章繳稅銀一兩二錢，每得金一百兩，照章繳稅金十兩等情，查繳餉數目尚與本局定章相符，惟據多賢潯陽兩鄉交界之金星尾山，出產銅礦，兼有金砂，而所指請開地方土名，僅止一處，只敘明附近地方二三里數，未敘明產礦之山若干里數，殊覺漫無界限，第念該商情殷報効，所稟該處銅礦金砂，係屬挖探，或有或無，與別項礦石確有把握者不同，應由局委員會同蒼梧縣督同該商前往確勘，繪圖著明里數，果無干礙田園廬墓，亦非民間確地，准歸該商承領開採，所繳照費銀七百元，由局兌收彙繳藩庫，其餘欠繳銀三百元，准其勘定後，限六箇月內，如數完繳，當經批飭遵照辦理，一俟開辦之日，再行由局委員前往該處，會同地方官督飭該商勘明挖採銅礦，兼有金砂地方，究在何處，寬廣若干里數，切實指定繪圖稟報存案以昭核實而重　國課除詳報撫憲立案並移行查照及批揭示外合行諭飭爲此諭仰該商等遵照批飭事理隨同委員及地方官先將挖採銅礦金砂地方究在何處寬廣若干里數切實指定繪圖先行稟報存案一面尅期挖採按限繳足照費並遵章完餉切勿以多報少及隱匿偷漏致干查究仍將到境日期稟報查考毋違特諭錄正月廿六日申報

天府正供

前奉　懿旨飭戸部將常年入欵逐細核計共有若干當飭司員再爲籌算每屆年終彙奏一次計光緒二十二年各省關所征洋稅計銀一千五百餘萬兩各省地丁徵收計銀一千餘萬兩各省鹽課等計銀一千二百餘萬兩各省常稅關課計銀二百餘萬兩各省釐金計銀一千三百餘萬兩各省茶稅當商鹽商捐輸計銀三百五十餘萬兩各省雜稅銀一千五百餘萬兩裁撤長夫等項

矣至我英與美國曾因雲尼蘇刺地方一事互生齟齬似於邦交之道不無芥蒂惟現經兩國商議秉公調處尚可期於妥協不致損我英港口商民之利蓋目下所爭之地我英人獲利根基已妥爲安置矣況美英兩國所議秉公條約亦經完妥一俟別國居間酌奪則舊日之隙自然瓦解冰消由是以觀兩國決裂之虞自不致如從前之環生險象矣至於西印度蔗糖生意日漸減色頹靡不振此事曾經委員查究將來設法整頓自可豫期亞洲印度現在飢饉荐臻地方大半庚癸頻呼朕心深爲憂慮如何設法救濟以甦民困自當極力行之幸而印度官員先事預防開設火車鐵路以通接濟汲引水道以灌田園可以補救於萬一故凡事易於爲力雖然飢荒自關要圖賑濟不容稍緩深望我英國印度內外臣民盡力協助以匡朝廷之不逮況印度不獨飢荒而已加以時症流行傳染甚廣此亦當急爲設法以驅疫癘而登斯民於衽席

者也。至論當今天下大勢。我英國亦當謹守邊防。一如近年之辦理。不容少懈。至於學校條欵。及全國武備防務章程。則遞交上下議院。酌奪施行云。　英皇所降綸音。大略如此。是可見其深識時務。瞭如指掌。關心民瘼。纖悉靡遺。有非庸主所可比擬者。蓋由內外臣工平時具奏明晰。既設議院以通上下之情。又得各日報詳加論列。故能盡知天下之利害也。錄正月十九申報

飛鴿郵政局

北亞美利加。現擬通國添設飛鴿郵政局。以備海軍之用。業經議院允准矣。錄正月初六日官書局彙報

英金加多

英國澳洲金礦。去年出金共二百三十五萬另五百六十二磅。比前年多一千萬六千九百廿八磅。錄正月廿四官話七日報

德擴海軍

德廷一意擴張海軍廣造兵艦、與議院諸員意見相左、屢議無成、茲聞德國伍依魯歇魯母帝與翟魯莽大將、決意擴張、勅添兵艦十二艘、并籌造艘國債七千萬馬克、錄正月廿二日官書局彙報

西伯利亞鐵路

西伯利亞鐵路現造成、計長五千二百五十英里、西伯利亞兩邊鐵路、經過毆鐵許及屋皮二河所需橋梁尚未完工、崔黎愛平赤克至愛開德林勃一路、業於上年開行、惟該路尚用木橋、中西伯利亞鐵路、僅屋皮至鮑勞脫那一短路、現已開行、其自鮑勞脫那至闊拉斯璃琰赤克一路、將近告成、惟經過中西伯利亞之鐵路、一千一百英里、尚須二年築成、再歐克赤克以上、第二路即至立司肥尼赤那一路、丈勘工程、尚未竣事、自甘爾江四圍一帶鐵路、除水閘在造未成外、未動餘工、惟黑龍江一帶所需鐵路四百英里、即將完工、此路天生難阻、須築地道一長路、惡沙立下游鐵路

約長三百五十英里此卽自海參崴至格蘭夫斯客之一路也自格蘭夫斯客至埃曼沿惡沙立岸另有一路凡七八英里惡沙立上游工程現在趕造冀早得接通各路據算聖彼得司勃至海參崴鐵路工竣日期當在一千九百一年元旦也約時務報十八冊

俄築鐵路

俄國將敷設鐵路自土耳其新壇米兒務至苦酒克苦酒克在苦酒克河興木兒伽務河會流之處蓋鐵路直抵亞富汗國境木兒伽務河上麻兒查克邑也麻兒查克爲交易繁盛之地自此地至亞富汗西部京都海拉得僅百五十英里耳或遂敷設至該都亦未可知焉要之俄國將伸猿臂於亞富汗也昭昭明矣錄時務報十八冊

分割土耳其議

倫敦來電云近時俄皇至奧都蓋議分割土耳其也苟當是之時

以君士但丁爲自由貿易港則俄國管有小亞細亞英國管有埃及嗚呼土國之命危在旦夕似風前之燈矣（錄時務報十八冊）

非洲瓜分

歐洲諸大國日以開疆拓土爲事史丹來近致各國在阿非利加洲所得方里著爲清冊此十年中法國幷吞非洲適當赤道之地共得三十萬方英里歐人三百散居於此德國得四十萬方英里意大利得五十四萬七千方英里葡萄牙得七十一萬方英里但界乎各國屬地之間法國又在非洲之北薩哈拉暨非洲之西割據一百六十萬方英里德國在非洲之西南與濱大西洋之開美龍山佔據五十四萬方英里英來最後而所得最多然自伯林會盟數年來各守爾宇暫泯紛爭德法意三國之虎視非洲者至是亦稍爲之歛跡盟約中有云凡巡行非洲海濱已有五十年者幷在該洲東土有游歷之員傳教之士者始得干涉他國侵佔非洲

之事據此英人所以奪非洲之東而名其北湖曰維克刀利亞名其南湖曰尼亞薩一千八百八十六年至一千八百九十年英人始艷羨非洲創立南阿非利加公司阿非利加湖公司與東阿非利加公司一千八百八十六年皇家尼蓋公司奏准在非洲闢土一千八百八十九年西十月南阿非利加公司亦蒙恩准七十五萬方英里歸其掌握一千八百九十一年中阿非利加公司兼併阿非利加湖公司共得五十萬方英里而東阿非利加公司據有七十萬方英里英人共佔一百九十五萬方英里錄時務報十九冊

礮法求新

法國政府於陸軍野戰礮欲求輕便快利則莫勝於卡內礮擬將陸軍野戰之礮一概改易卡內礮云云彼國聞之以彼此地醜德齊豈可退縮亦思將陸軍野戰之礮一律改換卡內礮以敵之庶

不見輕於鄰國惟易礮經費需二億馬克合銀圓九千二百萬聞此欵由國家議院籌集錄正月廿六日蘇報

造雷艇

英國海軍大臣定造三十三海里新式水雷驅逐艦二十艘聞已訂約不日興工矣錄正月三十日蘇報

輪船往來放氣管規條

一凡吹氣號一短聲若曰我推舵柄向左　二凡吹氣號二短聲若曰我推舵柄向右　三凡吹在長江大河行走逆水使舵易順流使舵難當依規條順流先吹氣號知照逆水船然後使舵相讓　凡兩船相遇似有碰像此船吹氣號一短聲知照若曰我推舵柄向左彼船亦吹氣號回答一聲此號已悉亦推舵柄向左如彼船回答氣號二聲接連短捷八九聲一陣須知彼船有危難之險不能不推舵柄向右此船亦推舵柄向右知所避忌　凡兩船相

遇似有碰像此船吹氣號二短聲知照者若曰我推舵柄向右彼船亦吹氣號回答二聲此號已悉亦推舵柄向右如彼船回答氣號一聲接連短捷八九聲一陣須知彼船有危難之險不能不推舵柄向左此船亦當推舵柄向左知所避忌　凡兩船如遇一路一在前行一在後行前船慢後船先吹氣號一短聲若曰我推舵柄向左前亦回答一聲此號已悉自當推舵柄向右以便右讓後船前行　凡兩船相遇一路一在前行一在後行前船慢後船快若前船先吹氣號一短聲若曰我推舵柄向左後船亦回答一聲此號已悉自當推舵柄向左以便左讓後船前行　四凡吹氣號作長耐之聲是知照留心若曰我要來了　五凡吹氣號作短捷一連八九聲一陣是有危難之險若曰來船退後　六凡吹氣號三聲是照常平安若曰上來如在洋面寬處相遇吹氣號三聲者此乃見禮之意　七凡吹氣號四聲短慢分清之聲者其意若曰

我有話說。八凡聲聞他船吹氣號者。禮當吹氣號回答此號已悉若無危險。即吹一樣氣號便知平安。九凡行船水面。皆要照例掛燈吹號。當心望外各等事。如若違背。以至碰壞別船或被別船碰壞。自不能不認眞辦理。錄正月廿六日蘇報

押拆洋房

蘇垣自開埠以來。風氣日新。城中各店。往往高建洋房。其尤甚者。門面亦用外國紅磚。砌成洋式。炫異矜奇。新人耳目。兩月之間。紛紛改造。竟有七八九家。前日趙展如中丞。騶從經過。見而傷之。謂用夷變夏。人心不古。莫此爲甚。若不急行禁止。則此倡彼效。靡然從風。恐將來一律改易。堂堂省會。尙復成何體統。遂面諭三首縣。將此等房屋發封充公。以儆效尤。經三大令一再環求。請傳諭民間速自拆卸。免予發封。當蒙中丞首肯。三大令隨即飛詣各處。嚴諭店主。限三日內。將洋式店面一律拆去。如違。人則提懲。店則封

閉於是如護龍街福園大煙館觀前街瑞記照相館裕成祥煙膏店養育巷廣東茶食舖等均於二十六日一齊拆毀重換華房裝式說者謂中丞此舉於風俗人心實大有裨益云錄二月初二日滬報

分割華土

英國與中國訂割地約章而法國聞之亦欲乘機割取然按之法領安南與雲南廣西接境日見侵陵且由越之東京直達龍州鐵路之權利已落法人之手再廣東雷州半島係南方咽喉之區法人垂涎已久思欲得之而德國豈肯向隅旁觀伺釁去年已密在福建厦門沿海測量其志之所在不言而喻聞今年竟公然測量金門島不亦彰明較著乎嗚呼中國瓜分之勢已伏當軸者曷思振作以禦侮也錄二月初二日蘇報

日西和約

日事推源

日報載日本開闢最先立國之古與中國等其歷代創造經營之迹備諸史冊當西歷七百年間實當唐中葉時撰律令興學校立官制嗣後列代以來率由罔怠降及列侯分治之世政權歸世爵大將軍於文治武備亦悉加意整頓武備無專學其士子之入學校者皆習性理文字訓詁史記諸書若農若工若商若兵若醫若紡織諸事固不能盡舉國之人士以至婦孺而教之使之無不受學者也其廣建學堂變通教法人無論何業悉由學出業無分何等悉以學名學務既興人才日出於以振國勢而臻富強蓋自明治維新始其國教育之道有三維政維學維藝其始非世爵大臣公卿大夫之在朝在官者不得聞政閉戶之士閭里之人昧然也非世家通德鴻儒宿學之後聰明精進者不可言學畎畝之氓屠販之夫茫然也非箕裘工冶之子孫世業罔遷者不可言藝編戶

之衆。婦稚之流。又不能盡習也。政與學藝分。而權歸於上。故彼此之情不通。教育之教不著。明治初年。舉國自振。以爲已治之世。欲其民愚。圖治之世。欲其民智。智之開。必自學校。遂決意推廣教化。凡橫濱大坂以及西方各處學堂。原爲得川氏族創立者。均復其舊。開堂講學。迨東方軍務漸定。遂更建昌平學醫學所開成所等於東京。延請各縣通儒。爲之教習。旋設學部。以總管教習事宜。而以昌平學爲大學校。始選派學生出洋游歷。定大學校中學校專門學校規條教習之法。至是犂然。然其中究有滯礙而未能盡行者。蓋其變也有時。其行也有漸。固未可操之過急也。後辦理學務者。均欲教務臻於高等。而廣行教育之意缺如也。其實當日依然上古日本之法耳。一千八百七十一年。卽明治四年。始改學部爲學務局。以伯爵大木喬任爲總理大臣。旋命田中不二磨往歐美兩洲。爲探訪教務大臣。遂設女學校師範學校。藏書樓。博物院。署採英美教育之法譯爲律例二百九條其各項章程如中等專門學校學務委員稽察處專管官暨各學規之類於是畧備明年八月律書成頒於國中詔云學者所以曉物理治身心也古之學者一今之學者五故學一則明體學五則達用今自士以下皆攺習各項新學專精以保所業庶幾一鄉之內無不學之家一家之內無不學之人新學旣行國中使之人人喜以爲有自由之權也是時美之教習莫烈爲學務局參贊至此而教育之法且再變矣顧當時各處學校皆係官爲創建學中經費一切籌自政府學務雖漸有起色然國內之未經入學者尚多荒嬉自廢未克人各有學上知其弊下詔訓勉政府陰承旨意設法勸捐以給其用各省學校之由官籌欵者奏暫停止而師範洋文兩學校先各七所至是僅留二所餘悉裁撤開成所醫學所亦併入東京大學校分爲法律格致醫道文學諸門先年所頒例律遂於明治十二年盡廢之

而教育之法又變於是前派出游歷之大臣學生等新自外洋回即以定中不二磨爲學務幫辦大臣相與採訪泰西善法參以本國之制重訂例律除其雜亂無等及體制過隘者而尤注意於水陸操防故兵學大興　錄正月十六日新聞報

武昌質學會章程

方今學校榛莽士習區瞀祇羶利祿之業罔周經世之務寘行擿埴不相通曉切礲既尠門戸滋分雖有獨索之功靡救睽孤之誚人心渙散世運益衰矜激偏解邪張譸言則是康成所謂曉一孔之人而彥和所譏東向而望不見西牆也夫濟變者才達才者學非學無以成才非講無以成學爰萃同人分科肄習以作士夫之氣以閎風氣之先孔子曰君子以文會友荀子曰人之所以異於禽獸者以其能羣也例出先民匪我作古大雅宏達諒不駴之

一尙質道術既裂羣尙文飾儒風陵替職此之由斯會大旨意在

勸學務崇質實毋騖聲華凡我同人幸鑒斯意

一崇儒孔道不明世變日亟探原亂本艮用恫心今雖分別條流隨性所近仍宜推本道術軌範儒先庶學有本原隄防流宕

一矯弊今日士流大患有二一曰拘執不通一曰舍本逐末一彼一此皆不適用吾黨講學力矯斯風深之六經諸史以植其體達之中外古今以拓其用三代政學本無分途復古救時責無旁貸

一分門先民有言五穀不熟不如荑稗丹經萬卷不如執一言貴專也人之質性亦有不同合者益寡今擬分別條流提綱辨業隨質所近各占一科

一曰經學須知六經皆聖人經世之書西國富強之術不能出其範圍 二曰史學宜分事實典制兩門致求事實乃中西古近政蹟典制則官制學校國用之屬 三曰法律學兼通中西刑律各國公法各國條約章程遇有交涉案件可與爭執 四曰方言學兼通中西語言文字以備繙譯西書 五曰算學以下諸學皆需算理須通貫中西元代微積以及靜重動重諸說 六曰圖學西國各學既以算數爲權輿又必有圖說以明之故列爲專門 七曰天學 八曰地學地球各國疆域國土山川險要記里錯互皆宜詳究 九曰農學兼講內地土宜及泰

西農器新法種植各書　十曰礦學。查驗各省礦質比較各國礦產博求各國開礦分礦鍊礦之道　十一曰工學。如中西各廠各學堂所講營建工程製造法式之類　十二曰商學。中西物產稅則圜法貨物出入水陸口岸以及公司銀行之利權弁宜詳究　十三曰兵學。操練章程行軍測繪中西險要水陸道里船械機簧營壘工程並宜詳究　十四曰格致學。宜分聲光化電重汽數門以能著新書創新法製新器爲要　此十四目。前六科爲兼習之學。後八科爲專門之學。習專門必兼六科。乃爲有體有用。資性所近。聽人自擇。磨礱浸潤。旦夕孜孜。庶同源分流。各底於成。

一防濫。文武分途。人材日陋。士商睽隔。拘閡遂多。本會之意。務存大公。苟務實學。來者聽之。惟夫識趣鄙瑣。氣習囂張。純盜虛聲。廣爲道徑。既乖本義。公議辭退。

一日記。隨時簿錄。厥例有三。曰存所疑以待質證。曰記所得以資日用。曰詳所忽以備遺忘。崑山日錄。湘鄉日記。前軌可遵。師承不遠。總期日無虛晷。學有實功。

一儲書。學者才之柢。書者學之母。韋編不富。孟晉無由。咫見寡聞。貽譏溝瞀。欲學有庸。厥惟艱哉。今擬廣搜圖書。以餉學友。中書而外兼購西書凡五洲史籍格致專家律例章程制度政典皆儲藏賅備用資他山　一匄資本會事方經始購求圖書需欵頗鉅凡我同抱既副他山之誼庶裨集腋之益每人酌捐以六兩以上爲率此爲購書之資故數止此若有大力指囷解囊維持此舉者又不以此論　一刻書康時要籍近出益繁楚僻南服刻者頗尠購求匪易讀者病之今擬設局鄂中次第蒐刻廣印廉售藉倡風氣另有刻書招股章程　一學報西人各學皆有日報茲會初創有志未逮擬畧變通以行其意凡在會諸人隨時論著確關世用者附交本會按月刊行刻資另備庶得砥礪之功兼備芻蕘之采　一著述撮其大要凡有四端或就彼原書加之刪潤近出西書多裨實用譯者不文難期行遠若有能文者刪其繁蕪存其實事亦可觀也或蒐萃散佚彙成宏編經世之文近出益多蒐輯編纂責在吾黨或自具條例甄綜西事華文西史無佳者若有詳於西人典章者仿史漢八書十志之例作爲泰西會要一書或有詳於西國古近政事者仿袁樞紀事本末之例作爲泰西紀事本末一書亦不朽盛業也或究察利弊著爲論說數年而後當有成書果裨實用

公付剞劂，刻成之後永存公所，不歸私家。據正月本會刻本

學堂招考

浙省設立武備學堂，係由普慈寺改建。去年北洋大臣派委督操二員來杭充當教習，額設肄業生四十名。凡文理麤通兼有勇力者，准其投考。客臘考取二十八名，先行在堂學習。尚有餘額十二名，現已出示招考矣。錄正月十九日申報

杭州求是書院章程

一總辦　總辦一人，綜核事務，隨時稽查。　二監院　監院一人，管理院中一切事宜，收發欵目，參稽課程。　司事一人，簿記帳目，給發紙筆及收堂書籍儀器。　司事一人，查記學生出入告假，並料理伙食一切雜事。　以上司事二人，責成監院選擇辦事不苟誠實可靠之人充當。　三教習　正教習一人，教授化學及各種西學，兼課圖算語言文字。　副教習一人，教授各種算學及測繪

輿圖占驗天文等事。副教習一人。教授外洋語言文字。及繙譯書籍報章等事。四學生。以三十人爲額。一行誼篤實。一文理通暢。一資質敏悟。一精神充足。無論舉貢生監。凡年在三十歲以內願學者。由父兄或族長邀同公正紳士。出具保結。先期到院報名。不取卷費。由監院彙送總辦。定期開考。其有已通西學及語言文字者。另期會同教習認眞考驗。能如上開四項。無嗜好。無習氣者。爲合格。錄取六十名。先行傳到三十名。留學兩箇月。期滿由教習各出切實考語。送請撫憲面試。其有缺額。隨時挨名傳補。新補之人。仍俟兩月期滿。再行出考送試。學生住院。概以五年爲限。必須恪守院規。認眞學習。限內如有不守院規。及任意曠廢者。卽時遣出。每年除現定放學之期。並因病考試婚喪諸正事。准其請假外。不得無故輟學。惟限內如有試雋入官者。應准告退。其願留竟學者聽。又限內學業有專門成就者。亦可酌准告

退其願接習他學者并此外倘有必不得已之故則須臨時查議酌辦以上各等須於到院報名時令其詳看章程如願遵守方准應考

五課程　逐日學生課程及作息時刻由教習會同監院妥議呈由總辦詳定　凡遇令節給假要事請假及休沐之期由監院會同教習分別明定日數以免荒廢　學生漢文宜加温習時務尤當留心每日晚閒及休沐之日不定功課應自流覽經史古文並中外各種報紙各隨性情所近志趣所向講求一切有用之書將心得之處撰爲日記至少以一百餘字爲率其西學心得亦應隨時附記按旬彙送監院呈總辦查考　每月朔課後由教習造就學問分數清冊由監院覆核彙呈總辦詳請撫憲核奪

六考校　以講求實際爲主每月朔日課西學是爲月課由教習分別等第每月望日考漢文或經義或史論或時務策不定篇數是爲加課由總辦分別等第每年冬間由撫憲督同總辦監院教

習通校各藝分別等第是爲會課除按額給獎外更有可取者仍許格外給獎其名數銀數臨時酌定再比較一年中月課加課歷考第一名至五次以上者酌議按月優加膏火若其學識精進踐履篤實可期遠大之器並請撫憲擇尤存記以備保薦其列課均歷下等者由教習監院察看平日是否用功議請辦理　附獎格　每月月課化學一名獎銀二兩二三名獎銀一兩五錢四五名一兩算學獎銀與化學同語言文字一名獎銀一兩五錢二三名一兩四五名五錢每月加課三十名合考經史策論一名獎銀二兩二至五名各一兩五錢六七名各一兩八至十名各五錢各季會課化學一名獎銀四兩二三名三兩四五名二兩六至十一名一兩十二至三十名各五錢　七經費　總辦由杭州府兼充不另開支薪水　正教習薪水每月一百兩每年計銀一千二百兩副教習薪水計二員每月各五十兩每年共計銀一千二百兩

監院薪水計一員。每月四十兩。每年共計銀四百八十兩。　司事薪水計二人。每月各八兩。每年計銀一百九十二兩。　月課賞計十次。每次十八兩五錢。共計銀一百八十五兩。　加課。賞計十次。每次十一兩五錢。計一百十五兩。　會課。賞計一次。共計銀八十二兩。　正教習與馬雜費每月二十元。不送火食。每年計洋二百四十元。　火食副教習二人。每月六元。監院一人。每月三元。司事二人。每月三元。學生三十八人。每月三元。每年共計洋一千三百三十二元。　僮僕工食學生館僮三人。公用聽差三人。司閽一人。更夫二人。司厨二人。水火夫一人。計十一名。每名工一元四角。火食二元。每年共計洋四百四十八元八角。油燭雜費等項。教習二人各四元。監院司事各二元。學生三十八人各二元。廳堂門竈走廊夾弄每月六元。每年共計洋九百六十元。　八籌款　一東城講舍原有膏火。擬全數併入。每年計銀一千兩。錢五百四千文。

創造洋麵

洋麵者何卽機器所成之麥粉也近年通商各埠銷路甚廣蓋以其細潔潤滑蒸作小食遠勝中國之麵故居民皆喜購食其磨礱之法先在機器上將麥殼褪盡而後入碾非若中國麵麥與麥殼夾雜磨碎專恃篩簸略為分提故不能如洋麵之潔白乾淨天津一埠近創成六家南省各埠則仍運自香港以布袋裝成每袋祇重十二兩售價六十餘文可謂貴矣自東洋和議告成已弛機器改造土貨之舊禁皖省有前任無為州章幹臣直刺謀創是業因以蕪湖為長江適中之地他日銷貨利便因派人來蕪陸續布置已購定倉前鋪礱坊頭曠地數十畝計費八百餘元召董姓工師繪圖包造先建磨廠機器樓及中西司事工役所居各房廿四間又倉房十四間春初卽須鳩工其磨麥機器一副聞每月祇磨麥二百石卽可沾利是以倉房並不多建惟麥必取碩大而堅之貨

以六合一帶所產方爲合宜。若蕪邑本地之貨。則粒小而鬆。不適於用。故本地絕不進貨。擬俟今年麥秋。卽專人赴六合等處先期採購。至時磨成出貨。仿照外洋進口之式。裝成布袋。輕重亦與相埒。上以運銷川楚湘皖贛豫等處。下則江浙各埠。蓋此業舍天津外。各行省皆空前絕後也。但得售價稍廉。斷無不沾利市之理。故直刺已撥出三萬金爲資本。急爲開辦。所有機器。前與上海某洋行議定。從外洋某廠定購。旋因滬上某寓公有舊從外洋購運來華。尚未裝配之一副。自願出售。因商訂價值。擬就滬上廣搭木廠。將機爐全副裝配齊全。試碾數十石。若果無銹壞及損傷等病。則俟蕪地廠屋一成。卽可指日運全。倘萬一不能合用。仍從原議。由外洋迅速趕造。不需數月。亦可告厥成功。是不特爲創設機器改造土貨之先聲。且以杜外人著人先著之見。亦振興商務之一道也。錄正月二十日申報

汽爐已到

法界帶鈎橋南首建造電燈公司一應電桿及需用之料漸次備齊擇期開辦昨日由公司輪船在外洋帶到汽爐數具其大無比中有形如蜂房之小眼想不須多時法界電燈當可高燭道衢矣

錄正月二十三日申報

腳踏火龍

某法人新製腳踏火龍其車即前後兩輪之尋常腳踏車二輛並駕二車腳踏之車輪用一軸接連二車中間近軸之處設有皮帶管一捲及抽水具一架全付機上可坐四人一踏車一吹號筒使車馳火場所經之處咸知驚信到火場後將皮帶放出另有巧機將腳踏之輪由地擡起擱空俾車不致翻到救火人將足上下踏車似行路然抽水具即因運動水自噴出其噴出之水能噴至九十或一百尺之高全付機僅重一百二十磅遇小住房失慎此車

往救其能趕到火場之速以及其抽水具力量之大實爲滅火利器之中至足寶者也 錄時務報十八冊

泅水新機

瑞典有機匠名活漏者承招包撈沈船因新創一機可使工人在水深處作工新機係一鐵管數節接成共長一百八十四英尺管之一頭放大封固此放大之一頭內能容數人工作管內有軟梯工人入管扶管而進管中工房有窗若干面俱以厚玻璃磚爲之緊合至不漏水鐵管之外懸有電燈明燭幽微使工房中人得見窗外各物管內配有機桿各具藉此可拉住或砍斷或鉤起或綁縛練條繩索等件皆得自管內任便轉動機內附有壓船重物使機沉入海底及至海底復可藉此停住不移也 節時務報十八冊

從御氣球

德國伯林京城賽藝場近出新式氣球其球升高至六十五英尺

創製之人名胡爾佛自言曰無論風力之大風向之變莫不從御故名爲從御氣球球狀如橄欖其尖向風可減所受風力下繫長方竹筐緊結不能移動其法甚秘球身上三十碼球腸對徑十碼筐長五碼中置八匹馬力之小機器推轉風扇兩葉狀如汽船之暗輪葉對徑三碼橫置於筐前以主球之進退筐底又平置同式之風扇以主球之上下兩風扇每分時可旋百轉筐後又有方式之舵大與筐等以左右之胡氏又造較小之氣球數箇其形狀與班牙購以治古巴亂黨者無異節時務報十九冊

電製堅鋼

法國藝事報云電學家叨克士近以電氣練鋼堅硬逾恒以所製之鑽鑽鐵板較常法所練極堅鋼迅速倍之其鋸截鐵若泥沙其鑿能鑿開寬英尺一寸厚半寸之鋼條六次又厚二分之鋼板一次而鋒刃不刓用製刀匕割一分徑之鐵絲直如棉線其鍛法以

燒紅之鋼，淬於通電之水，令電氣透過，如電鍍者然，其法有益於匠作，蓋不可勝計。節時務報十九冊

擬設織廠

天津李觀察和西商共訂合同，在津開設棉花廠、羊毛廠，計梭萬隻，織機百五十部，聞需資本銀三十萬兩。節二月初二日七日報

織蓆機器

甯波出口貨蓆甚多，近知西國有織蓆機器，已稟明道憲，招集股分建造公司矣。節二月初二日七日報

製炸彈

鳩八人長於製造，刻創製輕氣毬炸彈，其製法先用油絹製成大氣毬一具，毬內置炸彈一箱，箱上置火油燈一盞，並貫滿極熱空氣於毬中，而空氣之熱與火油燈相觸，勢必燃着，故用火浣布將燈罩住，安置妥當，俟夜半順風之際，將毬放去，恰抵敵營之處，而

界尚未起造洋房。外國大橋畔。僅有分巡捕房洋滘工程局二所。蠶渡橋畔。僅有總巡捕房。江蘇海關二所。小蠶渡橋一帶。有剃頭店。五湖四海樓茶館。合興雜貨店。吳興絲廠工房五十幢。郵政局草蓬。米攤肇源糧食行。元豐泰公記各口報關運貨公司。接官亭巡捕房。其餘造成樓房。尚有數百餘幢。未有人租開店舖沿路擺設長生水菓酒釀吃水煙等攤。絡繹不絕。想由是日盛一日。當可與上海洋場爭勝矣。錄正月十六日蘇報

浙礦擬開

浙西所開礦局。均在衢嚴紹屬等處近有精於礦學者。謂杭州之紫金鳳凰等山。或有煤質。或有銀質。如能採取得法。定可獲利無窮。故現在某商等。擬欲集股開辦。因難把握。昨已赴申延聘礦師。以便察實稟辦。參正月十八日蘇報

鐵路興工

蘇滬鐵路總辦蔡二源太守。捧檄以來。招工購料。頗極認眞。茲悉吳淞一路。刻已擇定本月念六日破土興工。先自美界第六號鐵路界石起。至江灣鎭止。塡平設軌。再行陸續接連云。錄正月二十日滬報

山西鐵路

山西鐵路。已請外國技師。丈量量完就要動工。大約由直隸保定直達山西之太原府。係蘆漢鐵路之分線。參正月二十日蘇報二十日官話七日報

商訂新章

西歷去年十二月念八號。紐約海冊報云。現在國家刪定萬國通例。欲免輪船在海洋行走相撞之險。所有章程。已由華盛頓萬國海事議院議定。於西歷一千八百九十年七月一號起遵照辦理。美國各大員及戶部。均經斟酌盡善。英吉利亦與美國商訂此章。

併知照各國一律允從概於是年七月一號爲始除英美預先訂定外計德法俄丹意大利大西洋與司脫利亞比利士西班牙海會日本墨西哥哈脫買拉直利抗頭拉司諸國所駕輪舟約載重二千二百萬墩內有六分之五專走天下輪舟碼頭通商最要之處惟暱威瑞典二國尙未復有收到新章字樣至於納受蘭勃來全土耳其三國行駛輪船共可載重九百萬墩云錄正月念五日滬報

鐵道出關

中國海崗鐵路直至錦州計出關已有一百二十里矣錄正月念五日官話七日報

公議中國銀行大概章程

中國開設銀行爲收回權利之絕大關鍵其公訂章程大約參酌泰西爰照錄之　一中國創設銀行欽奉　上諭選擇殷商設立

總董招集商股合力興辦以收利權係爲通商興利起見因奉特旨開設應即名爲中國通商銀行並擬請存官款以示官爲護持與尋常商家自行開設不同俾昭鄭重用垂久遠　二原奏京外撥解之欵交本行匯兌可以減省匯費公中備用之欵交本行生息可以有益國帑各口岸各省會及各國都會均須設立分行以便就近承匯領放　三本行奏明用人辦事悉以匯豐爲準而參酌之不用委員而用董事不刻關防而用圖記盡除官場習氣俱遵商務規矩絕不徇情毫無私意總期權歸總董利歸股商中外以信相孚出入以實爲主　四上海爲總行准於光緒二十三年春間開辦京都分行亦同時開設此外各口岸各省會分行須次第開辦均各加一地名如京都分行即名爲京都通商銀行惟各國都會則名曰中國銀行　五各口岸各省會及各國都會本銀行未經設立分行之前應擇該處公正殷實之行號先行代爲

接轉匯票。俟設分行後。即毋庸代理。　六本銀行資本現銀五百萬兩。分作五萬股。每股一百兩。招股開辦時。付銀五十兩。第二次續付銀二十五兩。第三次續付銀二十五兩。照有限公司例。每股付足銀一百兩。作爲完全。以後無須再付。其二三次應付之銀。亦須俟總董公議。加添之時。先兩個月登報知會。再行照付。如日後本銀行生意興旺。分行推廣。於原股五百萬兩外。應再加添股分。由各總董議定加添若干。先儘原股東股數照加。如不願再加。另招新股。　七先收股本規銀二百五十萬兩。盛大臣認招輪船電報兩局華商股分一百萬兩。各總董認招華商股分一百萬兩。其餘五十萬兩。聽各口岸各省會華商投股。自登報之日起。上海本地。以一個半月爲限。各口岸各省會以三個月爲限。照西法先行掛號。限滿截數。凡投股者。准給股分數目。應聽總董核給。至交收股銀。或就近交各處招商電報兩局代收。由該局先行出具收條再寄由本總銀行換給收單抑或徑寄上海本總銀行交納給單均聽其便統俟股票塡齊再行換給　八本銀行係奉　特旨招商合力興辦公議擬請撥存生息公款二百萬兩以示官商維繫取信中外開辦之初先收商股二百五十萬擬領生息公款一百萬餘俟續收商股時再行請領至生息年限章程奉准後議請奏定　九本銀行照西例按六個月結賬股東官利擬定長年八釐如八釐之外盈餘即爲餘利應酌提公積若干分派股東若干及分給總董人等酬勞若干由總董股董公議如公積已提至五百萬兩應否停止屆時再由總董酌議辦理如股東於官利八釐之外分得餘利亦在八釐以外是統計已得利息一分六釐應將餘利八釐外之餘利酌提報効國家以答國家專准本銀行行銀票鑄銀錢存放官本匯兌公款及一切保護維持之利益　十總行實任總董十二人爲度除已選立外其餘續添各董仍須公正厚

實聲望素著、招集鉅股、爲股商信服者、方可選立、並於實任總董之內、隨時議舉在滬熟悉商務二人、爲辦事總董、或限定期日、或不限定期日、一切總董辦會議章程、應有權柄、悉照西國銀行規矩、詳列條目、以資循守、　十一本銀行辦法、均照西國在中國所設之銀行、故總行及京都並通商大口岸、暨各國都會、均用西人爲大班、生意出入銀錢、均歸大班主政、買辦輔之、遇有要事、應由總董會議簽押、然後照行、以期周妥、將來中外分行廣設之後、並須選派一精通商務體面西人爲總董、大班調度稽查各行之事、其餘小口岸及各省會所設分行、均用華人經理、不派大班買辦、

十二本銀行既照西國法度、總董盡舉華人、此外應請在滬之公正殷實熟悉商情之西商兩人爲參議、遇有會商要事、應請西商參議、一同會議、作爲公正人、以期折衷至當、見信中外商家、

十三大口岸大省會分行、准在該分行本地選舉認股最多者立

爲分董專管本地分行之事仍須總行各總董及股東公舉　十四銀行買辦向歸大班所用本銀行全是華股總董全是華人所有總分行買辦應由總董公舉仍照西國銀行之例取具殷實人保單或保銀存庫並議定辦事權柄訂立條款一存銀行一交買辦彼此執守　十五上海總行大班已延定英人美得倫係在匯豐銀行數十年熟悉中西銀行生意買辦已延定陳笙郊係錢業董事聲望素著衆所交推其應予權柄各總董會議給付單據其本行應用洋人歸美得倫選用應用華人歸陳笙郊選用均須熟手以專責成　十六西國各銀行在中國地方存放銀兩息分久暫不過常年二釐至五釐爲止而放款押款利息每年六釐至一分二釐不等其放款按折息時日甚暫其押款按時價拆減甚多本銀行應照西國銀行嚴謹辦法畫一不二不徇情面必須有貨物等件抵押並有妥當人擔保方可押放以期有利無害　十七

本銀行奏明准照匯豐印用銀兩銀圓各票。凡各五種。計銀一百兩五十兩十兩五兩一兩。銀圓亦如之。京都上海兩行。准先出票。照匯豐所出香港上海票式。辦法各照各處市面通用平色。如滬票至京行取用。京票至滬行取用。亦悉照匯豐折算辦法辦理。其出票銀數。總不逾實存銀兩之數。　十八本銀行代各省官司借貸銀兩。應照西例由總行總董及總理洋人查明須有抵還的款方能議定訂立合同。稟明戶部。批准立案。照匯豐銀行代國家借款章程。印發借券。應收年息。歸行取用。　十九原奏本銀行准鑄銀錢。應俟總行開後。總董會議。請由盛大臣奏定章程辦理。　二十上海擬設商會公所。凡有鐵路輪船電報金礦各項公司。均在商會之內。所有鐵路輪船電報金礦各處款項。凡與本銀行往來者。一切悉照章程。毫無偏倚。　二十一匯豐銀行開辦之初。招股一千萬元。股分亦係分期限收。現查光緒二十二年結報。除歷年分利外。已積存公積六百萬元。保險二十五萬餘元。發出通用銀票九百餘萬元。各處存款六千一百三十七萬餘元。存金約五千七百十九萬餘元。匯單一千四百八十二萬餘元。現計每股本銀一百二十五元。股價可售三百七十五元。已加至二百五十元之多。可見銀行之得利全在管事之得人。今中國開辦銀行。無論現下將來管事一切人等。必須無官場習氣熟悉商務之人方可得力。

二十二本銀行每屆半年須將一切項款核結清楚照匯豐辦法。由總理洋人刊印總冊。分送各股東及公家存查。至刻送以結帳後三個月爲限。不得再遲　以上章程二十二條。係各總董參酌匯豐銀行章程。公同議擬。大概辦法。呈由盛大臣核定。其餘詳細條欵。應再由各總董詳細會議開辦。　光緒二十三年正月銀行總董楊文駿彝卿葉成忠澄衷張振勳弼士。嚴信厚筱舫劉學詢慎初施則敬子英陳猷梓庭嚴瀠芝眉楊廷杲子萱。朱佩珍葆

尋船新光

法國水師新創一光、謂之爾竦伯光。爲物不大。放在船之後稍。船中不可另點他燈。其發出電光。船之左右外人均不能見。惟有尋船者知之能見此光。藉此新法。夜間並可發號。亦能指引各兵船。排列一行。雖在海面最危阻緯度亦可無患。其光僅法國水師中有之。約時務報十八冊

環球新道日期

西伯利亞鐵路。爲天下最長之鐵路。除已工竣七千五百里外。僅存二千里尚未修築。此路開至太平洋。日俄國曾議派快船經過箱館。與俄鐵路東流相接。有此新道。行期既速。商務自必暢廣。水陸並行。周游地球。或自東自西起程所需時日大概如左。　自舊金山至紐約四天半。　自紐約至勃雷門七天。　自勃雷門至聖得彼得斯勃一天半。　徑俄國至太平洋十天。　自西伯利亞至

舊金山十天　若走此道但須三十二天餘比之秋爾司佛恩所著遊歷書內周歷地球八十天之說豈不滅之又滅乎　約時務報第十八册

江伏地中

英國有一江計長英程十六里由發源以迄尾閭全伏於地而不見江畔有郞格軒煤礦產煤甚富其脉絡中斷處或導流礦底之水或送出礦中之煤皆有藉乎江流因擬疏此江而水勢殊淺別無所用因以木板蓋江面其上仍可通行人馬其下往來運煤船喫水之淺固不待言甚至駛船夫役但能仰臥艙面以足力撑於版底踏船而出之元思幻景誠創聞也　節正月萬國公報

名流行述

四百年前意大利人哥倫波冥心航海覓得美洲爲自古以來驚天動地之事一千八百九十二三年間美國舉行博覽盛會名之

日四百年大會以永哥倫波之名意王亨勃多命人徧查哥倫波一生事蹟及其覔地時之行記撰爲大部書籍今已告成共裝十四冊郵呈美民主克蘭珍藏美國書庫錄正月萬國公報

電書飛布

光緒二十三年正月初四日英電下議院第二次會議婦女公舉議員之例時以爲應予以公舉之權者二百廿八人以爲不應予者一百五十七人照例須再議一次始可核定節正月萬國公報

博物瑣言

天下所用之鋼筆頭有八約計算來須每日共用三百五十萬個平常人步行每分可走七十五步小孩初生重約七磅十日之後重約十一磅月每回萬五千五百二十四分繞地一周錄正月廿四日官話七日報

英國値價

有人算大英國通國所有之產業共値四百萬億元其次則爲法國共値三百七十億元天下六大國共値一千六百五十億元錄正月廿四日官話七日報

西洋進士

各省盛傳俄人立孔子廟聘華人爲教習又傳俄人開例捐貢監進士之說其價進士一百兩貢生二十兩監生十兩其名曰西伯利部鐵路捐云謂捐此皆得保護其照則似法文非法文似英文非英文蓋上海流氓借以射利之舉也節知新報第一冊

無雙新譜

西國紀外洋考驗而得之新說有舉世無雙者彙而存之以資談助　倫敦城中各種新報館共四百八十三家　美國郵政局共九萬三百六十所　煙煤每墩約値華銀三兩五六錢燒出點燈淨煤氣合立方股八千尺　上海煤氣燈公司定價用氣一千立

方尺。計墨西哥銀二圓。外洋羣芳譜。祇就玫瑰一花而計。共七百五十種。天下之食米爲生者。約一半人。新出人丁冊。天下共一千五百兆人。一半則七百五十兆矣。日球之大。無可比擬。其離地球共九十二兆里有奇。倘掘去其中質而僅存日球之外殼。可容地球三百個。儻地球與日球逼近。人目能注視之。以每一點鐘閱視十萬方里。以華程而計。需五萬五千年方能閱畢。外國木質船朽壞後。今永不再造。聞其故曰造鐵船也。人甚奇之。不知木質宜厚。而鐵質可薄。故木質船需重英權一千磅者。鐵質船祇須七百三十磅。且船身薄。則容貨多。故木船可容英權一百噸者。鐵船可容一百五十噸。海底電綫共一千一百六十七條。合長海程一億四萬二千七百四十里。共値墨銀一千八百兆圓。照料此綫之船。共三十七艘。錄二月初二日滬報

陸軍大隊

美國公務報中有陸軍練犬之說。黎第亞王首用犬隊。墨格尼夏人出師每分三隊。曰兵隊奴隊犬隊。希斯王賽伯勒司者畜羣犬用之戰。古時希臘交戰。亦恃犬力。伯洛疋譚司帶兵以獵犬解圍。法藏信於肉。犬食肉進城。城人殺之取信。伯乃得領兵入圍。雖傷其犬。卒救此城。羅馬人犬兵穿五金甲。現在陸軍。惟英國不練犬兵。德法俄意各國均練犬。德人專練犬以飽依恩透犬為最佳短毛獵狗。及飽美來甯小犬。亦均合用。專派官兵一人。及兵一隊管犬凡兵穿同類掛號者。犬皆聽其指揮。行隊時犬皆成對牽之以繩出差時依聲一喚。即奉行也。法國練犬大都為帶軍械之用。披雷尼山犬。可帶來福鎗子五百箇雖勇敢穩重頗懼鎗礮。不能臨陣也。有名曰司替夫者及牧羊各犬。各帶一瓶瓶內盛白蘭臺酒。或湯又紮傷帶一包掛在頸上能在小樹林內或山中尋出受傷之人給其養生之飲食。後立在身旁。吠使人知。此等犬。並能駕小手

通飭查察監卡札 光緒廿三年　湖南巡撫陳寶箴

爲通飭嚴禁事本部院訪聞各州縣監卡情形不一牧令苟不勤明卽爲禁卒看役據爲利藪無惡不作每遇新收一人始則置之溷穢之所勒索規錢倘不遂欲則以溺桶掛頸令其背負而縱人便溺其中又不得則漸加以非刑將其人縛置凳上梏其手足於其中貫以直木使不得絲毫轉動又或以繩繫其一手一足大指懸之牆壁謂之吊半邊猪自非强健堅忍之人懸至一兩時無不俯伏聽命至於捕役等因竊劫重案追比嚴急或以乞丐逼承小竊或以小竊逼承刼盜其非刑更有數倍於此者或繩縛其兩手足大指以繩端繫諸空中橫木謂之扳罾反縛而懸之使以面向地謂之倒扳罾甚則加磚石於背而推盪之此外尚有煙熏火炙跴刺箝鷹啣雞打地雷等種種名目使人欲脫不能求死不得任所欲爲無不如命慘梏之情令人耳不忍聞口不忍道卽此一端已

足干天地之和。激鬼神之怒。而在外私押私拷。倘尚不止此。要在賢能牧令勵精圖治。不至有此事。然既儼然民上。縱屬中材。度未有明知之而故縱之者。特以疲玩性成習焉不察。民生疾苦。絕不介意。其中。既終年不一查監卡。又不能愼擇家丁。爲之管理。故要犯可以賄逃。良懦轉多瘐斃。尋常詞訟。動予管押。名曰交差。實則不殊地獄。試爲設身處地。何以能堪。更爲子若孫設身處地。何以能堪。本部院於斯民有休戚之關。於僚屬有規勸之義。不避惡厭。特爲大聲疾呼。以期省悟。合行札飭。爲此札仰各該州縣。除前札修省易犯四條外。務於監卡一事。加意查察。或一二日或三四日。無論早夜。親至監卡查問一次。役卒偶有弊端。卽行懲革。尤必愼擇心地樸實家丁。責成管理。日夜巡邏。將坐臥地版打掃潔淨。愼其飲食醫藥。嚴禁凌虐。毋令不死於法。而死於若輩之手。於此心旣可帖然。於子孫必無慘報。一行作吏。何忍造此無形之孽。度不以吾言爲妄也如仍漫不知警一聽禁卒看役人等有如以上各種淩虐情事一經發覺定將役卒及串通一氣家丁比照强盜拷掠人財物例　奏明就地正法本官參革永不敘用本部院天良未泯嫉惡如仇斷不爲此輩稍從寬貸也更有一言奉告身任地方如自揣不能約束丁役革除此等弊端卽可知難而退免爲兒孫造孽並免名掛彈章懔之愼之切切此札

經世文輯

各處代售本報處所

本郡郡城府前街利濟分院本報館　瑞安城內本醫院　一都李嶨楊宅　營前許合豐　大嶨陳長順　永嘉瞿溪本分院學堂　永場上金陳宅　柟溪徐宅　西溪吳宅　上戍金宅　樂清梅溪書院　柳市永大順染坊　虹橋文昌閣　大荆劉宅　平陽舖南春元藥行　逢源書院　古鼇頭可阜棉花行　白永豐茶行　北港周全昇趙益興南貨號　金鄉應宅　張家堡楊宅　泰順洋心街陳宅　玉環西青街余宅　玉海書院　坎門郭源順

本省杭垣崇文書院　聯橋陸宅　上興忠巷寶裕成紙棧　滿城貴公館德公館　台州城內鹽厰賑捐局　黃巖新橋管賑捐局　甯波迎鳳橋述古齋　藥行街寶盛行　縣後街春森銀樓　象山南鄉東陳陳文魁第　紹興水澄橋墨潤堂書坊　嵊縣南門內袁宅　蕭山長河頭來宅　諸暨南門外江東金大成染坊　嘉興天德藥行　乍浦源來靛青行　湖州潮音橋下翁宅　南潯南柵朱宅　嚴州衢州南門內毛宅　金華張仁壽藥舖　海甯

處州大街許長泰南貨店　醬園衖譚宅　青田夏瑞豐南貨店
京都較場五條胡同溫州新館　琉璃廠松竹齋南紙店　天津城內估
衣街清祕閣南紙店
外省上海英租界石路時務報館　鹹瓜街阜昌參號　梅福里農會報
館　怡春茶棧　蘇州大東街王公館　揚州石牌樓林公館
淮安南門底更樓東羅公館　蕪湖長街楊公館　南京東牌樓吳公
館　漢口大浹街源昌絲行　武昌武備學堂　九江三牌樓鄭公館
福建藩司前王公館　南臺上杭街應大同煙棧　廣東雙門底葉公
館　澳門知新報館

續收助貲諸君姓氏

府尊王雪廬觀察助銀三十元　府佐健齋吳司馬助銀三十元
李協戎希程助銀五十元

本館告白　本報去冬集股開辦原議版參活字紙用七刀官堆出報後頗蒙遠近奬借重議全刊木版歲增刻貲千餘金本郡報價議收八五如有定印連史白紙每分加貲銀六角前出各冊一例換補不另取貲

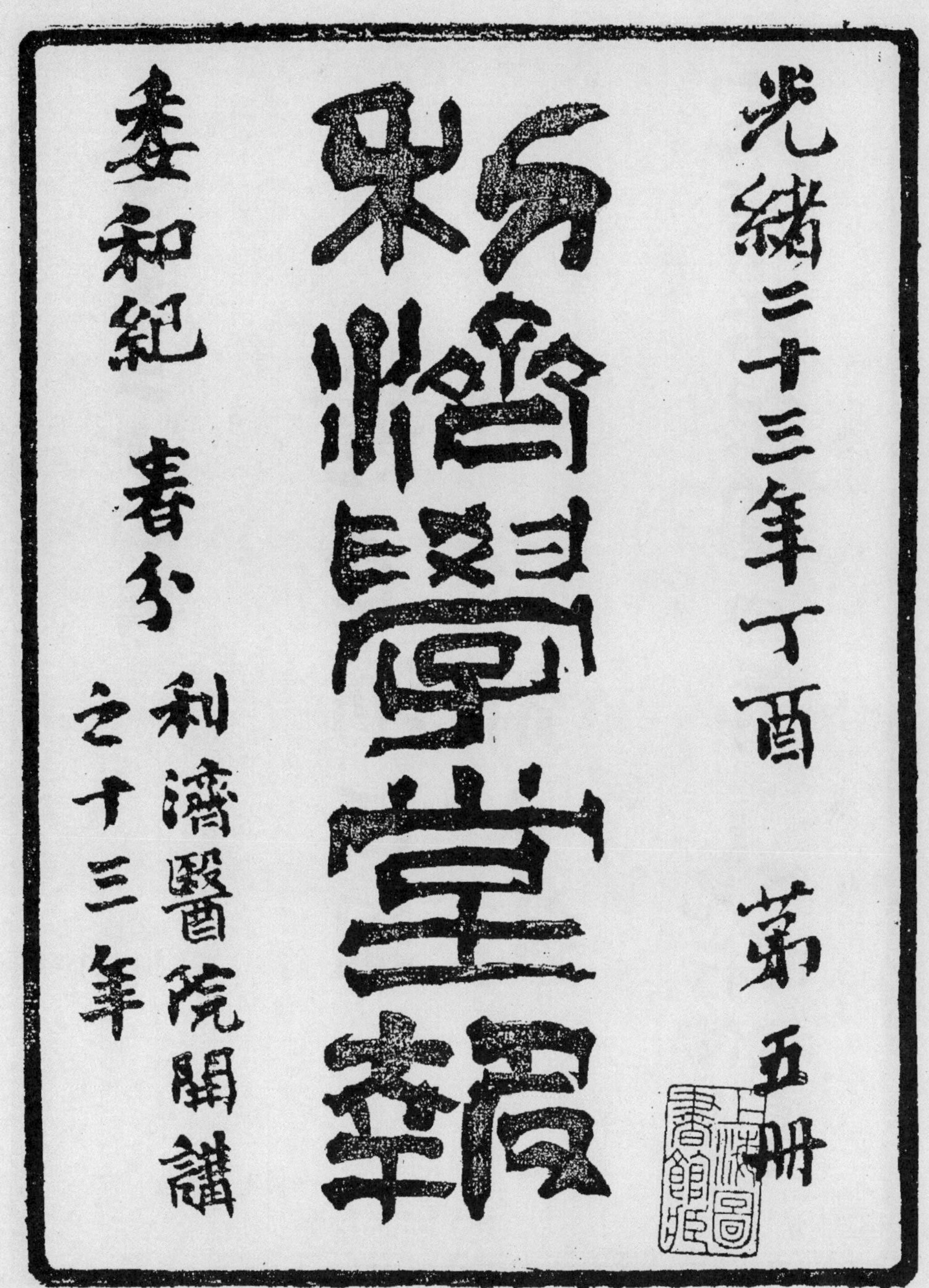

光緒二十三年丁酉　第五冊

利濟學堂報

孝和紀　春分

利濟醫院開講之十三年

全年二十四册

館在浙江温州府前大街

定價大銀圓四元

先行付資

不准拆賣

利濟學堂報丁酉第五册目録

報錄

利濟彙編總序

東甌陳　虬志三撰

記曰蛾子時術之夫術一則積積則成成則無爲無爲者無不可以爲而遂止不爲焉則其於術也隳矣隳矣吾利濟之學雖危茀隳雖夷茀隳故夫神農軒轅以來專門名家登峯造巔俯瞰羣遊天梯盤旋環首四盱名山且千厥若康莊九逵瞻乘欲趨轅南轍北元黄倦吁圜球譎波高下殆殊此彙編之作以一家言而有苓桼茮掇艾求九流之志籠收囊聚車載百氏之誼丸結膏融丹合萬善之虔講五種而餌號六洲而饋而斯編則其龍宫探秘之星言蓬島摻産之日記也學子有以名學義類疑者爲推闡而説之光緒丁酉八日

商務叢談敘

樂清陳　明撰　院次齋四

神州衰旺託根殷寶公私盈溢鷹瞵萬邦鑽究富源厥在商務西方諸國利權勇爭奮作工政茂揖綿力國家之嗜商業如魚醉餌軍府之護商氓如鳥翼鷇華民檮昧生財乏徑俯首帖耳奴役南洋製造不緻百貨阻滯種植不工妙產銷潑敵別區一目鞫為撫攟庶上而紆珮披黻得所謀國下而操算握籌知所肥室寸楮之間市情畢繪欲富亞土亦足觀焉光緒丁酉孟春日

聞之黃帝創受河圖始明休咎星官之書自黃帝始近史分天文爲二家觀象者重徵應推步者重測候然不言徵應則測候爲無用試暢厥旨詩三百篇言星象者不一類皆農野婦女今學士大夫或反茫然抑開化之術今古不同或殷周以前本用星象以紀課候當時尙設專官以明其學能旁徵經說以證之歟觀象首在中星張丹邨作中星圖表法視前人爲備書成屈今又七十五年矣今尙可遵否院中近出中星圖畧與醫歷相輔而行頗便學堂試詳用法以啟方來禨祥休咎易流誕妄然中實有至理能闡明其說使人無惑所趨歟論列星辰醫門要義合同益壽盍各爾言

樂清劉之屏撰　院文道九

天文者天之文也以二十八宿爲經五星爲緯一經一緯錯而成文史家分觀象測候爲二觀象者重徵應推步者重測候其實測

候爲體徵應爲用舍文事質矜言推算舉四千年來皇極之庶徵天官之奧旨皆等諸淫巫瞽史之讆言甘以疇人末技自鳴誠亦未見其通也爲推步之學者輒曰宿次有常躔離有度無關徵應謹視中星以爲發斂進退之準而已如其然也則發不必其在蒼龍斂不必其在白虎進不必其在朱雀退不必其在玄武宮宿名義旣於人事渺不相屬則任二千一百餘年之後東西南北遂次移易序政自亦無忒又何必樹表設晷勞勞於趨步之舉哉有以知其不然矣詩小星參昴以外言星象者不一類皆農野婦女不獨小東一篇南箕北斗織女牽牛爲譚大夫之所稱及蓋古初本以星象紀課候故書傳曰春正張中可以種稷夏大火中可以種黍菽秋虛中可以種麥冬昴中可以收斂蓋藏其在國語單襄公亦曰夫辰角見而雨畢天根見而水涸本見而草木節解駟見而隕霜火見而清風戒寒節繼之以先王之敎曰雨畢而除道水涸

而成梁草木節解而備藏霜隕而冬〻裘具清風至而修城郭宮室又爲之述時儆曰收而場功治而畚挶營室之中土功其始火之初見期於司里皆屢以星象詔民趣事吾意當時馮相司寤氏之倫必別有簡要星圖附月吉而懸之象魏者固無俟執人人而爲之口講指畫借其制今不可考矣張丹邨作恆星圖表及更漏中星表詳言歲差里差之法視胡亶徐朝俊諸家爲精但今距張書之成七十五年矣又當東移一度則亦已陳之芻狗也院定醫歷表逐歲推算按節布列用者但查今日是何節氣昏旦是何時刻校準晷表檢對星圖自得其宿次之所在學僮每令日圖一星不時試驗示以全圖爲之詳分宮度垣野數月之後自了然矣禨祥休咎事近不經然西漢大儒如董仲舒劉向父子京房焦贛以及眭孟夏侯勝谷永李尋之徒皆推本陰陽五行以之解詁經傳豈貿然從事哉蓋摶摶坤土氣屬六陰全籍天空陽光攝伏陰邪五

星七政列宿之陵歷闕蝕雖各有其定數而光點突阻當其時未有不爲災其在醫經曰日月不明則邪害空竅陽氣者閉塞地氣者冒明無二理也日午則魑魅潛踪昏夜則狐鼠羣嗥聖人知其然也故設爲救護之法用幣伐鼓皆所以振陽氣而消邪氛推其將然策其未然使之恐懼修省隱復其嚮明而治之權而已此卽吾儒參贊燮理之實功豈區區巧歷自矜器數之末務者所能窺其萬一哉後世小儒昧其宗旨言徵應者或流於誕妄無稽反爲推步者之所持而學無本原者亦遂自疑中學之果涉於虛羣視西學爲實土苴古義勢必至於天變不足畏而人事益以不修嗚呼由其道而不返恐古格致之學不亡於大學之失傳恐轉亡於西學之大興獨星歷云乎哉

太史公曰孔子歿而微言絶七十子喪而大義乖聖學之不昌蓋二千餘年矣大義乖則王道無所託始微言絶則聖功無以要終諸子百家各得聖人之緒餘唯吾醫家獨集其成後之人而欲聞聖人之大道也盍亦竊取其義乎

果之種以核禽之種以卵核非種而選種莫先焉有貫乎其中者在也仁是已非核則仁無所寓卵非種而求種者莫外焉有藴乎其内者在也精是已非卵則精無所寄醫其核卵也故保種先當保醫保醫乃始可言保種

五色以黃爲尊五種以亞爲貴知種之貴而不知養其種則五穀不熟不如荑稗知貴在種而不求全其貴則苗而不秀秀而不實孟子道性善孔子曰人之生也直作語孟者其有憂患乎

往時在海上於一友席次談環球大勢某君曰黃種必滅虬聞而矍然竟席不懌四千年聲名文物之邦淪胥將及同爲黃種此言

豈忍聞哉徐思人本乎祖神州之大必有感杕杜之義起而效包胥之舉者近海內皆自知爲神明之胄且屢稱黃帝吾道不孤黃種幸也蓋葉落歸根人窮返本此實易理貞下起元之義故欲保國當先修孔教欲保種當特興黃教

委和紀驚蟄第四期　丁酉二月初三日

習醫必先讀書讀書必先購書約分三類有必讀之書必閱之書必備之書詳具醫藏書目表及利濟答問然其中尙有要而尤要者再舉其凡以示涂徑

必讀之書內經則局刊王注內經張景岳類經唐容川中西合解本草則陳修園本草經讀徐靈胎神農本草經百種錄難經則徐氏難經經釋傷寒則修園傷寒淺注尤在涇貫珠集金匱則尤氏金匱心典證治則修園三字經喻嘉言醫門法律黃坤載四聖心源修園時方妙用時方歌括溫病條辨溫熱經緯院刊利濟元經

凶傷大弱風者內舍於心外在於脈其氣主熱傷謀風者內舍於脾外在於肌其氣主爲弱傷剛風者內舍於肺外在於皮膚其氣主爲燥傷折風者內舍於小腸外在於手太陽脈脈絶則溢脈閉則結不通善暴死傷大剛風者內舍於腎外在於骨與肩背之膂筋其氣主爲寒傷凶風者內舍於大腸外在於兩脇腋骨下及肢節傷嬰兒風者內舍於肝外在於筋紐其氣主爲身濕傷弱風者內舍於胃外在肌肉其氣主體重參以星野紫白之術

而虛邪賊風病變莫能遁矣

	冬至	立春	春分	立夏		夏至	立秋	秋分	立冬
九宮	叶蟄	天雷	倉門	陰洛	招搖	上天	玄委	倉果	新洛
八風	大剛風	凶風	嬰兒風	弱風		大弱風	謀風	剛風	折風
卦氣	坎	艮	震	巽		離	坤	兌	坤
方位	北	東北	東	東南	中央	南	西南	西	西北
天星	天蓬	天任	天衝	天輔	天禽	天英	天芮	天柱	天心
分野	冀	兗	青	徐	豫	揚	荊	梁	雍
紫白	一白水	八白土	三碧木	四綠木	五黃土	九紫火	二黑土	七赤金	六白金

標本中氣從化表第三

百病之起有生於本者有生於標者有生於中氣者蓋六氣爲本六經爲標藏府表裏互相絡見於本標之中者爲中氣顧標本從化説人人殊惟介賓張氏解較爲明晰其言曰少陽太陰從本者以少陽本火而標陽太陰本濕而標陰標本同氣故當從本然少陽太陰亦有中氣而不言從中者以少陽之中厥陰木也木火同氣木從火化矣故不從中也太陰之中陽明金也土金相生燥從濕化

矣故不從中也少陰太陽從本從標者以少陰本熱而標陰太陽本寒而標陽標本異氣故或從本或從標而治之有先後也然少陰太陽亦有中氣以少陰之中太陽水也太陽之中少陰火也同於本則異於標同於標則異於本故皆不從中氣也至若陽明厥陰不從標本從乎中者以陽明之中太陰濕土也亦以燥從濕化矣厥陰之中少陽火也亦以木從火化矣故陽明厥陰不從標本而從中氣也蓋五行之氣以木遇火則從火化以金遇

土則從濕化皆不離於水流濕火就燥同氣相求之義故曰從本者化生於本從標本者有標本之化從中者以中氣爲化也夫標本之道要而博小而大可以言一而知百病之害世醫茫然於標本之故欲求其無迷診亂經難矣雖然經不云乎麤工嘻嘻以爲可知言熱未已寒病復始蓋自古已然矣故輒表之

	少陽	陽明	太陽	厥陰	少陰	太陰
本	火	燥	寒	風	熱	濕

中	厥陰	太陰	少陰	少陽	太陽	陽明
標	少陽	陽明	太陽	厥陰	少陰	太陰
治	本標同治從本	本標中氣皆不同治從中	本標不同或治本或治標	本標中氣皆不同治從中	本標不同或治本或治標	本標同治從本

利濟元經卷一終

督校道十二馮　豹　分校齊十六高樹屏
羣一林　獬　同繕

利濟元經卷之三目錄

算緯前編例言

一是編之作原爲有志中西算學者通其門徑故每題必分四術首九章爲算學之本次太一明九章之理次借根變太一之式終代數廣借根之用法雖殊途理原同揆神而明之存乎其人

一九章之書均以珠盤入算故元代繼起畫疆自王界若鴻溝不相統攝今改用筆算取其便於演習非敢變古人之法也

一九章之方程正負相對卽太一借根代數之濫觴舊刻諸書分爲二種曰和數曰較數較數用正負而和數則異於方程之術不免兩歧於太一借根代數諸書尤難一貫今改以正負相當之式俾學者知太一借根代數之術皆自九章之方程術出也

一太一之術舊本諸書動務深奧而不適於用旣習其術不能不習其題習之不明不免因疑滋蔽此非誤於太一之術誤於太一書中之題也今衍之於九章原術之下令九章之理賴太一而顯太一之術賴九章而得閉門合轍一覽了然

一太一之書原分爲二曰天元曰四元天元卽四元之原術四元卽天元之廣法非有二術不過推之爲四天元耳今或立一元或立二元或三元四元各隨題之層節而用之所以通天元四元之原理也

一借根之書存者殆希究其立術不過推太一之天元而稍變其面目然此書要指原以融貫中西借根之在西國雖較中國之天元爲疏舍短取長亦備一格

一代數之術出於借根曲類旁通非借根所及究其義理與中

法之四元相彷彿其用較四元爲廣其算較四元爲捷四元之出於天元承天元之窠臼而廣增其術代數之出於借根舍借根之舊法而獨開生面今衍是書於天元四元之術而合之於借根代數之術而分之非謂其理之不同以其式之互異也

一算學之理非圖不顯算學之數非說不明今每題必列一圖每式必附一說俾學者知算學之術言理必兼言數言數必先言理理數兼明則算家諸術自殊塗而同歸矣

一中法不逮西法則西法之有表也每題到手但檢表而加減之乘除之非若中法之必待輾轉相求而後得今衍每術必坿一表於其下表既能明數自易習

一坿卷廣術變義二卷原已包舉於九章之內患學者泥九章

之分術而不知九章之通理今特顯出之分爲二類俾知古人立法自多妙用祖述元代吐棄九章亦未爲通論也

算緯前編總目

總目　三

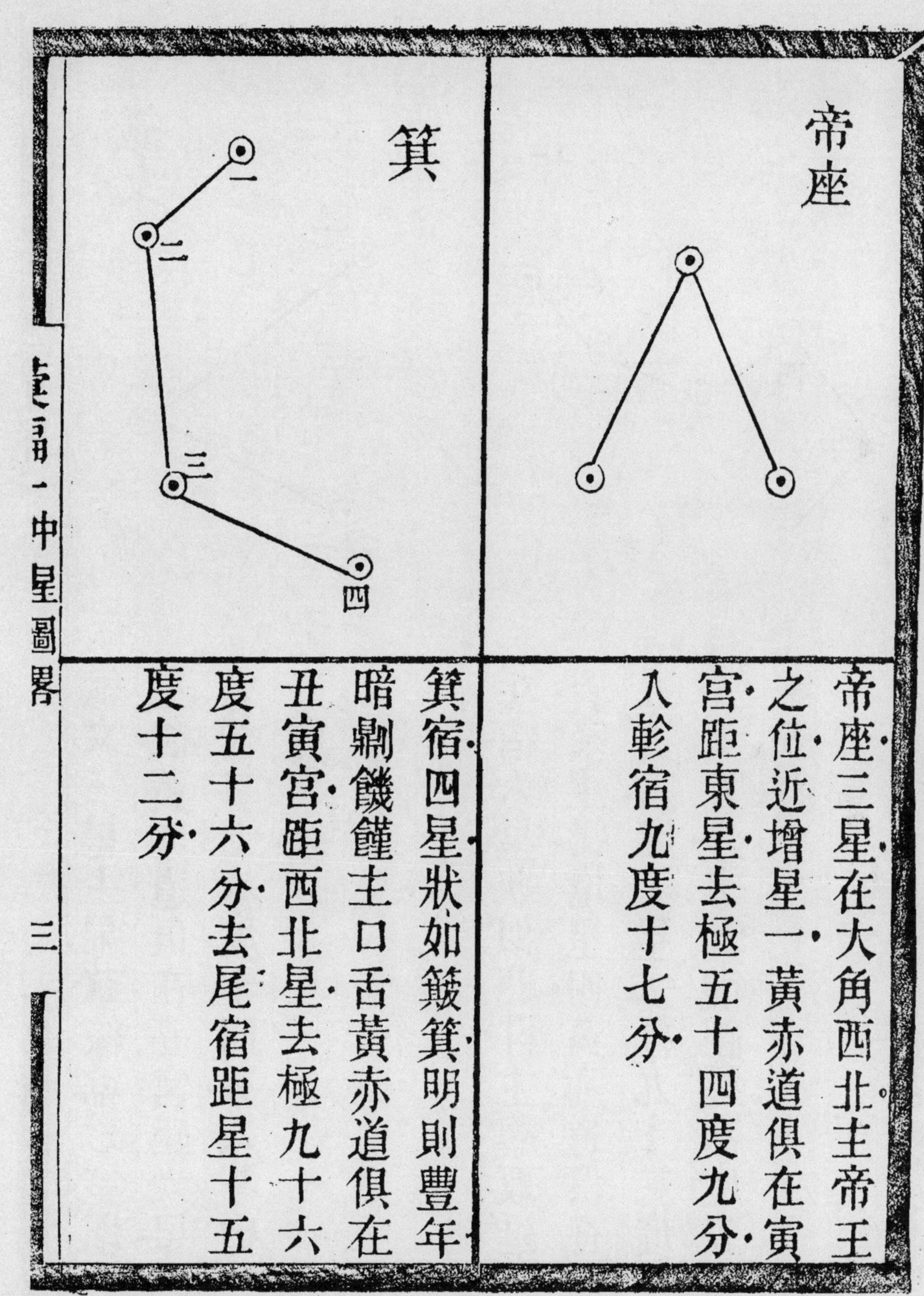

帝座

帝座三星。在大角西北。主帝王之位。近增星一。黃赤道俱在寅宮。距東星去極五十四度九分。入軫宿九度十七分。

箕

箕宿四星。狀如簸箕。明則豐年。暗則饑饉。主口舌。黃赤道俱在丑寅宮。距西北星去極九十六度五十六分。去尾宿距星十五度十二分。

中星圖畧　三

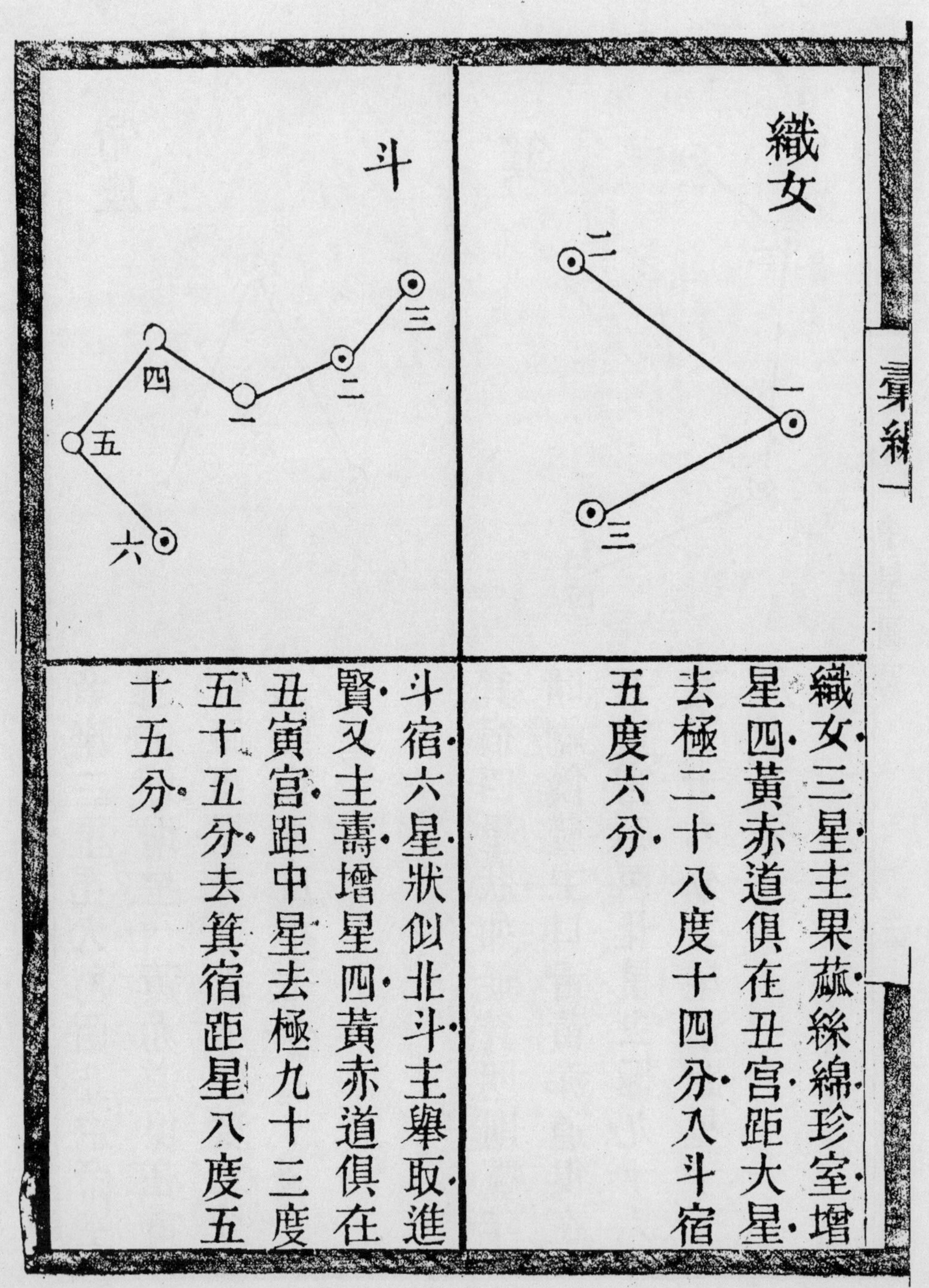

織女·三星·主果蓏絲綿·珍寶·增星四·黃赤道俱在丑宮·距大星·去極三十八度十四分·入斗宿五度六分·

斗宿·六星·狀似北斗·主舉取·進賢·又主壽·增星四·黃赤道俱在丑寅宮·距中星去極九十三度五十五分·去箕宿距星八度五十五分·

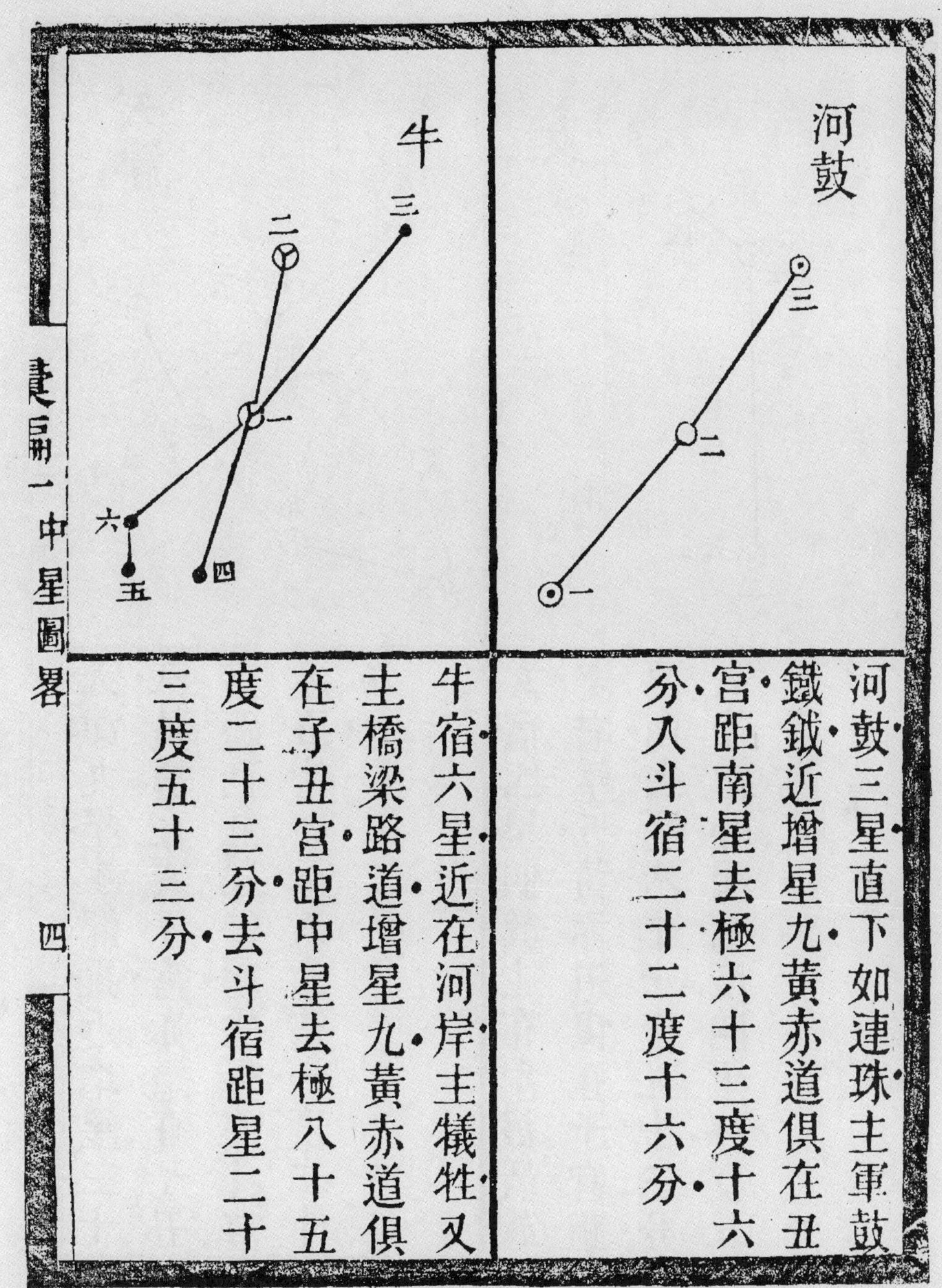

河鼓·三星·直下如連珠·主軍鼓鐵鉞·近增星九·黃赤道俱在丑宮·距南星去極六十三度十六分·入斗宿二十二度十六分·

牛宿·六星·近在河岸·主犧牲·又主橋梁路道·增星九·黃赤道俱在子丑宮·距中星去極八十五度二十三分·去斗宿距星二十三度五十三分·

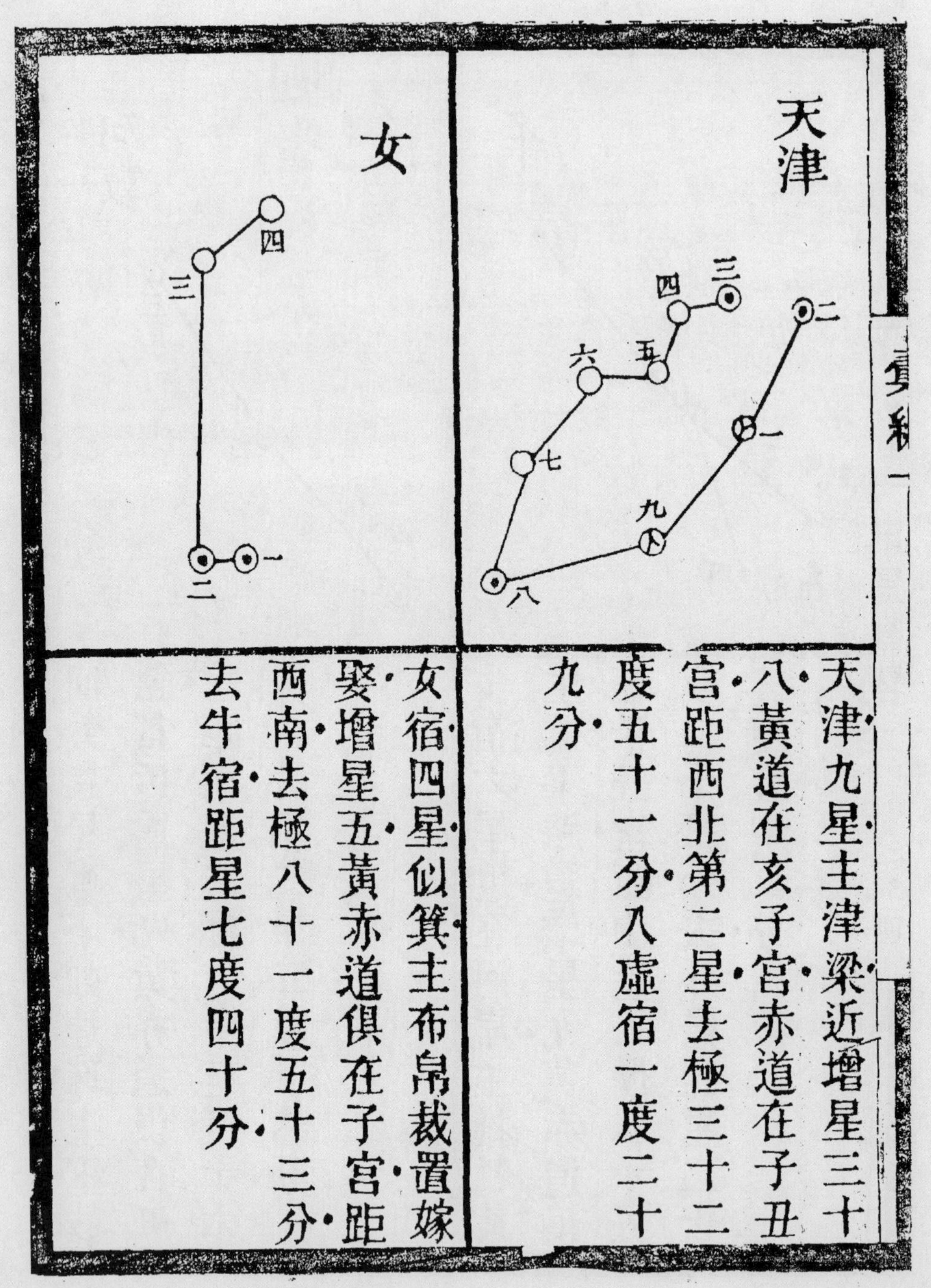

天津九星。主津梁。近增星三十八。黃道在亥子宮。赤道在子丑宮。距西北第二星。去極三十二度五十一分。入虛宿一度二十九分。

女宿四星。似箕。主布帛裁置嫁娶。增星五。黃赤道俱在子宮。距西南去極八十一度五十三分。去牛宿距星七度四十分。

問日法以何節爲根數。答起歲前天正冬至。

問歷元起冬至何義。答一取星紀一取斗建一取甲子一取晷景。

問取星紀者何說。答河圖括地象云。天左動起於牽牛。地右動起於畢。郭注爾雅云。牽牛斗者日月五星之所終始故謂之星紀。

問取斗建何說。答漢書律歷志。斗綱之端。指牽牛之初以紀日月。沈存中曰。歷法步歲之法以冬至斗建所指至明年冬至所得辰刻衰秒謂之斗分。故歲文從步從戌。戌者斗魁所抵也。章俊卿山堂考索曰。古人所以注意於斗分之疏密者。日月初躔星辰之紀也。日月合朔於斗。以紀一歲之星辰。一陽生於此。萬物萌於此。律歷起於此也

問取甲子何說答此歷家積年之法遠溯古初冬至七曜齊元之日歲月日時皆會甲子以爲起算之端是爲古法元授時歷後皆用截算專以實測爲主

問取晷景何說答治歷莫要於定中氣郭守敬曰歷始於冬至無所取之取之於晷景也二分爲東西之中二至爲南北之極而晷景進退有至不至者乃日行盈縮使然不可強而叶也蓋歷術在於常數不在於變行既叶中行之率則可以兩齊先後之變也

問歲三百六十四日何歷止得三百五十四日答從今年冬至數至後年冬至凡三百六十五日四分日之一而十二中氣一帀是謂中數從今年正月朔數至後年正月朔凡三百五十四日有奇而十二月一周是爲朔數以中數朔數相較則

問硒質若何。答此質萬物不多有且無自然獨成者常化合鐵銅銀內。

問碲質若何。答此質不常見偶有自然獨成者其常見者間合於金類之內如金銀銅鉍等亦含之

問燐質若何。答此質無自然獨成者惟各種土含之而植物藉以生長故植物含之最多動物食植物而體內亦含之

問硼質若何。答此質無自然獨成者常與養氣三分劑化合成硼養地球上獨產硼養處亦甚少其常與硇養合化而爲硼砂

問矽質若何。答此質亦爲地球上最多而最繁者凡石類皆含之但無自然獨成者水晶之質幾全爲矽養白沙火石之質大半爲矽養又藤之皮竹之筠人之毛髮齒甲禽獸之羽毛

爪角及血肉無不有此・

問炭質若何答此質最多而最要地產惟煤含之最多空氣內亦有之又動植二物之質並動物內取出之質含炭者大半・

問鉀質若何答此質常化合於別質之內未有自然獨成者地產晶粒形之石多有砷養與矽養化合在內而草木內含鉀尤多・

問鈉質若何答此質於地產各物質皆有化合惟食鹽含之最多而動物中亦多含之

問鋰質若何答此質不常見形性與鈉畧同大半自石中取之菸葉之灰亦微有之原質內爲定質者此爲最輕・

問鏭質若何答此質乃化學家用光色分原之法攷驗某處泉水定質而得每水一噸僅含此二三釐又有數種石亦含之

問鋤質若何。答此質亦用光色分原法攷驗某處泉水而得。又有數種石並數種植物之炭含此少許。性畧同于鉀。

問鋇質若何。答此質白色金類。可打爲箔。煆至紅色。卽鎔。亦有地產者。凡鋇之雜質。水中能消化者。皆甚毒。

問鈣質若何。答此質爲淡黃色金類。可打箔如紙。加熱至紅色卽鎔。再熱則有極明之白光。

問鋅質若何。答此質無自然獨成者。與別質化合之礦產處甚多。

問鎘質若何。答此質爲白色之金。形如錫。性如鋅。常合于鋅內而不多。

問鉚質若何。答此質產日耳曼國。色白可打薄。熱至紅色卽燒。

問鉛質若何。答此質獨自生成者甚少。與別質化合而爲礦者甚多。

問鉛質若何。答此質用光色分原法試而得之。其形與鉛相同。

問錫質若何。答錫礦恆雜有別質。有三種。一爲錫塊。或錫板質

麤。一爲紋錫質純。

問銅質若何。答此質有自然獨成者。其質堅緻而韌。而結力不

及鐵之大

問鈔質若何。答此質爲硬脆之金。與別金配合有大用。而獨自

一質則無用。

問鈾質若何。答此質爲罕見之金。性與錳鐵畧同。而無用。

問釩質若何。答此質瑞顛國所產鐵礦數種可取。又不甚有金

類合養之性。

問鎢質若何。答此質爲灰色之金。甚重。甚堅。甚韌。其礦與錫礦

同見而重于錫礦

問鉅質若何。答此質形性畧同於鈮而不多見。

問鐠質若何。答此質與銅相似。爲長方顆粒。鐵礦內多有之。

問鉬質若何。答此質爲白色之金最難鎔

問鈮質若何。答此質爲黑粉用處甚少其礦爲極堅顆粒。

問銻質若何。答此質爲藍白色之金。與鉍畧同。而堅脆過之可搗爲細粉。

問鉮質若何。答此質如深灰色之金質。如鋼而甚脆可研爲粉。

問鎂質若何。答此質色如銀可打爲箔。無獨自生成者常合化於別物之中。亦爲地殼極多之物。

問鋁質若何。答此質色與堅竝同於銀。而價值兩倍於銀。不易生鏽。

問鉻質若何。答此質與鋁相同而罕見者。昔人化分寶石而得之。

問鋯質若何。答此質似異形之砂。大熱不能鎔。置沸水中。能漸使輕養二氣化分。

問鈕質若何。答此質在奴耳威國之礦內得之。但礦不常見。而形似鋁大。

問鈦質若何。答此質之礦產瑞顛國。以大皮地方。

問鉺質若何。答此質與鈦同出一礦。

問鉞質若何。答此質亦出鈦礦。

問錯質若何。答此金類亦在加度里內得之。中取得者。然昔來得礦中更多。

問鋃質若何。答鋃出於錯礦。與錯有別。與養氣化合。止有鋃養

計五十三萬餘兩此一年之內　國家所入約計八千數百萬兩業已繕具清單由司農入告矣　錄正月廿六日申報

改建鐵路

浙省開辦鐵路初擬由拱辰橋折而向東經喬司橫塘等鎮直達錢塘江口現聞公司中人議改由拱辰橋西從豬兒潭一帶轉松木場經青芝塢繞出西子湖畔再由南屏山麓轉至鳳凰山下以達江干所需經費照前議約增半倍然用款雖鉅因是處墳塋較少俾得保全枯骨不致地下幽魂有安土重遷之苦惟刻下尚未興工究竟由何處建造尚難揣測爰據所聞錄之　錄正月廿九日申報

總署易名

北京政府欲改總理衙門為外務衙門總管外務為恭新王正堂為李大臣鴻章翁大臣同龢副堂未定參贊翻譯各一　名總署房

屋亦重行改造矣　錄二月初二日京報

擬查人數

瑞士國曼省前日天下公會會議之時有協理人外南起而請派會內同人四出詳查天下各國人民生齒之數究竟實有幾何於明年該會再行集議之時彙回報明至前者中國李傅相行抵柏靈之時諸人已將此事向之陳請并求傅相爲之助力至欲毫無外誤諸人亦不敢謂其必能因北極及諸荒島勢有不可詳查故也然據傍觀所測則合天下各國自計之應有一千七百兆人之㽅云　錄二月初四日滬報

湘電開工

湘省創設電綫經督辦電報事宜盛杏蓀京卿委派沈遊戎廷棟等來湘安設桿綫業於客臘念日抵湘即於二十一日由湘開工迤邐往鄂淯進發每日工作約在四五里大約仲春之末即可竣

事開局矣　錄二月初八日滬報

東省墾荒

黑龍江通肯克音湯旺河觀音山四處開荒甚多刻經將軍恩澤等查勘完竣計通肯荒地九十九萬晌克音荒地一十二萬九千餘晌湯旺河一段共有可墾屯荒一百三十六萬九千七百三十二晌觀音山一段山多地少可墾之荒共有五十二萬六千五百晌分設旗屯放給旗戶承領予限一年如限滿旗戶不能全領即招民戶補墾荒場大界利源頓興誠國之福也　節二月初九京報

使臣入覲

正月二十五日皇上升文華殿美國使臣田貝法國使臣施阿蘭英國使臣竇納樂德國使臣海靖和國使臣克羅伯比國使臣費葛俄國使臣巴布羅福義國署使臣威達雷日本國署使臣內田康哉日國署使臣瑟理威奧國署使臣羅士恆覲見　見本日京報

議開馬路

蘇州日本租界既經交割。茲悉日領事珍田捨已議先開馬路。已與各商人彼此勘定東西横路。除中國代造馬路外擬添路兩條。至於南北竪路須開築馬路六條。大啟土宇以便衆商建造房屋振興市面。節二月初九日新聞報

臺兵三種

日本既得臺灣全島。講求武備。不遺餘力。分臺兵爲三種。一係隘勇。二係熟番兵。三係生番兵。隘勇四百名。則命林某統之。該勇均赭面黑脛。短衣赤腳。負銃挂刀。每年發給餉銀二萬四千圓。熟番兵爲檜山鐵三郎氏所招集。裝束與隘勇一致。號稱民兵。生番兵翦髮。額顋與身俱繡花紋。耳貫金環。手提洋槍。氣象猙獰。望之可畏。惟三種之兵。其不相往來。彼疆此界。各有限製云。錄二月十四日蘇報

福州船政局訂請法國造船監督合同

亞樂塞管駕官卜玳。並福州法國補用領事署副領事官高樂待。奉法國國家之命。並駐京欽差全權大臣。及遼東水師提督之令。與　欽命福州將軍兼管船政事務。奉　大清國國家之命。彼此相議如左。　第一條。中國現開拓船政。欲延聘法國人員襄理。法國國家允代派監督監工教習等員。幷差遣來華。以爲襄辦整頓開拓福州船政之事。　第二條。現論開拓船政之事。應如何辦法。第一節所有中國兵船來請船政局修理者。皆可代爲修理。第二節就現在船臺先製二千五百墩以內之船。其料件輪器礮器中國所無。及一時不能自造者。先向外洋購辦。第三節推究製鐵之法。若欲再求製鋼之益。並可開採福建鐵礦。創設鎚鐵鋼廠。以供船政之用。第四節在船政局欲製各項輪船機器。須俟經費既足。器具既齊。匠徒既精之後。第五節欲移設船臺及機器廠於羅星塔島。以造大號船艦。須俟廠中人役。於製造新法。既已精熟。鑄煉鋼鐵。辦有成效之後。查驗情形可行。想中國應知爲有益之事而爲之也。第六節重整船政所屬學堂。甲　藝徒匠首學堂。用以培植工人匠首繪徒。以供船政之用。管機器人員。以供戰艦之用。乙　上等學堂。卽前學堂。用以培植俊秀子弟。講求要學。以應船政要需。並擇其尤者。遣送法國各項官學堂肄業。　丙　駕駛學堂。用以培植駕駛人員。以供海軍之用。現時未改。仍可照常辦理。亦歸正監督管理。將來該監督速行將應如何整頓。呈具摺略於船政大臣。以備酌核辦理。如此項學堂。果有整頓。應用法文課程教導。　第三條。監工一位。充爲來華差遣諸員匠之法正監督一如前日監督意格時章程。總管船政。藝學工程。並所屬各廠及羅星塔修船廠及學堂之事。該正監督能於明歲新正之際到工。應由法國海部大臣。可以在水師軍工員內遴選。並由中國駐巴黎出使大臣所許約者所有訂立畫押之合同內章程辦法該正監督應許不得毫有異議　第四條除正監督以外尚有一員爲製造船監工又一員爲製造鐵並礦務監工又一員爲畫圖師又一員爲總辦書記又一員郎邁達爲算學教習至廠首匠弁等員人數以後再定及其監工匠首人等人員皆係由正監督從法國大製造廠及法國水師人員內遴選　第五條惟獨法國正監督並兩位監工及繪圖師總辦書記此五位應卽時延請以便明年正月到閩承工至邁達算學教習旣已與中國訂立合同大約至明年七月間滿限明年正月起亦附在以上差遣法員人數之內至限滿日宜續訂合同照佛郎議支薪水其合同應於明年正月先定惟一切增加薪水均從舊限滿日算起　第六條該正監督到福州後應速卽或於六個月內陳明船政大臣　甲　一切圖式估計工料價值單及陳明圖樣按照何樣改變船臺及現時船

廠爲製造更大新式輪船。丈量河之深淺照造船之尺寸。在船政局之前。乙　一切節略。並圖式。及估計工料價値單。爲設立在羅星塔島新船臺船廠內。以便建造新式大鐵甲船。及大快船。丙　兵船的圖樣。並估計工料價値單。可以在舊船臺製造者。或在以後新船臺製造者。丁　至在福建開辦礦務或在礦務處。或在羅星塔島。或在合式之處。設立鎚鐵廠。該正監督復應詳細陳明節略圖樣。及估計工料價値單。　第七條。將來按照船政大臣所准行各樣之節略。該正監督陳明應用各員匠人數之單。可以遵行照辦。所有延請各員弁。及應辦各種機器。均由正監督陳明船政大臣奉准後。卽由辦理船政大臣應卽籌備妥款。以應發給各項款目之需。　第八條。但是隨事隨時用此人員不可缺。五位廠首。爲照管五箇大廠。訂多暫正監督到後六箇月爲限。　第九條。爲訓練匠人製作。船政大臣應行照第六條第三節。　丙所論飭造新式輪船兩隻定以限期製便爲顯明船政機器之精並員匠之能以昭在船政局得有成效　第十條俟節略議成後該監督或欲偕同煉礦監工重同法國爲延請廠首工匠及購買要緊機器　第十一條俟正監督到後同應用諸位共來洋員並中國官員及教習等一齊開課至藝徒匠首學堂係製造監工辦理課讀之事邁達係在前學堂課讀總理之事其後來所延到之法員均可令其同在學堂作爲教習倘後來宜設格物之學堂該正監督彼時再請船政大臣延請一員教習格物之學亦候酌奪

第十二條將來該正監督可以立行呈與船政大臣一明晰學堂章程並呈駕駛整頓學堂之規條倘整頓駕駛學堂之說得蒙船政大臣核准其應用人員應用法員　第十三條該正監督宜留心照管各法員爲推廣中國匠人肄業之才能該正監督宜用心整頓諸學堂爲以後從中揀選中國監工匠首並匠人等以資

福州船政局之用。　第十四條因中國國家。未知將來欲作何等光景。並未識經費若干。法國國家所派監工員匠等。為辦理福州船政局事務。不能預為定限幾年。但只可預定所延法員。以五年為期。俟限滿日。復行同原舊法員。或新換法員。或無須再請。由法國所派者續行更換合同。常以五年為限。至算延請各法員起工之日。第一為正監督。係由合同立定畫押之日算起。第二為別位諸法員。皆係由俟該法員到福州之日算起。　第十五條正監督每年俸祿。係五千佛郎。並有四千佛郎。以為諸員零碎日費之用。其合同以五年為限。　第十六條。該正監督。以及所延法國監工。並各工匠人等。每月俸金應照定准法國佛郎。按每月底日行市。折算發給各法員匠人等名單。每月應張貼在公事房。並諸法員人等俸祿。每三箇月開列清單。以備呈上船政大臣察閱。　第十七條。或正監督暫離船廠。必須自派別位監工。署理其事。並請船日本與西班牙二國和約業已告成凡日本臣民在西屬比律賓群島及馬尼拉都城行商居住者西班牙照最優之國相待不設限制而華民則不然凡華民抵其埠者則苛派人頭稅每人先納三十元方准上岸嗚呼中日同處亞洲軒輊太甚聞之令人不平西班牙豈畏強欺弱耶錄二月初四日蘇報

思欲瓜分

歐人呼土耳其爲衰病國中國爲老大國極形容中國朽敗不足畏也故與土耳其相提並論焉歐洲新聞常言俄帝勅俄清銀行與中國政府結約鋪設滿洲鐵路直接中國東方邊境欲得一不凍之港冬令可以停泊輪艦之用其心雖肆其情可原而歐洲各國視之亦莫敢阻撓效尤然觀俄國今日之陰謀詭計實蓄不良竟有飲馬黃河之勢而英國持盈保泰不肯作首禍之人但揚子江一帶已儼然在英人掌握之中德人旁觀必涉足於黃河長江

之間闢地通商自浚利源俄英德各求其大欲則法人即起據雲南全省直通緬甸四强國環起而攻中國雖不欲瓜分其勢則不能不分矣危乎殆哉錄二月初四日蘇報

日思闢地

俄國西學報載英人庫特近由日本回歸言及東人所注意之地畧謂日本水陸將官因英人不准華人及東人入澳大利亞洲境謀生一節大加斥責且曰澳大利亞洲疆輿甚大其偏北一帶林深土厚依舊荒蕪必須有人開墾云云卽此可見其存心之所在矣錄二月初五日滬報

重振海軍

中國自與日本戰後　君臣上下靡不以講求西法鼓舞才人預備軍械爲整頓海軍之計客冬向美國定造鋼甲二艘各重四千五百墩每一下鐘行二十四海里每艘需銀二百五十萬兩以十

八閲月爲期又向德國定造魚雷船四艘各重二百二十噸每一下鐘行三十二海里每艘需銀三十四萬餘兩以十三閲月爲期其欵由　皇太后助之復有貸欵五百萬貯於英國俟辦有成效陸續再添約添至二十三四艘爲度俾得自成海軍一隊不患不敷調遣節二月初六日申報

保船新法

倫敦有某格之士現在格得新法如有輪船行海與他船相碰可以不至沉溺前日曾在英京演試預製鐵質小輪船一艘滿載磚石於船邊鑿成一孔以物塞之迨至中流猝去其塞船遂沉溺迨沉之艙面之處乃運動機器船果復浮既而停止其機船又下沉再運機力船卽復浮其法乃在艙內製成輕氣球無事則空其氣可以摺疊收藏設遇失事卽在機器房運其電力灌於球內球身遂漲塞滿船中其船遂浮惟球中分有多格設或一格破損亦不

能連及他格·是法也本非深奥·乃竟未經他人籌及也何哉·錄二月初七日申報

議興商務

杭州開創新埠·大有蒸蒸日上之勢·各國洋商·亦皆聯袂來杭·設立公司洋行·以廣貿易·茲有美國領事官佑尼干氏·偕同繙譯衛理氏來浙·在博習書院中·於十四日命駕至撫轅·晉謁廖穀師·延入花廳·茗敘片時·旋卽興辭而出·聞係因美商擬在新埠振興商務·故佑尼干氏赴各當道處面商一切·不日卽當返旆申江云·錄二月初九日蘇報

鐵路告示

欽差大臣督辦兩洋通商事務兩江總督部堂劉　欽命兵部侍郎兼都察院右副都御史江蘇巡撫部院趙　欽命督辦鐵路總公司事務大臣太常寺少堂盛　爲出示曉諭事本部堂部院大

臣承准總理各國事務衙門電開蘇滬鐵路先造吳淞至上海實爲要着惟沿海築路宜棧宜趕年內插標購地希會商妥速辦理等因承准查吳淞上海一路光緒三年曾有英人築路設軌嗣經備欵購回拆軌存路現在奉旨自行築造所有購回原地卽應一律歸入公司惟舊路尚宜加寬取車棧廠亦須分設勘明應添之地卽當分別購定鐵路爲國家大政西國通例凡造路應用地段無論公私産業均聽憑購取由官秉公給價不准居奇違抗除派員率同洋工師復勘插標會縣丈量幷由本部堂本部院派上海關道督同辦理外合行出示曉諭爲此示仰吳淞上海一帶各業戸及居民人等一體遵照毋違切切特示錄二月初十日新聞報

法京電音

希臘王子佐治率魚雷船六艘已抵忌列阻止土耳基兵士登岸

希臘聞王子已抵戞列不禁鼓舞軒囂戞列亂勢猶有未定各國遣兵艦駐紮其間或可免希臘與土耳基有交綏之事又希臘兵船雖抵戞列惟各國禁止希臘土國兵士均不得登岸又希臘軍士已在丕利亞士登岸又言法外務大臣致文各國曰希軍若在該處滋生事端當向希臘是問及後希臘兵船退出米勞境十三號電言戞列耶穌教人往攻堅尼亞各國合力止之且據守戞列數城以爲彈壓法英意俄四國皆遣水手百名澳國五十名已入堅尼亞城土國准之有希臘軍士一隊在堅尼亞附近登岸是日希人喜甚又各國已令希臘退兵希臘首相答曰此次遣兵實欲保守太平局耳歐洲各國戰船已分守戞列港口土希二國軍兵亦遣至戞列邊界各公使甚望其息爭言歸於好　約二月初十日中報

亞兒伯斯鐵路記

瑞典自且巴電氣公司將築一大電氣鐵路至亞兒伯斯第一高峰曰羊古勞嶺嶺拔海面一萬三千六百七十英尺至禮盟湖一帶此地本稱宇內之絶景而鐵路直至嶺上聞該公司以施紙也則谷駐車所爲鐵路經始之區直躋險阪至稱移加古拿地更經由羊𡖖勞而至爾華里士得欹里多故將作亞里華多式機器轉瞬之間可致人於三百三十英尺之地約時務報二十册

公使附約

日俄政府已專派大臣訂定保韓條約而兩國所簡駐韓公使亦訂約四條以便照約辦事　第一條朝鮮國王還宮一節出自宸斷日俄兩國使臣從旁贊襄則可阻難則不可務使韓王享太平之福日後凡有日本壯士寄跡朝鮮者嚴密防範　第二條朝鮮政府目下信任内閣各大臣俱係前二年膺國務顯職者爲人寬厚和平日後日俄兩國見韓廷更易大臣務勸韓王用寬厚和平

之人物庶於中外各受其益。第三條。朝鮮釜山京城。日本所置保護電線廠署衛軍三中隊一律撤回改派憲兵不得過二百名大丘五十名。嘉興五十名。自釜山至京城要隘十處。每處駐十名俟朝鮮地方平靜。准將憲兵漸次撤回。第四條。萬一朝鮮作亂京城以及各商埠。日本租界安置保護兵。京城二中隊。釜山一中隊。元山一中隊。一隊不得過二百人。該兵駐劄租界相近之處。如地方安靜。則兵次第撤回。若俄國派兵保護公使領事各署人數與日本相同。不得超越。安靜亦一律撤回。明治二十九年五月十四號。小村壽太郎。伍也八會訂。錄二月十一日蘇報

苛待亞人

法報載美國有苛待華人之事。非洲南境遂步其後塵。按華人往非洲南境爭先恐後者。以持蘭斯法耳國礦業中有利可圖。及至彼境。白種工人即宣布例禁。而特國報館中人。猶以爲未足。更籌

出種種苛例至非洲南境英屬那達爾有印度人在彼工作白種人直以畜類待之以致印人有不平而鳴者回至印度將彼處苛待情形編成一書徧告衆人那達爾復斥其妄今觀以上各節可知是書所言今非無據其在澳洲之白種工人初不問印人爲何國之民任意欺負夫歐洲人之在亞洲工作者不問其何等材藝何等身量亞人從未苛待並華人印人在非洲南境歐人待之如此雖現無意外之事然而亦已甚矣　錄二月十二日新聞報

教育工商

俄報云曠觀五洲百年來富强之國講武而外莫不以振興工商學業爲第一要務而其用力之專成功之速者則爲合衆日本兩國合衆獨据一洲幅員廣漠自花旗戰後務農殖貨闢地通商與民休息者蓋數十年國勢蒸蒸遂以日臻强富而要其得力則又以無地非學無人非學所致夫工有學而藝精商有學而藝盛若

士若農若兵。悉類是。蓋學者工商之權輿。而富强之根本也。日本區區之島。內逼於幕府。外制於强敵。三十年前亦幾不國。乃明治蹶起。發奮爲新。講求工商。不遺餘力。其先年境中有織布局一座。今則增至五十九座。股本增至二百億佛郎。他業之振興者似此。不可枚舉。故凡所製造。流溢五洲。比來更訓練將卒。整飭甲兵。浸浸然雄長東瀛。與歐西各國並轡矣。錄二月十四日新聞報

經營海軍

日本政府議定添設大戰艦四艘。二等巡船三艘。三等巡船二艘。魚雷礮船三艘。捕魚雷船十一艘。頭等魚雷船二十三艘。以上各船。除大戰艦三艘。頭等巡船一艘。二等一艘。礮船一艘。捕魚雷船四艘。魚雷船四艘。擬在外洋定購外。其餘均在本國船廠定造。至定造之大戰艦。係仿照英國新式大戰船瑪業司提克式樣。載重一萬四千九百噸。所用汽鍋係貝累斐賴式樣。日本經營海軍不

五書院賞仍照舊由官自給。所有存典貼獎六萬元。內擬提四萬二千元。每月息七釐。每年提息洋共三千五百二十八元。一書局經費。每年擬抽提一成。計洋二千五百二十元。一采訪局經費。每月擬抽提一成。計銀二百七十七兩零。洋一百三十二元。錢九十九千六百文。一續纂鹽法志局經費。每年擬抽提二成。計銀一千九兩九錢零。九書藉儀器院中擇一高敞之處庋藏書籍儀器。由監院率同司事。不時查點。於夏冬時分別曝晾。以期經久。學生如需取閱書籍試驗儀器。收發章程。由監院另行妥擬附入規條。十條約。院中一切規約。應由監院會同教習詳細妥擬。呈由總辦詳請撫憲核定。錄正月廿六日新聞報

師範學堂紀事

盛杏蓀太常創設師範學堂。示期考試。茲得其堂中課格云。第一層先察質地。學有門徑。材堪造就。質成敦實。趣絕卑陋。

志慕遠大。性近和平。附六不尙　不尙考據瑣屑。不尙浮詞麗藻　不尙高談奇論。不尙憤世偏激。不尙門閥科第不尙薦函請託。第二層工夫課實力。勤學誨。勞撫字。耐煩碎。就範圍。通商量。先公後私　第三層工夫鍊精心。學誨並進。善誘掖一講解二批改三勸善化不善　密稽察。有條理。解操縱。能應變。第四層工夫求融洽　學誨更進。無畛域計較。無爭無忌。無驕矜。無吝嗇。無客氣。無火氣。第五層工夫幾有成。性厚。才精。學廣。識通。行正。度大。心虛。氣靜。附六戒　戒名士氣恃才傲物玩世不恭坦率狼籍浮華無實辯言亂義。戒腐儒氣拘文牽義食古不化剛愎執拗冥索元虛。戒豪貴氣居服奢侈揮霍爲豪酒食徵逐頤指氣使。戒婆子氣姑息養癰優柔寡斷惑溺陰陽忌諱。戒江湖氣矜誇門第侈陳交游大言不慚　戒市井氣營謀鑽刺計較錙銖見利忘義諂上傲下　右格五層來考各生能合第一層格者給予第一層憑據及膏火卽准入堂肄中西各業并派課外院小學生四名以資練習徐察其能合第二層格者再給第二層憑據及膏火以上三四五層依次遞進遞給不得躐等惟能連合兩層者准並給兩據給至第五層據方准挑充教習此格旣出報名者多至七十餘人屆期假六馬路格致書院扃試到者祗六十五人至黃昏時始交卷題爲擬補後漢書藝文志敘　問經史之學何者與西學相爲貫通　中國籌邊之策以兵守不如以商守以兵戰不如以商戰論　仿設師範學堂議錄二月初五日申報

變通算學新章

浙省廖中丞奉到部文今年爲丁酉正科之歲現當時事多艱需才孔急諸生於算學一門　國家已設有專條另附一科現宜竭

力整頓。經大部商酌。凡各省士林。如有精通斯藝。可稱算學專家者。一體送入書院。由各縣學報知學憲。由學憲送交監臨。保送主試。另給試卷。卷面標明算學。一經主試考核。如果算藝絕倫。卽文理文筆稍次。亦準取中。以示獎勵云云。約二月十四日新聞報

改試西學

江甯府柯遜庵太守。去年擬將金陵惜陰文正兩書院。改考西學。議定課程規條。稟請督憲。批准。撥銀三千餘兩。並飭江甯府另籌銀若干。定每年十課。每課取二十名。第一名獎銀五兩。二名三名獎銀三兩。四五名。獎銀二兩。六名至十名。各獎一兩五錢。十一名至二十名。各獎銀一兩。至每次課題。分時務算學兵農礦化各學。無論舉貢生童。均可投考。錄二月十六日蘇報

商業學校

日本各處設立商業學校。招聰穎子弟學習商務。及西文漢文算

術書畫中俄韓各國語言以四年爲期屆期卒業號爲及第即給以證狀俾得就各銀行各會社執事或出洋貿易亦作育人材之一道也長崎商業學校生徒多至一百八十餘名學校章程每屆春秋二季衹生徒前往各處運動肢體名曰行軍今値行軍之期校長若杉氏教習深掘氏率領頭等生徒二十餘名乘神戶船赴上游查察商務以資學力限勾留三日即乘原船回長崎錄正月初四日官書局彙報

高麗學教

明日報訪事人由漢城來函云各友邦之在高麗者留心時務加意學教兩端計上年韓京共立書院九間學生五百三十四名現擬添建公家學堂三十八處尚未興辦韓京前設學堂規模悉照日本小學校章程所派管學大臣專課以中國四書五經而於史記輿學不加講求學生以六年爲限前三年入小學後三年入大

學各學生需用書紙皆由學堂供給崇古儒學校則課經史古學學生約三十名每年經費二千元由韓京大學堂撥給教習以六月爲限本年六月初次甄別延日本人名他克馬米者掌教學生四十名爲額不得更改英文學校乃九年前建立學生多至百名有二英人主教法文學校本年正月設立學生三十四名掌教者名馬梯路俄文學校本年五月設立學生四十名掌教者名奶高里威地科富每月脩金二百兩東文學校乃一千八百九十二年夏間設立學生四十五名掌教者爲聶甲士瑪千支路與岳士大他得蘇二人以上學校均有高麗人助教一二年前學生不過一百五十名三年間日臻盛軌釜山有私立學校與漢城書院同軌最盛者爲美國教士阿皮吉拉與本克在一千八百八十八年所設學校學生不下一百七十名內有一百零六名專學英文六十名學漢文六名習聖教經費由美國教堂供給不收修金高廷由

三、錄二月初一日申報

高設銀行

日報載中俄銀行總管波柯奇羅弗、自遊歷中國後、於月初行抵高麗、與戶部參謀布朗創辦高麗銀行之議、洎與議中人意見不合、互爭不已、適波總管抵高後數日、布朗卽往見高麗銀行局總事安奇肅、謂銀行當按原議、與政府訂立合同、應稟准課稅均歸銀行經理、當延請外國人之有名望者爲參謀等語、安董事逐條駁之、而布朗執之堅、又請於高王、期於必行、高王聽焉、遂詔創辦銀行、諸人謂布朗所擬各條、商民某力爭之、略謂必如參謀所擬辦理、則收稅之權、將盡歸於外國人、而商與國俱病矣、高王默然、而旅韓美民之有權勢者、多袒布朗、以布朗明實受意於波柯奇羅弗也、現聞銀行諸人似有變動、或將照所議辦理云、錄二月初三日滬報

利權獨攬

英國目下與中國訂一重要商約，若能訂妥，則英國可以獨攬中國之利權，英國殷戶聯袂而起，湊集鉅資，鋪設中國鐵路，而鐵路之權，歸於英國經營，意欲與俄國遼東鐵路相頡頏，嗚呼彼爭此奪，豈中國之福哉，錄二月初五日蘇報

杭絲開貨

杭省各絲行，年例定於十六日開市，今年鄉貨之肩負求售者，約有六百餘包之多，所有絲價，經絲業各董事議定，肥絲每兩二百零七文，細絲每兩三百文，各鄉民因開市絲價未能起色，因此不售者十有三四云，錄二月初五日滬報

茶稅新章

杭省往年徵商運來之茶，向由甯關納稅，再行運赴上海，近聞茶商紳董，具稟中丞，凡徽郡產茶，情願赴杭關納稅，以免繞道甯波

徽浙交界各卡查驗放行等情。已蒙中丞批准照辦。並荷中丞體恤商情。向章徽茶運至浙省。例須抽提塘工捐稅。刻奉憲恩一概豁免。各茶商於是集議章程數條。大概爲保護商業起見。凡茶商自閘口起貨之後。江干各行紛紛兜攬。不免滋生事端。現各商設立公所兩處。自江干以達湖墅。凡三十里。沿途照料。庶轉運利便。商務得有起色。凡報關之貨。由公所給付三聯報單。杭關始得放行。以防偷漏。誠良法也。錄二月初五日滬報

滬上鑄錢

上海道憲劉康侯觀察。目覩上海錢日竭。洋價愈低。大礙商務。已稟准南洋大臣劉峴帥。在鑄造局開爐鼓鑄。所需銅鉛。一律購齊。可資鑄六萬千。光景約每日可出錢三百千。聞即日開工矣。錄二月初七日蘇報

劃定租界

蘇埠租界一切事宜現已妥行議定傳聞日界自相王廟對岸起至新造外國橋止英界則自外國橋起至密渡頭止美國即由密渡橋南起至小石橋止　約二月初八日蘇報

貿易穩法

近有西人著書一部命其名曰貿易穩法中皆歷載今古謀利之道謂古人以勤農事養六畜爲致富之術今人以廣通商宏製造爲求財之法國家則以練習兵船侵陵別國奪其地而收其稅并令之賠償兵費爲第一謀利之法此外貿易一定得利之法內共有一千餘條要皆確而可憑實而可徵之事一爲開五金礦二爲國家准專做一種貨物出售不許他人仿效三買賣國家借銀之股分如中國去年息借商款之事四以便宜之價買空地一塊待他日此地熱鬧租屋收値即可得最厚之利五買大輪船行走別國通商各埠而廣收客貨水脚六爲國家專辦兵營兵船常年需

用之物料七廣收各處棉花用機器去子紡織布尤爲發財穩當之法八取他國上等煙樹種之做成煙卷煙絲煙末鼻煙之類行銷各處可獲數倍之利九留心查察本國別口岸及別國各口岸所喜用之物尚未有人運售則購此貨載至其地必能暢銷得善價而沽十或度此地將要開鐵路或築馬路或造廠屋預先買其地以待之則開鐵路之公司不能不買此地而其價可居奇增漲卽稍離鐵路之處其市面必然興旺而地價亦貴十一細查本國內有某物堪行銷而尚未考究其用法做法故銷路未甚通暢則取其物用新法精製人必樂購而得一定之財十二如本國內兩大城間往來人貨甚形繁盛而道路不平坦則將地面塹平寬闊之馬路築成鐵路一條或用馬牽之車或用汽機之車每日準定時刻來去數次每人每貨收錢若干則依其法而行之必發大財又如有衝要之水路平常之船每爲風浪躭誤不能迅速則買小

輪船數艘。訂定往返時日。將見運貨運客行程速。而其利定堪操券。近日華人已有行之者。十三於要路造一大橋。以便行人。俾免經由之紆折。而避險惡之浪濤。則人多喜走。每人即令輸錢數文。日久亦能獲利不貲。如昔年上海造一條大橋之西人。即此法也。十四凡遇人煙稠密之處。安放電綫兩端。置電機一副。不過費毋銀數千兩。即可大便於官民。而獲子倍豐。十五於國內設立男女書院。請品學兼優之教習。功課認眞。章程嚴肅。則肄業者必多擔簦負笈而來。區其等差。而收其束脩膳資。不但能得利。而又可得名。於國於民。兩有裨益。而必得國家之厚賞。十六取藕果楊梅橘子等類。依別國之法做酒。其酸者加糖而發酵之。用洋瓶盛固。發至通商各地。則必售上等貴價。而倍得贏餘。以上諸條。一千餘法中。不過撮其大略而言。此外難以更僕數。惜無人爲將此書譯成華文。以作操奇計贏者枕中祕訣耳。節二月初八日蘇報

商部咨文

巴黎日報。載法國商部大臣恩利蒲軒。於中國允將龍州鐵路歸法商斐阿利益公司承辦。後接得龍州稅務司來文。略謂龍諒鐵路未興。運貨不便。且運費又大。即如棉紗一項。每担需洋二元。倘運鐵路。每担不過四角。餘可類推。況興辦伊始。士商不能踴躍。何也。如不能操法國語言。不諳北圻稅關章程。偶一違犯。必照例議罰。更恐隨後另增新例。彼必受困。故現時宜有洋商爲之包定一切費用。然後可。至於稅項。當與北圻鐵路一律云云。商部即據備文照會議院。茲錄其文如左。　商部爲咨行事。照得一千八百九十五年六月二十日。中法兩國在北京所訂[illegible]商務約章內。准於廣西之龍州。與雲南之蒙自思茅兩處。開埠通商。緣蠻耗係保勝至蒙自水道必由之處。中國允任該處通商。與龍州等處無異約成之後。中國政府。又准將龍州鐵路利權。歸與法商斐阿利益公司。俾得由該處開築，徑達海防一埠，接至諒山。此項工程至多，不過三年。築成之後，自諒至龍，得以通行無阻。查向來運往北圻貨物，均取道北海廣州兩處。法商務局與藩部經理，不遺餘力，始有成效。然尚未能盡善，故現在法國派駐中國北京公司，與藩部大臣另籌善法，奏准辦理在案。茲又據中國龍州稅務司文稱云云。竊思該稅務司之言，不爲無見。法國自宜於該處設立行棧，專運往來貨物，以爲土人先導。爲此知會貴議院，請煩轉諭各工商人等，將中國南境商務陸續推廣。實緣該處乃九十五年六月二十日訂約以後，法國所獨得之利，宜加意振興，以期持久而收實效。本部有厚望焉。錄二月初九日蘇報

稟改郵章

粵友來中國頒行郵政，茲聞省城商人，於前數日聯稟省憲，求將郵政章程，略爲變通辦理。內有三款，一請將遠近書信，分別辦理。

信資宜按遠近收取。二書籍與新聞紙等件。宜照信件減收寄費。三扶帶親友書信。請免議罰。省憲批准與否。尚有未確信也。錄二月初十日滬報

民局改章

金陵郵政局分設兩處。一在城北與定湘王廟對衡望宇。一在關江干市上。均由鎮江關稅務司。派西員一名到局管理。各民局均須貼費。所有信件包封。交郵局轉遞各處。無奈寄費過昂。銀洋又不便匯兌。以致貨物不得流通。市上生意大為減色。且金陵所出之欄杆緞帶。向銷外路。為生命之源。今則阻滯寄遞。不堪言喻。邇來各民局集議。別籌良法。擬在陸路多設信局。從省至京口。雇脚夫挑運。每兩日可往返一次。與郵政局分道揚鑣。並行不悖。該民局亦甚有見地也。錄二月初六日申報

華茶漸衰

印度與錫蘭山兩處產茶．消流於我英年盛一年．去年由中國運來茶葉．減至二十萬磅．而於一千八百九十五年．尚有二千六百萬磅．是中國之茶．前旺而今衰．至於印度錫蘭兩處來茶．前年有一萬九千萬磅．去年增至二萬零一百萬磅．較中國多十餘倍矣．錄知新報三冊

改聘礦師

江甯府屬礦務．由官辦者．係正任巡道胡芸臺觀察爲總辦．此外另有商辦礦務．如鍾山等處則由本地紳董余張二君．稟明各大憲．領山開採．自去歲以後．招商集股．湊成鉅款．延聘礦師某君．督同工役千餘人．就本山近處．縋幽鑿險．畚挶兼施．所獲礦產．以煤油爲大宗．鐵硫雜質．亦屬不少．刻各紳董等．因該礦師未能一一明晰．現改聘基督醫院化學教習曹君爲礦師矣．錄二月十一日申報

車。其車可拖二傷人。如比德二國城中常用之車。法人在調尼斯。及愛爾夕歐司。均在北非州爭戰。嘗用犬。前次土耳其一役。俄人亦用犬。奥國用犬以破埋伏。荷人在愛基恩一役。用犬在密林內偵探。使其孤軍不致被土人攻其不意也。在何爾伯司山上。意國營汛亦常備犬也。節時務報廿九冊

伊相往事

新報云。時方炎夏。伏熱鑠金。人獸草木。均在爐冶。鮮有生色。如我國相伊藤施此政策。羣情洶湧。輿望日離。其平昔之長技。所謂飾政治者。如補敝衣。隨縫隨綻。身襲內閣總理之服。今作襤褸百結之觀。故曩日刎頸之交。苦口極諫。冀以更始。革故鼎新。伊相漸悟。欲納讜言。然左右怩近。習小流輩。恐不便己。怏怏失權。謂以若所爲。則奈彼自由黨何。倘自由黨人搴裳而去。則將賴伊誰而保持名位哉。伊相逡巡不能引決。朝夕懊惱。輾轉反側。如陶穴之鼠。樊

籠之鳥。滿腔苦熱病於夏畦焉。錄知新報第七冊

援例妄請

京都東華門內向惟　皇上可以乘坐大轎。外此則惟恭親王得蒙恩賞坐二人肩輿。今忽有某國使臣。請在東華門內乘坐大轎。其言曰李中堂到我國。轎車馬皆聽客之便。均直至殿廷而止。我待李中堂如此。中國亦當以此禮待我云云。刻聞此禮已交總署王大臣議奏矣。又聞李蘭孫相國以該公使膽敢妄請。殊屬恣肆。憤不能平。肝氣大發。竟不能入朝辦事云。總署初以此例萬不可開。然既有此請。又不可不予以體面。逐日相議。頗費躊躇。玆於萬難允准之中。已得一格外周旋之法。擬請　旨將所有各國使臣。悉加　恩在紫禁城騎馬。以示優待。以崇體制。噫西人來華事事要求我　皇上如天之量。雖曲予優禮。其如狼心無厭何。參正月二十日新聞報滬報

思患預防

英國紐須德瓦賴司地方威靈敦馬那南特爾鐵路公司現將該公司所有枝幹各路均安設德律風每路專有行李車一輛車上置德律風機器一分內有小鼓一箇德律風鐵綫纏於其上綫稍有小鉤途中無論行至何處如遇險或有别故必須停車者只將小鉤挂於路旁德律風之上則可與車站往返問答不致與他路火車有相撞之虞洵防患之善法也錄正月廿八日官書局彙報

俄國流犯

俄國法律凡犯十惡不赦者皆處以流刑流入煞額靈島用該國義勇艦隊中之鴨綠斯扯布號裝載流犯八百五十名於去冬從本國出口路經日本長崎開往該島計流犯內有三百五十名係犯殺人罪餘五百名皆罰不赦之罪當寄碇長崎時有人至其船視之見船中犯人或五十名或八十名則裝置一大鐵籠若檻猛

虎然防範甚嚴。如犯人在籠中有囉唣等事。則開放籠中汽筒以鎮伏之。犯人中男女分別。男則頭髮一半翦短。女則一半剃去。一望而知爲流犯。及抵該島。則將每犯笞臀釋於島中。俾其自行謀食。聞該島罪人陸續運去。已成村落。生育甚繁。將後該島人民。均係凶人後裔。其恣睢强悍之氣。令人不敢近。恐異日商旅誤過其境者。必致受其横逆也。錄二月初五日蘇報

太陰星辯

粵商某甲近購有天文鏡一座。其鏡大徑二寸餘。能映太陰之面。大略有山有谷有平原。與湖海江河形勢不甚差異。月中形象言人人殊。或謂月體無氣無水。亦無動物植物。而月面極冷。或謂太陰面之暗處爲海。既圖其狀。復定其名。至今測月者猶謂之某洋某海。月面大半爲平原。間有高起之山。其形甚亂。或看其平原略帶綠色。疑爲青草樹木之色。近有美國天文師極言有氣有水。足

爲動物植物之用。與地球同理。又有一說。數百萬年之後。地球之體漸冷。將地球之氣與水。縮入其內。而人與動物植物俱不能生長矣。蓋月體較地體更小。故知其冷更速。而早已無氣水矣。互相駁辯。西人雖講究天文。有天文臺以資其測量。有天文鏡以便其推求。然終不能得其確據。天文豈易言哉。約二月初五日滬報

圓光返照

安徽池陽某寺中有白道人者。年近期頤。而耳目之聰明。雖弱冠亦無以及。黑夜觀書。乃其常事。聞者咸疑之。近有某士子。挾不數見之書。造訪其廬。出書與讀。歷歷不爽。或謂此非目力之神。乃其頂上之圓光返照也。錄二月十七日滬報

火山奇聞

火山吐燄。久有所聞。然皆或吐或熄。迄無定時。每當煙燄飛騰。石枯川竭。附近屋宇必遭傾塌。鳥獸奔駭。民人驚逃。偶當其衝。輒至

斃命。地球中如亞細亞歐羅巴兩洲。恆多有之。惟莫能知其何由而火烈。何由而止熄耳。俄國曾有武員在距伊犁城外。四十餘里地面見有火山一座。火燄炎炎上騰。因考地圖得悉其名曰巴山。其外則伊勒山也環繞拱護。疊嶂層巒。向少人迹。當卽親往觀看。於山旁石罅中。見煙燄吐出。蓬蓬勃勃。有不可嚮邇之勢。復有煤炭及硫磺氣味。於是歸述於人。隨有中俄兩國研求化學之士。接踵而往。詳察地勢。考驗土質。皆謂山中所產。非煤卽磺。煤約得其三。硫磺約得其七。復經俄國委員馳往探察。據稱此山之旁有澗兩道。泉水交流。温暖異常。居人喜水之煥煖。時往沐浴其中。歸必生病。想必煤毒所致。按天山南北沿路皆有火山。當未吐燄時與各山無異。行旅驢馬。萬一誤踐脈穴。則烈火驟發。因樹碑立表。俾衆週知。聞數年前。俄國義爾古德斯克總督。曾親往察驗中國疆吏。以地近喀什噶爾。不任入境。悵然而返焉。錄二月十七日滬報適卒業而歸遂與泰西某女醫同立紅十字會更得奥國總理事相助爲理募諸各善士集得洋銀三千餘圓受傷者遂醫藥有資漸漸痊愈　皇上聞而欣悅特於事畢之後　賜以御書横額以奬其功其額長六尺闊二尺三寸糅以黃色大書恆樂慈善四字上鈐御璽中書敕賜二字四圍遍綴金龍雕刻精美蓋以中國政府有善必徵故奏請　皇上特頒此貺此婦亦榮矣哉約正月十七日申報

官設醫學

金陵普育堂官醫經江甯府柯太守逢時招考後錄取二十二人傳取前列五名到堂施診於是得列前矛者咸來堂一試其技未及旬日拔取第一之陳某即被人控告稟中大略謂陳兩耳重聽診病鈔襲古方全無心得爲衆論所不服等情因復飭傳驗看另召他人承之而令陳歸普育堂義學充當教習此去臘事也新正

某日太守又以醫道關係人命，責任匪輕，不得不亟圖整頓，爰擬創設義塾，就愛育堂延聘醫學宿儒，教授民間子弟，參以西法，並購辦化學器具，製造藥料，務令功歸實濟，學究本源，俟三五年後，考驗給憑，始准行道濟世，庶少庸醫殺人之弊，刻已申稟督憲劉峴帥，峴帥准之，札飭上元江甯兩縣主，知照各善堂紳董勸撥欵項若干，以成此舉。錄正月十八日申報

倫敦醫案

倫敦醫報載有英國葛醫士被某氏女控告一案，纏訟數月，始經判結，其事頗新，在西人視爲故常，而華人鮮不詫爲異事，查英國之業醫者，統計四萬有奇，而葛醫士固四萬中表表特出，羣推爲斲輪老手者也，然其所最擅長者，厥惟婦女科，三十年來，共剖婦腹至八百人之多，其毋須剖腹，而全賴藥石醫愈者，蓋不知其幾千百矣，按婦女之症，或胎前，或產後，或天癸不調，或白帶交侵，種

種病情較男人尤爲煩瑣其有病入膏肓非藥力所能攻瀉者必剖腹滌腸使其去汙生新方無後患非然者藥到病消未幾旋發雖盧扁與居無所施其技而欲其著手成春不可得已然則葛醫士之剖腹探源蓋有獨具隻眼而專門名家焉數月前有某氏女年過花信尚未字人屢患小腹作痛之症求治於葛葛以手按之有結核隱橫小腹左右知爲子宮之受病非剖視而治理之難以奏功女以久痛不愈應之曰諾葛雖有胆識然猶未敢卽爲下手也因命女簽字畫押然後奏刀始劈開小腹見其結核如肉瘤其一已潰爛矣其一雖未潰爛而包藏惡血殆不可爲因思此核爲婦人受孕產育關頭如花心之全賴以結子者也若削而去之則絕其孕育竊恐誤其終身不削而存之亦難望懷孕且恐有性命之虞權衡輕重不若去其病核而全其生較爲上策於焉削之貯以璃罇浸以藥水女創既合病亦旋愈擬圖所以報之者歸而商

諸其妹。妹性慧而黠。笑謂姊曰。阿姊貴恙獲痊。固其幸也。爭奈桃花無結子之望。荳蔻絕含苞之期。人知之悔爾婚。人不知亦誤爾身。不仇視而控訴之。反欲圖報何其愚也。女聞妹言。柳眉到竪。桃臉翻紅。遂惑於其妹之說。謀諸律師。具禀控告葛醫於邑主。某大令提女到問。女供前曾有某氏子來議婚。將及於成。今因葛醫剖腹絕孕。某氏子聞之。或將拒我。是將誤我終身而無肯相依者。前路茫茫。雖生若死。是葛醫雖能爲我治病。畢竟功不補過。恩難敵仇。而謂孱弱女子其肯甘心緘口而不呼冤泣訴者乎。邑主見其語帶悲酸。惻然動念。遂召葛醫到案。而斥其不是之處。判令賠償六千金磅。合英洋六萬餘元。以給原告爲畢生養贍之費。葛醫曰。冤哉。某自懸壺壽世以來。一以謹慎爲懷。從不輕舉妄動。今原告所控各情。某當時亦曾念及。但念救生爲重。而不遑慮其有他也。若謂其所以治病之法或有舛誤。則肉核具在。可請各國名醫覆驗其應剷除與否以及有無別法可以療其隱疾然後治某之罪未爲晚也如其不然某則請詳臬堂核訊不願遵斷也邑尊許之由縣而府而省凡三斷而不得直及前月某日由刑部堂官提審葛醫方悟原告當時曾有簽字畫押之憑據可以作証並非師心自用有犯醫律遂將字據檢出呈訴巔末刑部堂官乃責原告曰汝之病症歷考著名各醫士若法若德以及本國之著名者皆謂如此施治並無舛錯不如是則於性命有礙不僅絕其孕育已也況汝既有畫押在先願從剖治更不應責被告之罪今爲汝等斷其訟籐所有律師訟費均由被告給償永息爭端毋庸別生枝節致干罪戾云云原告俯首無言其一種嬌羞之態令人見而生憐葛醫亦唯唯遵斷而退核計所有訟費約需一千八百金磅合銀將近二萬元之譜如此鉅欵雖未曾一旦籌備然念原告恩將仇報心頗不甘通國衆醫生皆踴躍捐助以償此欵非葛醫之才品

兼優。未必衆心齊一。肯爲幫扶也。然則葛醫之遭此訟累。不且因是而廣播其才名也哉。又何怨。錄正月十九日滬報

醫學通神

杭垣自交春令。喉症陡發。有趙公子者。亦染是疾。不數日間。點滴難下。旋經祖傳專科之沈希仲茂才授藥一劑。復以壺中丹吹之。應手而愈。據稱因去臘雪少天氣煥煖。陽不潛藏。至春少陽發動。火氣上升所致。當以竹葉石膏湯爲主。自然立奏奇功。世有攻岐黃術者。尙其默識斯言也可。錄正月二十日蘇報

施醫設塾

敝堂施醫給藥。歷有年所。今遵舊章。於廿一日開診。專請內科李君紫璇。韓君小橋。秦君子和。韓君少懷。岑君仲艮。許君蓉江。孫君雲舫。外科請朱君華巖。顧君少雲。到堂施診。每逢單日上午風雨不更。並恭請孟河名手。內外科兼全。大發善願之巢君崇山。下君

勸辦蠶桑以廣生業示 光緒廿三年

松江府 陳遹聲 會銜

照得人生養衛之需，惟衣與食，王政本原之地，曰農與桑，並重交稱，同爲生計。松郡民勤耕作，皆能盡力田疇，獨樹桑育蠶，素鮮講求，屢經勸行，尚少成效。推求其故，或謂地勢低窪，生發不易；或謂潮汐鹻沙，土性不宜；或謂耕耘遍野，隙地已無；或謂素非所習，不能獲利。各拘成見，遂憚經營。本府縣逐節考求，試爲爾等分晰言之：松郡壤接嘉湖，風土不異，地形低濕，湖地爲尤，歲產蠶絲，甲於內地。浙東西濱海州縣，通潮汐之處甚多，遍地樹桑，葉皆肥厚。紹屬各縣，近來考究種桑養蠶，所產繭絲，倍蓰於前。閒曠之區，所在多有，卽或匹夫勤墾，隙土毫無，而桑株占地無多，獲息較厚，牆隅屋角，隨處可以栽培。種桑之功，綜以剪接灌溉；飼蠶之役，綜以剝繭繅絲。以言辛苦，較之水耕火耨，勞逸迴殊；以計日時，較之春作秋收，久暫顯別。況蠶事半責之婦女，可分丁男之勞，白叟黃童亦堪分任拮採。功非難事。效可倍收。蘇浙壤地相同。材力聰明。決不大分優絀。卽其間稍有體會。留心諮訪。不難得其大凡。爲此示仰闔屬紳民諸人等知悉。爾等須知舉辦蠶桑。樂利無窮。無論浙江絲欵。歲入累千萬。卽無錫繭欵。歲入亦數百萬。聞見確鑿。倣效宜殷。惟愚民可與圖成。難與謀始。全賴衆紳士剴切勸勉。令有力農家購買桑秧栽種。一二年後。桑葉稍長。便可用以養蠶。年來洋紗洋布盛行。松江土布久已滯銷。尤宜大興蠶桑。力闢利源。補救匱乏。本府縣已會商紳士。先行在府城地方。集股種植。數年之後。桑樹當可成林。目前經費難籌。未及買秧遍給。因念官代爲民謀。不若民之自爲謀。爾等須諒本府縣愛民心長。勤民力弱。其各父詔其子。兄勉其弟。庶幾共興大利。長福此邦。本府縣有厚望焉。

續增各處派報處所

本郡平陽北港周同美茶棧　古鼇頭林震順魚行

本省蘭溪柳家塢頭張如泰藥行　衢州阜通藥行

外省蘇州閶門內天生德藥鋪　揚州協茂藥棧　鎭江南門協和藥行

蕪湖張恆春藥行

續收助貲諸君姓氏

慈溪石别駕秀裳助銀五十元　瑞安福泉寺僧月波助銀二十元

永嘉周景善堂助銀十五元

本館告白

本醫院係同志自行籌辦集貲給息隨時酌議不敢妄取捐助恐致掣肘故年終例不報銷現蒙紳富樂助公議新章以便館中遵守凡助銀十元以上者除將爵里姓氏隨時登報外并送本報一年每加銀十元送酬本報一年三十元以上院刻各書再行分等酌謝

本館出售書目

利濟丁酉醫歷表一角四分　利濟致經一角四分　陳氏四書音義

六角　報國錄三角六分　治平通議六角四分

本館寄售書目

時務報四元　知新報四元五角　農學報三元　集成報四元

湘學報[illegible]　西書書目表三角　代數通藝錄一元

本報刊誤　本報已出四冊繆誤隨時剜改茲重統校列下　第一冊醫歷第六葉八行申誤甲第八葉十九行桑誤柔第十葉廿六行犬誤大第十一葉六行未誤禾第十二葉一行北誤二第十三葉廿一行瘘誤瘘第十九葉十九行望誤罡第二十葉十八行結誤出第廿二行麋誤麋敎經第六葉四行鉞誤鉞第八葉八行三誤二第九行地球誤輿地十七葉七行丈誤文第二十葉七行穌誤穌告白第十五行濂誤濂第二冊目錄五行館字下脫須字七行義誤議十七行考誤者時事敘第七行識誤試敎經答問第一葉十九行等人字誤倒第五葉十行鼻誤鼻第六葉七行傳誤傅十四行孔子上脫周公時事第一葉廿二行奉誤泰洋務第二葉一行木誤本學蔀第二葉廿四行諭誤議近政第一葉十四行裁誤截十七行截誤裁廿五行撤誤徹第二葉廿二行秦誤奏第

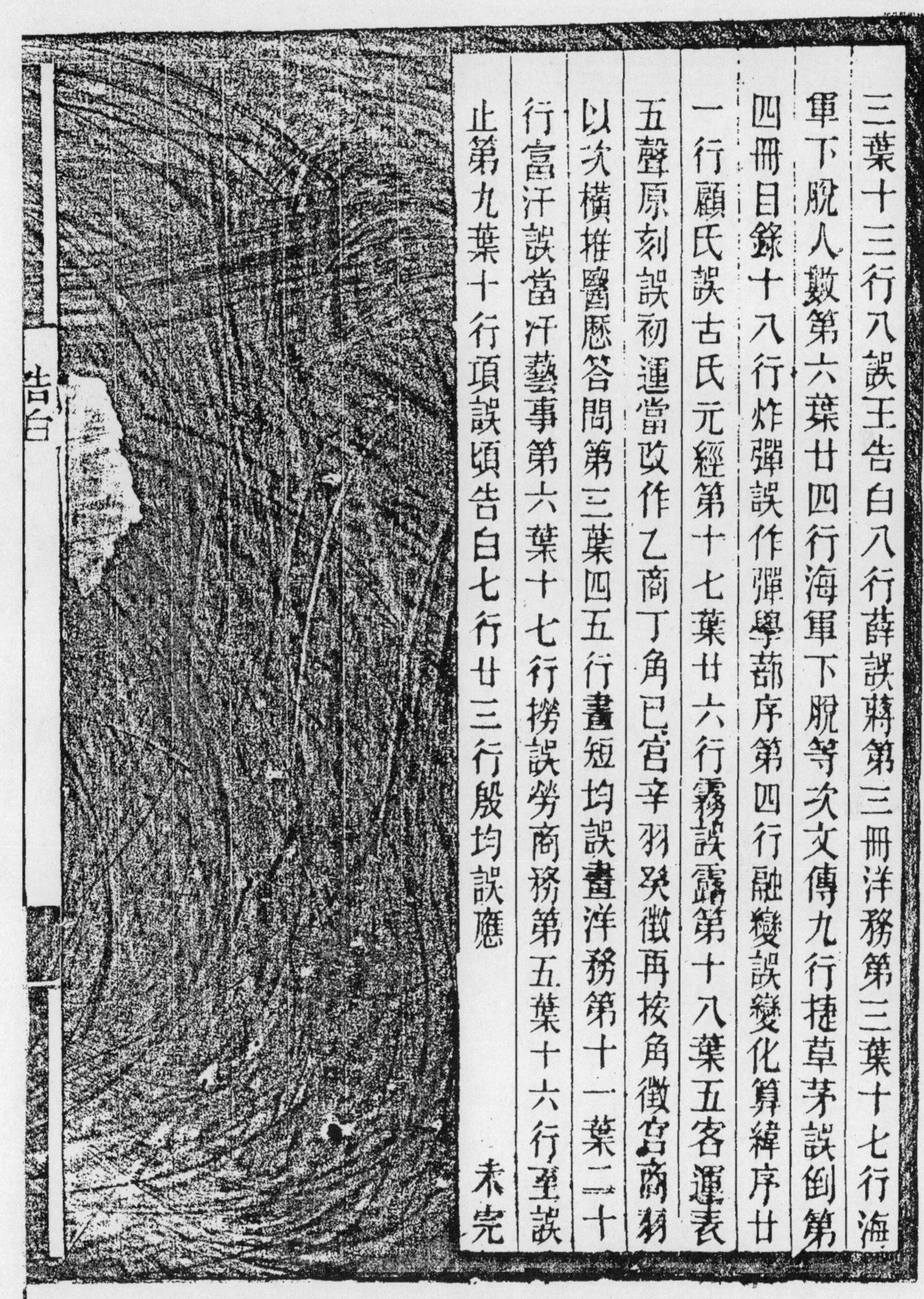
三葉十三行八誤王告白八行薛誤蔣第三冊洋務第三葉十七行海軍下脫人數第六葉廿四行海軍下脫等次文傳九行捷草茅誤倒第四冊目錄十八行炸彈誤作彈學蔀序第四行融變誤變化算緯序廿一行顧氏誤古氏元經第十七葉廿六行霧誤露第十八葉五客運表五聲原刻誤初運當改作乙商丁角已宮辛羽癸徵再按角徵宮商羽以次横推醫歷答問第三葉四五行畫短均誤晝洋務第十一葉二十行富汗誤當汗藝事第六葉十七行撈誤勞商務第五葉十六行至誤止第九葉十行項誤頃告白七行廿三行殷均誤應

未完

告白

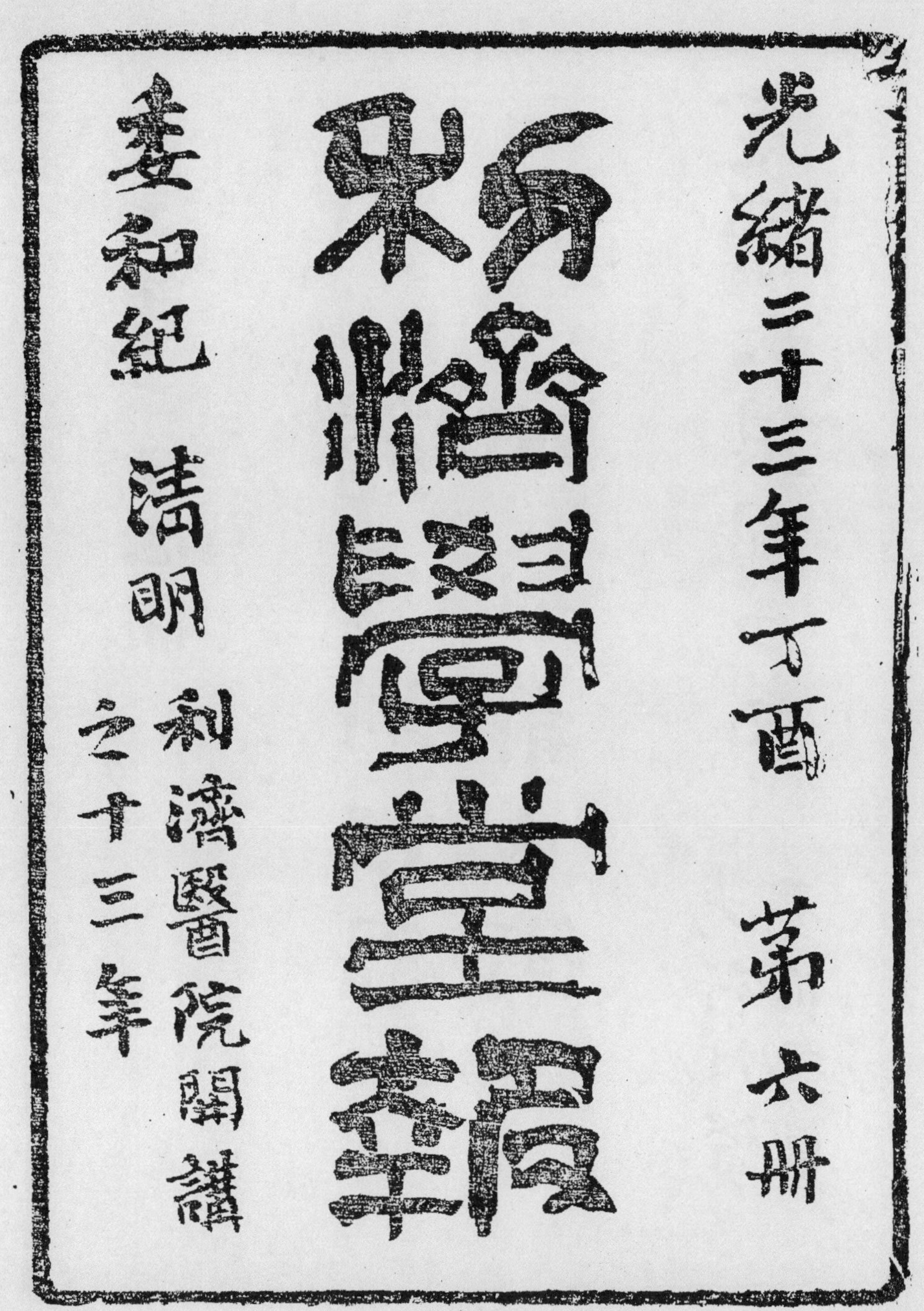

光緒二十三年丁酉　第六冊

利濟學堂報

孝和紀　清明

利濟醫院開講之十三年

全年二十四冊

館在浙江溫州府前大街

先行付資
不准拆賣

定價大銀圓四元

利濟學堂報丁酉第六册目錄

利濟外乘敘

東甌陳　虬撰

黃元未剖混芒顥氣坤乾判亘文明蒂茁太古宙寓羣甿欵愚榛榛狉狉睢睢盱盱飲渴餐餓飽醉喁喁天真未鑿俯仰時愉運化犅薅狙詐漸趨凡百疴癢乃纏厥軀炎熊哲皇用是悲恫鑽思鑠精舌藥筆書靈素一出闕啟徑涂諸聖苦忱期物永蘇叢恙霧泯可返太初西方近祀茲學日昌療世澤種神巧天相絕詣所造華鵲縮步哀哀我夏古法星墜軒岐火薪發芒熄熠攫食庸醫艾人如麻戈返不亟殤民蜂積海隅鰥生目擊胎憂故凡討病之粹議製方之妙恉以迄近時症變莫不橐括囊收彙爲一編顏曰利濟外乘雖管瓶之見神蘊妙諦不無網漏而山海之量尺埃涓滴亦靡屣棄醫門大師或有採焉光緒丁酉

孟春日
彙編二

論自强當以中學爲體西學爲用　樂清陳　明撰　院次濟四

天能溝地球以亞歐斐澳二美之洲而必不能溝地球萬國以康世拯氓之道天能鎔生人以黃白黑赤棕色之種而必不能鎔生人亘古以悲亂期治之門故東西兩界雖有伸縮其幅員榮悴其生齒涇渭其政教冰炭其風化而皋牢古今亭毒中外之大道天固靡豔而橐之睨而塹之治理一日不牿於世界即治術一日可襮於世界夫中土近祀北傲於俄西睨於英東噬於日南齮於法岌岌乎步斐洲各國南洋羣島波蘭印度突厥之溺井於此而猶扃其故見飾其舊法是何異火延堂室而主人猶高枕在牀疾已膏肓而庸醫猶末藥相投何不合中西之學鎔冶一爐而求其通變之術乎請言西學泰西富强之本道有萬端約其鉅紐不越兩緒算植其基化神其用凡百學業卒由茲推般窶吪之命也缾罄杼空則吪瘠於是乎經緯工政演擴商務緻種植以夥其出產羣

製造以騰其銷路金帛充牣而後推行各政不患公私袖手而乏策矣豪儒邦之勢也俯首縮尾則邦萎於是乎講求武備組練師卒水陸之軍咸立學堂天文地輿昭其測候與險要風濤礁沙熟其震撼與趨避闔國之民盡入爲兵皇子之貴亦歷行間而後橫其氣豎其神可弭亂於無形矣道涂縣梗消息不靈偶有舉動輒病聾瞽於是乎設鐵路電報而後捷於風聲君民闊隔疾苦曷聆宣德達情兩無其效於是乎立議院報館而後通其音氣至如創藏書之樓以瀹其術智開博物之院以閎其聞見外此以迄天地電礦聲光水熱禮使動植全體之學咸有肥於國有活於民此皆泰西之長也然而其短亦不可勝議焉五倫之道炳若日星四維之理標爲矩矱而泰西諸邦於民主君主之權屢互齟齬上殘其下下賊其上頂項相望此其於荃宰之義不諳也婚嫁之道父母所命愛憎自由大雅不齒而西人男女自行擇配又成室以後離

親別居彼此相視有如陌路此其於喬梓之道不明也中華風化左女右男扶陽抑陰大道本是而西人則男瑣於女運事則資婦人以奴役步徑則甘婦人以先驅偶成反目立被控告長官判斷旋即弁棄此其於絲蘿之誼不講也蒸嘗之義先聖所重而西人則於馨香一席宗祖餕而拜跪之儀接物恆性而西人則於基督以外但行握手此皆泰西之短也是曷可法哉烏虖若我中夏生今之世教雖劃東政雖斷隆民雖戕通國雖斲雄而當嬴劉以前聲名文物固甲環球而淫瀆乎大同有井田以劑天下之歉豐而嚙併之患窮有封建以翼皇室之衰崇而嘯亂之憂空有學校以牖家國之拙蒙而翹起之材叢良法美意不一而庸迨秦政出詩書燔儒士坑而後先王之制墜而後古聖之道潰以致軒轅孫子長溺二千年之苦海然名教綱常之大本忠孝廉恥之大節則固懸諸日月而不刊質諸鬼神而無疑非彼土人士所能步武況泰

西耶氏之教普而尙同則猶中國墨翟之學也民主之局羣而主公則猶中國官天下之意也官制之善精而且密則猶中國姬公之法也刑術之嚴公而且刻則猶中國申韓之旨也其他造士之例出於學校論事之權歸諸議院鴻綱巨目難以枚數要多於中土古時若合符節此公理然也東方聖人知之豈西方聖人獨不能知之乎統而論之泰西昭於治術而闇於治理中國昭於治理而闇於治術治理本也治術末也治理執乎經治術徇乎權治術可以康一時之天下治理可以康萬古之天下二者交要不可偏廢墮於一涂各有流弊時局既變古制當更若聖中國治本之說以拒泰西則高而不切於民艱矣濟世變已亟大道須彰若溺泰西治術之論以瀆中國則要而不純於邦本矣培是宜酌其本末區爲體用譬之頤生之道以中爲元氣以西爲浮質譬之築室之律以中爲閫奥以西爲庭闌內外第次本末急緩不爽累黍方能

無失故謂西學盡出於中學者此援西入中之俗議庸士也謂中學咸遜於西學者此抑中揚西之激論陋習也然則中國欲明自强之策當以西學壽中學之窮不當以西學裂中學之防當以中學藥西學之病不當以中學擯西學之奇融中西酌常變達經權因時制宜衡量施行以保孔教以存黄裔庶乎其可焉

大建素王教會議　泰順周煥樞撰　院次道十

有能興環球千六百兆人之仁而乃有能華降世千八百年厤之智此事重大亞洲以之區王霸黃種以之位主臣王復曰至於今日始尋起點悔可言哉方泰西諸族之踰重洋踞內地要求迫脅我者曰傳教曰通商分二稱名之師合一竊國之術我於其時公理公法匪所夙講急華商之護重利權之回縱不得志亦艱楮拄要異無算若木鐸之尊宗風不競倒授護符馴霜至冰耶穌天主二氏既成羽翼而我章縫子弟不恥蝡負不恤牛哀聚鐵鑄錯所謂一之已甚者也乃昨彊學紀年之作蓋闕麟紱斷自西狩志爭聖統謀拔耶幟叵信龜智初兆誠成終告瓦解烏虖吾道鬼蜮悼覥顏之難窮中國蜩螗懲殊響之益厲一誤再誤至於今日悔可言哉

何炯曰温帶之土太初之邦神明之胄物則之生木火五德之運

馨香一本之化道修而陂法積而腐名古而秕器舊而窳穜違而竊靈長而錮志於變不倍百之能爲其難不多三之數未足與議於仁白智黑禮義機若赤若半白半黑以尊而親吾黃人以不戰而武不守而固也其變奈何君權民義朝政國俗務以涉西而無淪夷而平與之劑彼崛歐美有爲百熙昔我文武九經畢賅博學篤行必明彊基厥惟孔子師哉然則何難必商輔行必兵護立必農必工必醫算疇人聲光電化格致之流學睍西新教體西一至於男冠女笄生死家室軍師之行賓朋之集仕宦之榮林泉之逸逆旅之勤游觀之適辟廱之臨黨庠之入必爲祖禱祭告生樂忌哀續庚子之拜徧羣黎之德補春秋朔望之儀同房虛星昴之物（近水陸師武備各學堂均延西教習遵循七日禮拜休息兆彼教之行識者殷憂然無如何今我即於是日祭酒先師蓋七日取義最古且富原不必叚借西氏即謂步西後塵亦入虎穴取虎子）且吾聞昔者彼敎之爲難矣斐洲之閼也印度之仇也東西羅馬之爭制也怒濤出其險猛獸狎其

鷙覆巢破卵甘其毒尸野血渠忍其恣顧彼若無難焉者國中授之室游歷助之貲外部假之權公會聯之勢而又新約用羣福音從俚眦隸等收婦妾平視藪我逋逃叢我匪類拒我鉤治風我朋比夫我不恥不逮其難而在愼取其易然則教會之建匪自今日不責吾黨痡有誒乎

陳偉典曰長城界治邦成自大六籍灰棄民智不萌覆車二世迷軌千葉哀哀諸黃將還呿吁矧夫楊墨絶學佛老式微九儒靈光乍朔徒識諸子百家之敝匪風下泉之思將欲城鄦鄭以固人心檄程朱而勤王事將皐師少法無大書特書若使正名湯孫陳德考父杏壇旗鼓先讋鬼方然赫赫孔氏識一丁者莫非臣子藏一卷者亦封侯服春秋之義聖人天下一家敢有斥言姬周郎干問鼎請隧之罰且河陽之狩微言臣召欲萬世知其不可也故稱尊孔教會不足以貞救世復元之僭竊竟稱孔子教會或疑猶泥支

挪震旦之聲靈允矣一尊尙孚僉志

胡鑫曰羣物而不爲之所雖孳弗蕃羣人而不立之方雖匇弗坿故樹臺傳教肇自遂皇而浮屠以來外敎之徒所在營建乃至尼山薪火燃象賢之典虛擁上公廣守祧之司善猜二耦然且離羣而不馳傷類而不憂邪說之不懲淫祀之不誠夫旣弁髦而土苴之矣元化驅駟義師翕興於中有聖學會之拜經粵省於外有王鯖甫之倡儒美洲蓋自七十風流三千雲散玆之鼎足爲兩楹夢奠而後吾道第一大合衆也夫藏肸蠁於人心猶日球引其熱光生機或覆顯宮牆於衆目譬天宇團其磁气吸力彌彊苟有大心君子移山蓼志塞海娃誠負粒蟻勞培風鵬翼盍博資經營都美富焉

錢振壎曰婦女無學僧道各宗農工商賈不治經方技雜流不謀道黃裔五百兆知孔教之尊者殆不能什一顧上邦秀慧之倫天

千金方衍義、千金翼方、　御定醫宗金鑑、王註內經取其古、類經取其便、如無王註、可取馬元臺內經註證、亦頗有發明、若事節本、則汪訒菴素靈類纂、薛生白醫經原旨、陳修園素問節要箋註、三書得一亦可、近日西醫漸行、所論臟腑氣血、與素靈不同、唐容川合解、通驛中西、洵稱善本、本草經讀解釋精當、熟此可悟經方用藥之妙、靈胎本草、雖所錄僅止百種、而於藥之氣味形狀功用、直抉出其所以然之故、實能開人悟性、觸類旁通、無一非藥籠中物矣、經釋雖爲　四庫所不收、然醫貴實事求是、非如訓詁家望文訓義、可強爲附會、實視各家註本爲精淺、註取仍原文次第、脉絡手眼具在、好學深思、自得長沙心法、傷寒一百一十三方、三百九十七法、爲醫門口頭禪語、唯貫珠集法中覓方、條理井然、能揭其綱領、金匱註家、互有得失、心典約而能賅、可爲要言不煩、徐忠可注亦佳、修園三字經與時方妙用歌括三書證治大綱畧具若施之感證尚多鑿枘須參以條辨經緯二書方能於六淫一門超超元箸黃氏雖事升降脾胃而意主扶陽不無過剛之弊心源依經說理能見其大實足補東垣所不及喻氏法律不獨為醫門圭臬實足爲草菅人命者作警心之編元經博大精深非特懸壺家肘後必不可少卽素不知醫之人留心檢閱亦能自得其肯綮且受益處不僅在醫孫氏千金集醫學之大成但其書神化不測須讀過以上各書塗徑既明方可孜焉從事金鑑各科俱備餉遺靡既尤當家置一編蓋讀書之道當由源及流派別一清須再沿流溯源回環往復左右逢源將所見無一非書矣

委和紀春分第五期　丁酉二月十八日

必閱之書約分十類內經則張隱菴素問靈樞合編高士宗素問直解丹波元簡素問識本草則劉潛江本草述鄒閏安本經疏正

利濟元經卷之二　　　叢書一

主講東甌陳虬志三纂

初傳弟子院次道一瑞安陳葆善粟菴敬編

藏象

天以陰陽五行化生萬物人在氣交之中和合成形實魁含靈故有五藏化五氣以生喜怒悲憂恐乾鑿度亦云太初者氣之始也太始者形之始也太素者質之始也形氣已具而病痾者瘵瘵者病病由是萌生焉然則藏象者其州都也上古聖人論理人形列

一

別藏府蓋深探陰陽收受之原病變勝復之機示人杓準去古已遠世乃有競競於形狀之大小長短自誇剖驗之精者抑末矣按宋揚吉老著存眞圖一卷稱崇甯間泗洲刑賊於市郡守李夷行遣醫幷畫工往視決膜摘膏肓曲折圖之盡得纖悉校以古書無少異者晁公武郡齋讀書志嘗載其目岐伯亦嘗云若夫八尺之士其死可剖而視之漢時王莽捕得王孫慶使太醫尙方巧屠共刳剝之量度五藏云可治病顧當時未有成書而漢晉大醫如仲景元化士安

之流穿胸剖腹洞明經絡亦不聞有所異同殆古說終有不可以易者蓋醫者神明之事也精其原則爲道逐其末則爲技不求之神氣之先轉事器數之巧恐未爲知道也又攷之五藏別論黃帝曰余聞方士或以腦髓爲藏而岐伯則稱爲奇恒之府然則近日腦氣筋之說蓋古時已有之未可疑靈蘭爲勿備也

五藏應象病變表第一

靈樞本藏篇曰五藏者所以參天地副陰陽而連四時化五節者也故人與天地相應雖然閎閎之

當孰者爲艮至道在微變化無窮苟通其故洪範五行志諸書一以貫之矣

肝　東方青色入通於肝肝主春足厥陰少陽主治其音角其臭臊其味酸其色蒼其類草木其日甲乙上爲歲星在天爲風在地

心　南方赤色入通於心心主夏手太陰太陽主治其音徵其臭焦其味苦其色赤其類火其日丙丁上爲熒惑星在天爲熱在地

脾　中央黃色入通於脾脾主長夏足太陰陽明主治其音宮其臭香其味甘其色黃其類土其日戊己上爲鎮星在天爲濕在地

肺　西方白色入通於肺肺主秋手太陰陽明主治其音商其臭腥其味辛其色白其類金其日庚辛上爲太白星在天爲燥在地

腎　北方黑色入通於腎腎主冬足少陰太陽主治其音羽其臭腐其味鹹其色黑其類水其日壬癸上爲辰星在天爲寒在地爲

爲木其數八開竅於目藏精於肝在氣爲柔在志爲怒在聲爲呼在變動爲握其畜雞其穀麥肝主筋其合膽膽者中精之府肝藏血血舍魂肝氣虛則恐實則怒其華在爪其充在筋肝病

爲火其數七開竅於耳藏精於心在氣爲息在志爲喜在聲爲笑在變動爲憂其畜馬其穀黍心主脈其合小腸小腸者受盛之府心藏脈脈舍神心氣虛則悲實則笑不休其華在面其充

爲土其數五開竅爲口藏精於脾在氣爲充在志爲思在聲爲歌在變動爲噦其畜牛其穀稷脾主肉其合胃胃者五穀之府脾藏營營舍意脾氣虛則四肢不用五藏不安實則腹脹涇溲

爲金其數九開竅於鼻藏精於肺在氣爲成在志爲憂在聲爲哭在變動爲咳其畜羊其穀稻肺主皮其合大腸大腸者傳道之府肺藏氣氣舍魄肺氣虛則鼻塞不利少氣實則喘喝胸盈

水其數六開竅於二陰藏精於腎在氣爲堅在志爲恐在聲爲呻在變動爲慄其畜彘其穀豆腎主骨其合膀胱膀胱者津液之府腎藏精精舍志腎氣虛則厥實則脹其華在髮其充在骨

者平旦慧下晡甚夜半靜色青如草茲者死青如翠羽者生肝者將軍之官謀慮出焉

在血脉心病者日中慧夜半甚平旦靜色赤如衃血者死赤如雞冠者生心者君主之官神明出焉

不利其華在唇四白其充在肌脾病者日昳慧平旦甚下晡靜色黃如枳實者死黃如蟹腹者生脾者諫議之官智周出焉

仰息其華在毛其充在皮肺病者下晡慧日中甚夜半靜色白如枯骨者死白如豕膏者生肺者相傳之官治節出焉

腎病者夜半慧四季甚下晡靜色黑如炲者死黑如烏羽者生腎者作强之官技巧出焉

五藏收受形神氣味表第二

人生於地懸命於天故曰天之在我者德也地之在我者氣也德流氣薄而生者也此生人之本始

算緯前編卷首

主講東甌陳虬志三鑒定
再傳弟子院次濟二瑞安陳　俠醉石編次
同院諸子參校

答問十七則

問算緯者何。答緯中西之算術也。

問算何以稱緯。答緯者義取配經。算家之書九章。周髀。孫子。五曹。夏侯陽。張邱建。皆稱經。劉徽之海島算術亦稱經。算以緯名。亦取緯古算經之意

問中西算術各有專書。何以緯爲。答明李之藻同文算指。國朝數理精蘊。杜知耕數學鑰。方中通數度衍。屠文漪九章錄要。梅文鼎中西算學通。顧尙之九數存古。九數外錄。屈曾發數

學精詳江永中西合法李善蘭重學方愷代數通藝錄皆有融貫中西之意蓋西法不明中法之理不顯中法不通西法無從入手是編之作亦此意也

問算學之書通中西者既有同文算指諸書算緯之作將毋多歟答同文算指前明古書不及借代不足論矣數理精蘊亦未及代數數學鑰數度衍九章錄要中西算學通九數存古九數外錄數學精詳諸書皆推闡九章以西法之線面體三部而不探中法之太一西法之借代以通其術則中西之理雖通中西之法仍不通中西合法重學代數通藝錄三書可爲善本然專論西法於中法亦嫌太畧是編之書各有合草以九章爲太一借根代數之權輿以太一借根代數爲九章之注腳集緯通經體在織綜此算緯所由作也

問首九章何意答九章之學失傳久矣新法日精九章日晦古書束閣白種當塗人自不能窮新法於九章之內而徒鶩新法於九章之外其見哂於西人也宜矣

問次太一何意答西法之借根由太一之天元而出西法之代數由太一之四元而生習九章之後不先教以太一而驟語以借代未有能通中西之學者不知中法之已有太一則西法之借代皆包舉其內矣此太一所以繼九章而開借代也

問借根之次太一何意答太一而後驟語代數式未盡合不若以借根之根數明太一之元數以借根之眞數明太一之極數以借根之方數明太一之乘數代數無位次借根有位次代數不以眞數入算借根以眞數入算借根與太一一一脗合故緯代數而必先借根也

問終以代數何意答算學之理至代數而最顯算學之術至代數而最簡以代數闡九章以代數窮太一以代數補借根而九章太一借根代數自一以貫之也

問算學之書代數最爲簡捷學數之初卽從代數入手可乎答九章太一借根代數各自成家專一術焉可也入手卽以代數亦無不可太一借代原出九章數典忘祖有識所譏先代數以借根先借根以太一先太一以九章由本而及末由淺而及深由古而及今由中而及西非謂舍九章而不能學太一借代也

問九章太一中國之法借根代數西國之法今以九章爲太一之原理固然矣以九章爲借代之原亦有據乎答借根代數之出於方程前例言中已詳論之而借根代數之出於方田粟布衰分少廣商功均輸盈縮句股諸章亦學算者所當究也借根

兩手分開令平與肩齊大拇指直竪外向先舒手太陰經調氣定息默數如前

除風熱頭痛清竅不利治節不行

宜身平氣直掌微向外神貫指尖

忌着力鞭强胸凸氣粗

四

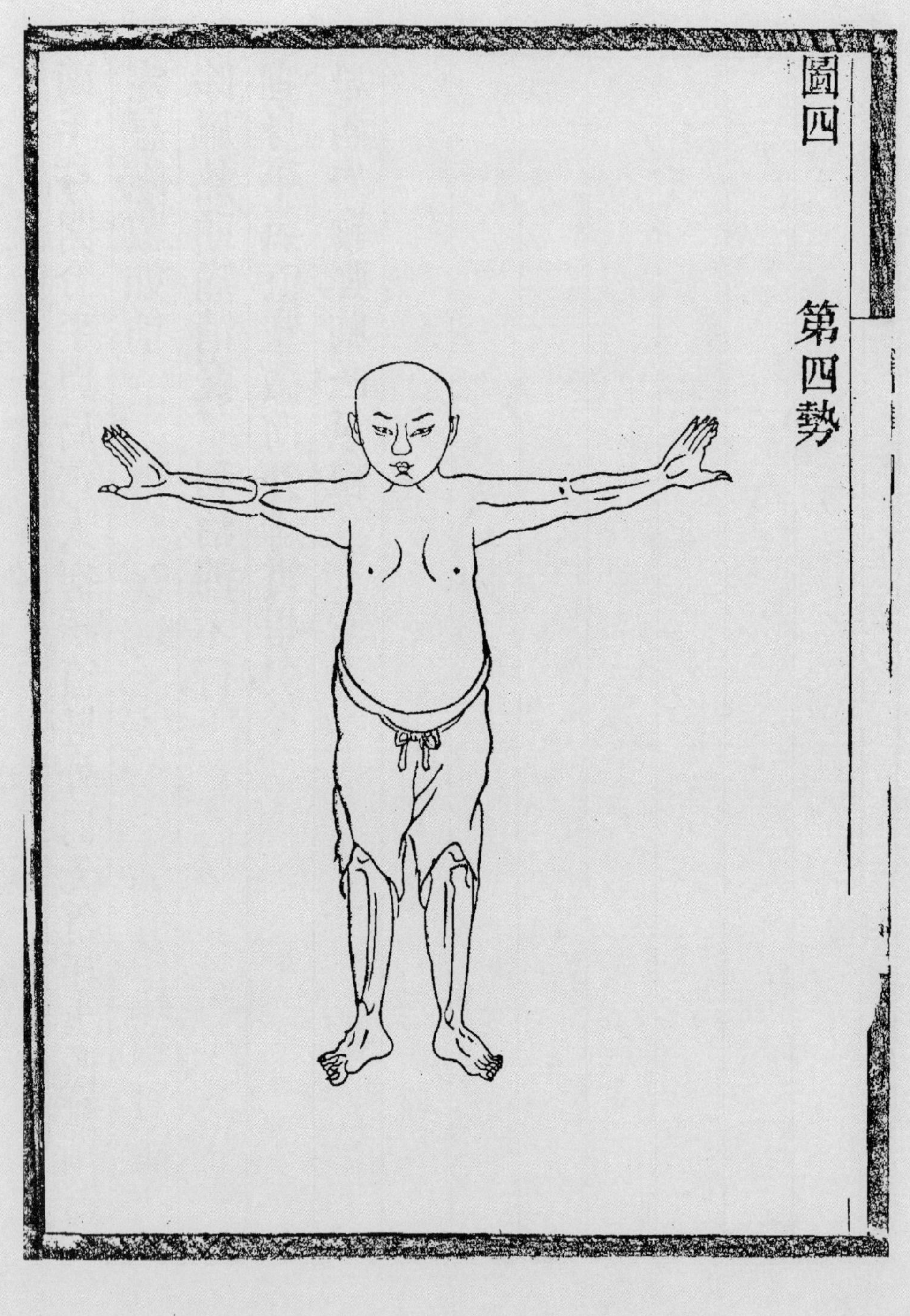
圖四
第四勢

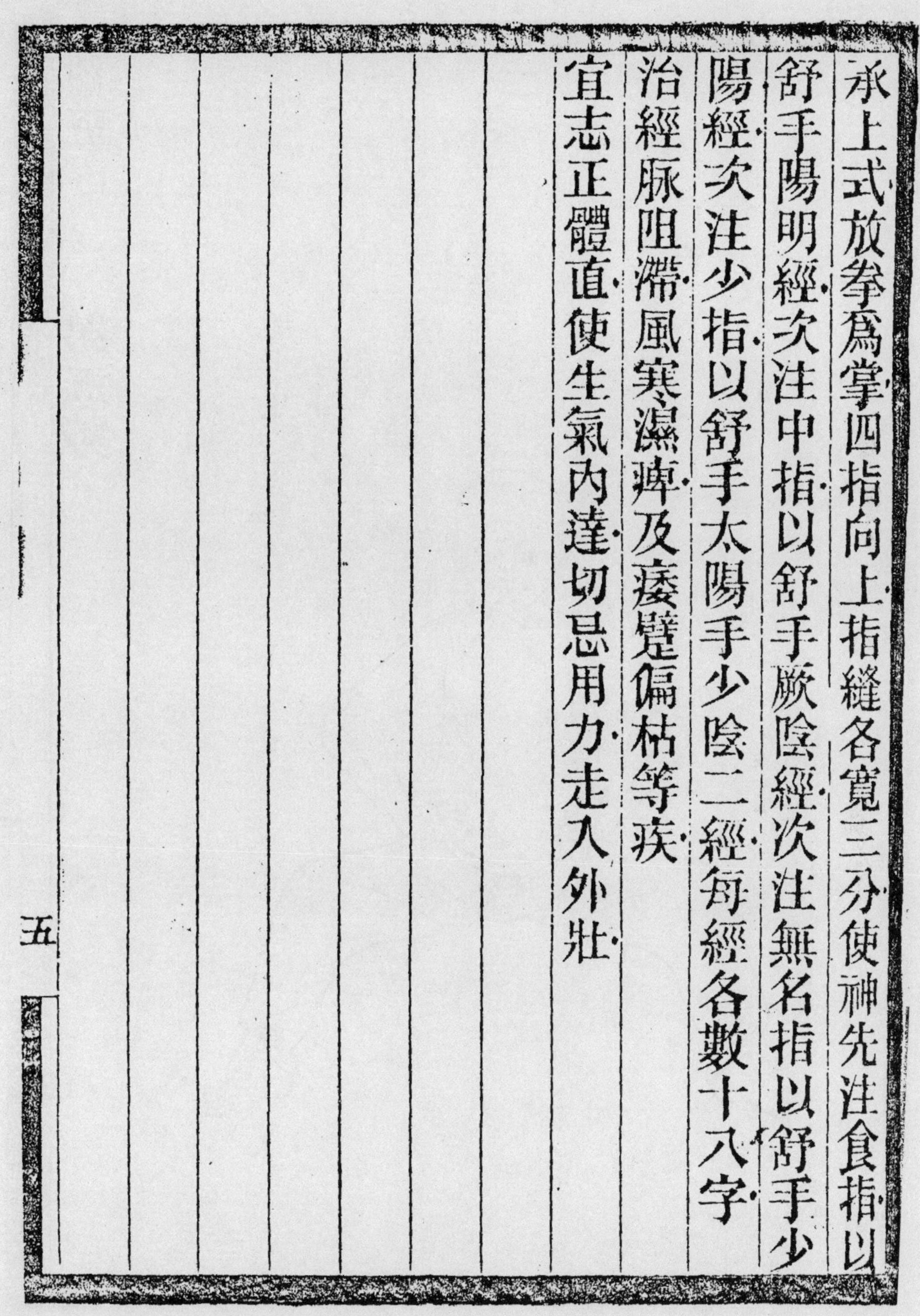

承上式放拳爲掌，四指向上，指縫各寬三分，使神先注食指，以舒手陽明經，次注中指，以舒手厥陰經，次注無名指，以舒手少陽經，次注少指，以舒手太陽手少陰二經，每經各數十八字，治經脈阻滯，風寒濕痺，及痿躄偏枯等疾，宜志正體直，使生氣內達，切忌用力走入外壯。

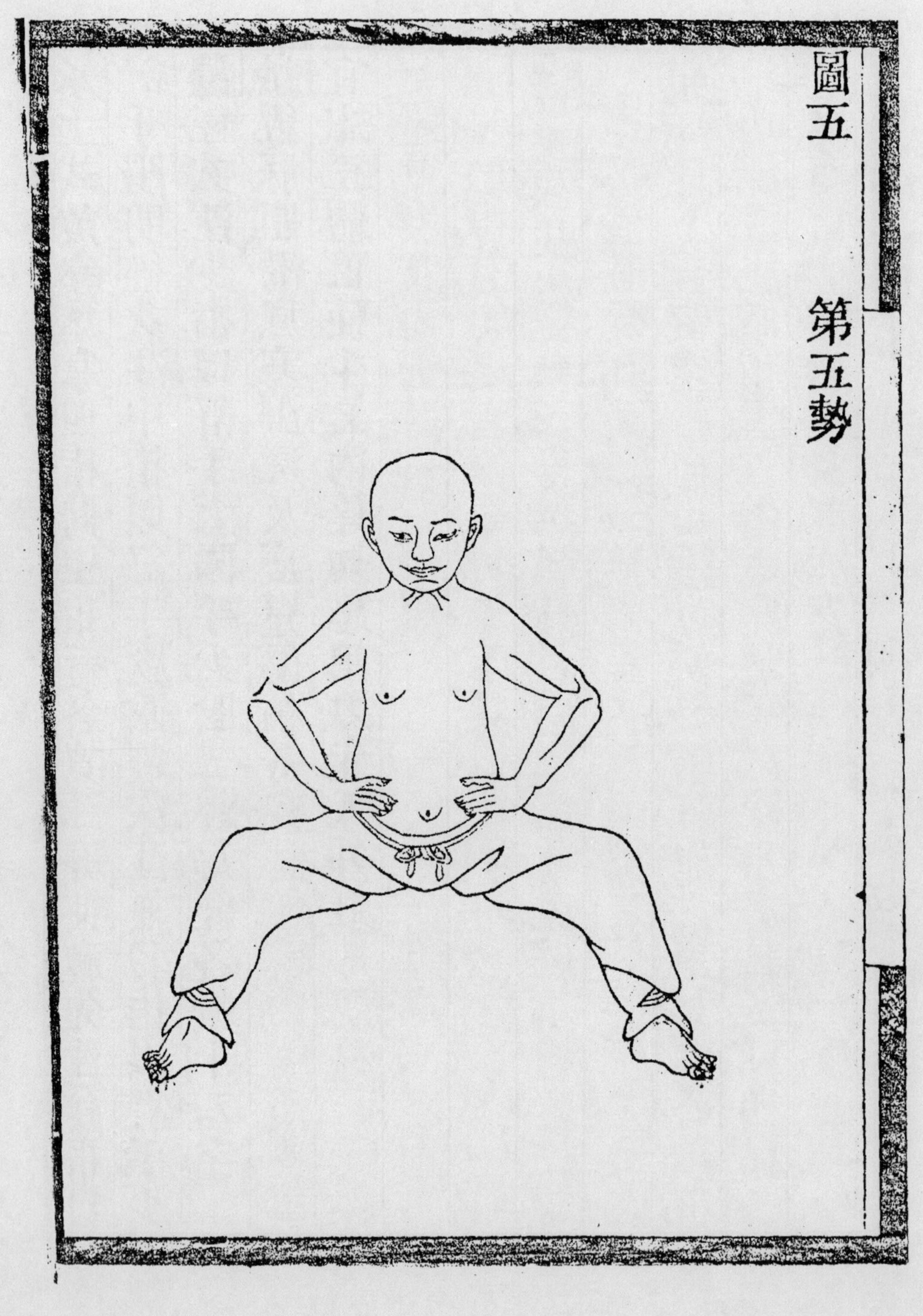
圖五
第五勢

一歲有閏餘十二日弱故三年一閏而每年止得三百五十四日

問醫歷各表如何讀法答自右至左橫讀

問歷中中運司天在泉太乙五運六氣病變各表爲醫門要事醫歷逐歲而移欲通其數其理當讀何書答可觀利濟元經運氣表及內經各書

問醫歷中有可疑者數事可先示其概歟答可

問醫歷立病變一表得無刺目否答歷取前民以示趨避故時憲書備載受死往亡一無諱忌

問每日下皆留空行何用答以便學堂日記之用如本日讀書功課或紀晴雨雲日雷電寒熱積久受用處甚多即四民一切要事儘可約注月課亦然

問候應如何用法。答七十二候詳於夏小正。歷代史志雖間有修削。然大致不殊。桐城阮姚之曰。余觀聖人之學。必本乎天。易開其先。詩書繼之。洎兩漢說易。多詳卦氣。以物爲候。後世言天者莫能易焉。蓋萬物始生。宗乎數。成乎象。古人因數以知象。因物以知天。故寒暑之訛易。雨暘風露之變化。草木禽獸之榮落滋息。應氣而動。如燭照數計。非致知格物。其孰能與於斯。其知此義矣。

問各處候應不能一例何故。答此地有高下東西之別。可就其地上年候應校以爲準。然後視本年候應之先後。深求其故。不特可悟發病之遠近。弁可以占年歲之豐歉。

問禽星逢房虛昴星四宿値日皆用黑質陰文何故。答此卽西人禮拜日也。近日外省學堂及通商口岸。是日皆停工停課。

一質

問鏑質若何・答此質亦出於錯礦・

問鐵質若何答此質爲金類中最多而最有用之物・凡動物之有脊骨者其血內必含之・

問錳質若何答此質爲灰白色之金・

問鉻質若何答此無自然獨成者・必與養氣化合・

問鈷質若何・答此質爲紅灰色之金地產無獨成者・惟空中墜下之鐵中有之・

問鎳質若何答此質爲光亮之金・地產者恆與鉀硫鈷相合・凡空中墜下之鐵內幾皆有之・

問汞質若何・答此質有自然獨成者・常見者爲汞硫礦・其色黲紅純汞爲亮白之金質甚密・又有汞綠・即輕粉・又有汞硫純

者名硃砂升錬而成者乃銀硃。

問銀質若何。答此質有自然獨成者。金類中其色爲最白。其堅在金銅之間。在空氣中或溼或燥。養氣質不能侵蝕。

問金質若何。答此質爲地產而無礦。獨成片粒。或顆粒。間有大塊。恆爲立方形。

問鉑質若何。答此質卽白金。地產甚少。獨成片粒。色如銀微帶灰色。其堅在銅鐵之間。

問鈀質若何。答此質恆與獨成之銀同見。形與鉑相似。性堅而質輕。可作最精之器。亦爲貴金。

問銠質若何。答此質恆與鉑礦同見。性甚脆。易打碎。

問銥質若何。答此質恆爲鉑粒相同。亦爲片粒。質重於金。性極堅。其氣甚毒。

問釘質若何。答此質亦與鉑同見性硬而脆。

問鋊質若何。答此質有自然獨成者有與鉑同見者質重難鎔。此水重二十二倍三。

問何謂衰。答原質有化成生長二類物之屬於二類分界間者其名曰衰即炭與淡所化合也。

問原質外有雜質何謂。答一質不能再分者曰原質二質以愛攝力相合而成者曰雜質。

問原質僅有六十四種否。答此就譯出化學諸書而論如有再得別物不能化分者或現有之物再能化分者均可增益其數考嘉慶五年以前泰西亦僅知原質二十九種現聞化學家已分得七十餘種矣。

問原質之名除硫鐵鉛錫汞銀金外等字讀何音。答仍讀本音。

如碘硒碲硴矽等字．仍讀典西帝布夕．是也．

十六葉鋇質若何下．脫問鎴質一條補刊於左．

問鎴質若何．答此質為白色金類．與鋇畧同．

教經答問卷一終

政大臣示允。　第十八條。只有正監督。或署理正監督。可能徑行呈具摺略。與船政大臣。　第十九條。俟合同畫押後。則中國出使法國巴黎大臣。應先擔保。發給正監督一個月俸祿。即五千佛郎。並來華一路盤費。應二千六百佛郎。及零碎日費四千佛郎。其監工兩圓一個月共五千五百佛郎。繪圖一員。一個月一千六百佛郎。書記一員。一千二百五十佛郎。但爲監工兩位盤費五千二百佛郎。一員繪圖及書記。共需盤費三千六百佛郎。以上共結總數。合二萬八千七百五十佛郎。　第二十條。法國諸位差遣人員。公理應作本分。悉錄於第二章合同內。錄二月初二日申報

礦務設局

浙省壽昌縣開辦礦務。係潘司馬紀恩一手經理。去年冬間所出之煤。運至杭省。售與各店消用。成色尚佳。惟內含石質太多。未免美中不足。今年礦洞開挖愈深。煤質可冀純全合用。現議在杭州

大學士牌樓地方議立煤礦局一所、以爲辦事之處節二月十四日新聞報

會辦東省鐵路

中國創興鐵路、自京津至蘆漢、及蘇浙兩廣之路、由盛太常經辦、其東三省一帶、前與俄商議定會辦、以便兩國來往、開工之期、尚未定奪、近日　皇上特發　諭旨、以出使俄國欽差大臣、許竹篔星使景澄作爲督辦、中國東三省鐵路、欽差大臣卽在俄京駐紮辦理、此項事宜、俄國亦派大臣爲中國東三省鐵路會辦大臣、其駐俄欽差、則以駐美之楊子通星使調補、中俄欵密、想可脣齒相依、輔車翼助矣、錄二月二十日新聞報

示定地價

淞滬鐵路既興、茲又經劉康侯觀察出示各地主、申明購地章程、爰亟錄之曰、　欽命二品頂戴、監督江南海關、分巡蘇松太兵備

道兼管銅務、加十級、紀錄十次、劉爲出示曉諭事、本年二月初二日承准督辦鐵路大臣太常寺少堂盛咨開本大臣奉　旨督辦鐵路、先造上海至吳淞一段、應用地畝、業經會銜出示曉諭、聽候由官秉公給價、不准居奇違抗、公司悉按西例歐亞鐵路購地章程、無論公私產業、悉聽購取、卽直省京津蘆保已經購辦成案、自沙城地每畝給價二兩五錢起、最上園地亦至多給至每畝十五兩止、商民翕順毫無閒言、蓋深知此項荒僻地畝、一經興辦路工、附近屋廬園圃、皆變成開市、騰躍十倍、於急公遵諭之中、仍有計利圖成之意、淞滬與直隸事同一律、應仿照辦理、惟念南北肥瘠、稍有不同、吳淞爲各國通商入境之始、繁庶尤較別處爲勝、自應格外體恤、略從優厚、上海五方雜處、風聞路工將興、攬售漁利、所在都有因之地價日益加漲、豈知現修鐵道、係奉　特旨開辦、蘇滬經費、全屬　帑項、卽該業主實係受愚、以重價購得、亦祇能照後開官價圈購入官．萬無任令居奇．致誤大工之理．本大臣衡情酌斷．照前年未派洋工師開路．未曾創議軌道之前．民間平常買賣價值分別差等爲給價高下．業經飭令上寶兩縣．剴切曉諭．會同委員．及洋工程師迅速勘地．插標釘樁．按照後開段落發給官價．墳塋凡可繞越．必設法保全．實當要衝．照上地價値外．另再給資遷葬．民屋須令拆讓者．亦於地價外再給屋値．倘各該戶或謂祖業祗有此地．一經修費．無以謀生．則公司中現塡股票每年足有五六厘．行息．儘可以地價附入股分．將來永遠利益．更勝於墳地爲生．民間購地．半由中保挾持．契價雖昂．折扣甚鉅．業主所得．仍屬名不副實．現令給發官價．係用三聯印票．特派委員按數淸交．業戶所具收據．並不假手吏胥市儈．致有分肥．體恤尤爲周至．總之創興鐵路．補救時局．爲　朝廷不得已之舉．商民食毛踐土．具有天良．斷不敢撓阻霸持．自干抗違罪戾．除會同兩江總督部堂劉江蘇巡撫部院趙核定，徑札縣局遵行外，咨遵查照飭上寶兩縣並派會丈局會同松滬鐵路分局蔡倅等，帶同洋工師將此項鐵路應用地畝，趕速丈量釘橛，按照後開官價注定銀數，再行派員逐戶現交，並出示曉諭一體遵照，事關大工，發軔懸錘以待等因，到道查淞滬興築鐵路應用加寬地畝，前經查明地段坐落四至，出示曉諭，聽候秉公給價，不許居奇違抗在案，承准前行除分行縣局會同丈量，將路工應用地畝，勘明釘橛，給價銀外，合行出示曉諭，爲此示仰各該業戶地保人等，一體遵照，毋違，切切特示。

計開　上海美租界外，應用靠上馬路之地，約數千畝，每畝官價銀二百兩，上海美租界外應用離馬路稍遠之地，約可數千畝，官價銀一百五十兩，吳淞蘊藻濱之南，應用地約三百畝，官價銀八十兩，吳淞蘊藻濱之北，沿江及市鎮稍遠之地，每畝官價銀五十兩，吳淞蘊藻濱之北，離浦江鎮市稍遠之地，每畝官價銀三十兩，江灣約用地三十畝，每畝官價銀三十兩，上海至吳淞老鐵路兩旁，取直加寬，約用地四五十畝，每畝官價銀二十兩，錄二月廿四日申報

西學開課

杭州設立西學書院，定於上月廿四日開考，去考人有八百多名，題目列後，聘名士禮賢者論，續朱子學校貢舉私議，諸葛公安謂名士義，問楚材晉用著于春秋，客卿番將歷代均收其效，顧不得其人則禍不勝言，今一時權宜之計，不得不借材異地，但取之之法，用之之術若何，何以不使不肖濫舉，何以能使外臣效命，中國地居溫帶，人盡聰明，能使人人皆成有用之材，以效於國家，厥道何由，國之命脈，繫乎人材，未有終倚外人可以爲國者，諸生果有所見，即核實條議以聞，勿以道塗聽說，以辭塞責也可，錄三月初二日官話七日報

遺餘力於此可見錄二月十五日新聞報

日本船政

邇來日本於船務及時製造新添郵船之路暨近籌之欵無不加意整頓除自日本至臺灣船隻外其往來遠道者如自日本至歐洲自日本過太平洋至美洲西岸與自日本至澳洲諸路船隻其中有兩路業已開辦派船往來至極力添造一節現各船商已定製新船十二艘共五萬餘墩分給歐洲四國承辦本年度支冊預備鉅項津貼船商以便振興船務此項共備二百五十萬元以時價核之約英金二十五萬磅於日本船商補助甚大節二月十八日新聞報

俄日立約

俄日兩國因高麗事彼此立有約章四欵於去年西六月九號經在俄國舊京本司哥城畫押　一俄日合力使高麗撙節裁革靡

費支收數目。當設報銷冊。如有與外國告貸。俄日從中調處。二高麗稅務。聽其自理。俄日不干預。所有兵差雇用土人。以保地方。三高麗電綫。仍照舊由日本辦理。以便通傳。惟日後俄人欲在韓城設電。以達俄境。亦無不可。倘此兩國電綫高麗國家願出貲購回。亦聽其便。四以上數欵。如有爭執之事。俄日二國可請秉公人調處。錄二月十九日申報

分守土疆

俄國調兵士一營。計千餘名。過包斯勿來斯河。往土耳其之格拉脫島。目下各國調出之兵。已分地占守。英兵則守住鋼底亞地方。法兵則守住西細亞及斯比納耶克二地。俄兵則守住李提摩地方。德兵則守住蘇達及加你亞二地。若是則土耳其殆將土崩瓦解矣。吁。危哉。錄二月廿一日申報

滿西鐵路情形

俄國欲接築西伯利亞之鐵路，經由俄境亞沙黎而至滿洲。但此路每英里需本銀七萬羅卜士。後查此路若經華境，則可省此費之半。於是俄廷商於中國，而中國允租其地，以築中俄鐵路。此路將爲一千九百二十俄里，合英尺三千五百。中有一千四百二十五俄里在華境內者。若照初定之策在俄境內築之，則長至二千四百三十四俄里。今則較近五百餘俄里。此路於南方爲近，有數處相差六百餘俄里者。是以天氣較爲和暖，又在新加黎谷行經新田園莊。此處田園多種五穀，又種滿洲之鶯粟、滿洲之菸葉，而小夥人民多以畜牧爲恆業。鐵礦亦漸而開採，金礦久經興旺矣。此路不獨能助是處土人之生活，又可接濟歐人到琿春之利便，且能縮歐亞二洲爲近途，誠要路也。節二月廿一日申報

俄路工程

英報載俄國西伯利亞鐵路，幹路現已安妥者八千威爾士，提約

合五千二百五十洋里西伯利亞西境一段已經載客運貨通行無滯惟跨爾提壚及歐畢之橋工刻尚未竣此兩小河冬季則用氷車夏季則用駁艇其旁路自奇利濱士克至依卡特林堡一千八百九十五年業已開行惟沿路僅暫用木橋其中西伯利亞腹境自歐畢至波羅拿一小段僅八十洋里已經動工自波羅拿至克拉士奴亞亦將告成所有歐畢東岸仍是暫用木橋其跨牙依之鐵橋現値工竣所過腹境鐵路約一千洋里諒可成功其第二段路在爾苦士克外至里士威尼奇納履勘測量尚未完竣亞漠地方工程共四百洋里不日告成此路碍難處所不一而足似須建造山洞道路阿雪來下游鐵路約二百五十里現已建造此段即往來海參崴葛拉士開而沿該河之小段路自葛拉士開至依欒約七八洋里亦歸此路辦理至於阿雪來上游現亦極力開辦其路直至哈巴羅開地方官場預計自彼得堡至海參崴鐵路一

律告成。其期在一千九百年正月初一日也。錄二月廿四新聞報

西兵捷電

西伯牙屬賚力賓島土人作亂。西廷派兵征剿。屢獲勝仗。昨日西報館接西廷派駐小呂宋總領事來電云。刻已大獲勝仗。開佛梯之埃牟泗省。已經克復。想蕩平羣醜。即在指顧間矣。錄二月廿五日滬報

土事電音

格拉脫居民相約至加尼亞左近。與土耳其官兵接仗。官兵敗陣而逃。格民自後窮追。斃官兵不少。海面所泊各兵輪船見之。轟發開花礮轟擊。格民死者約二百名。觀此情形。恐日後土耳其必與希臘成不解之仇。是以英人會同各國。迫令土希各退兵。以免釀成大禍。錄二月廿九日申報

定約通商

香港督憲羅制軍接奉英國駐京公使來文隨行知港中商務局內開華歷本年正月初三日中英兩國簽約准在梧州三水開闢通商口岸及建造領事公署並准各船於梧州三水廣州省城香港數處常川來往且添設稅關以司榷政江門甘竹肇慶德慶四埠亦准外國船裝載貨客往來自簽約後四個月卽照條約施行約二月廿九日申報

皇子習武

德國現派礮隊一營鋼礮二尊駐紮白狠地方聞此項礮隊係專爲教習德皇奇耀姆之長子二人以操各種礮法而設錄二月廿九日申報

電線利厚

美國某電局通北冰洋之海底電線一條綿延萬里創設以來獲利竟至千有餘萬元云錄三月初二日商務報

卷一終

信貸項下提銀每月津貼每名高麗洋錢一元、漢城有日本人科君那所設學校學生三十名、錄二月初二日官書局彙報

女立大學

日本向無女子大學校、今回有成瀨仁藏者、謂日本風氣大開、男女同權、不立女子大學校、何足以資造就、使不櫛進士、獨抱向隅、教化之端、重男輕女、實背乎同權之義、於是奔走當道、糾約同志者、得淑女三百餘人、鳩金創立女子大學校於大阪府治、其中倡首者、爲伊藤侯爵、巖奇男爵、大山侯爵、大隈伯爵、松方伯爵、近衛公爵各爵夫人暨住友吉左衛門、磯野小右衛門、廣瀨宰平諸民細君、共得十七名、其他紳士贊襄其間者、爲松方、西鄉、大隈、阪垣、蜂須賀、德大寺、北留、橋本、澀澤、三井、巖崎、大倉、篠田、下田、鳩山、三宅各華族、繼之以新聞館主、議院議士等、錄二月廿五日蘇報

甯波中西學堂章程

甯波設立中西學堂。前經甯紹台道吳福茨觀察。稟蒙浙江撫憲。核准立案。一面檄委甯波府程稻邨大尊爲學堂總辦。候補通判梅鷺臣別駕爲提調。鄞縣楊稚虹太令爲幫辦。並照會嚴筱舫觀察。湯仰高封翁。陳季臺中翰爲董事。其所需經費。按年由提臺道臺並甯屬府廳各縣委分別攤派認捐。約可籌集常年經費洋二千元。又辨志書院。擬改三齋。酌撥洋一千元。合計已得其半。此外由各紳商就地募捐三千元。湊足六千之數。庶免竭蹶。借郡城崇教寺爲學堂。約在三四月間。卽可開辦。其章程由梅提調會同董事。參酌各省辦法。擬就章程十二款。條規十則。已經稟請撫憲批准。從此培植人材。爲　國家立自强根本。棫樸菁莪。譽髦蔚起。不禁拭目俟之焉。今將章程條規。開列於後。甯波中西格致學堂。章程十二條。　計開　一肄業學生。欽遵　上諭在十四歲以上。至二十左右。擇其資稟聰慧根器端靜之文童。由官紳保送。取具年貌籍貫三代履歷。報由提調註册。隨時呈送甯紹台道驗明充選。以三十名爲限。俟經費充裕。再行增額。

一館中延訂西人於英國學問博雅貫通。并能通中國語言文字者一人。爲西教習。常川住館。其學規課程儀式及勤惰違犯一切。另俟議定再行示諭諸生遵守。凡遇禮拜日。則停止講讀。但不得任意閒游。致滋放心。至德法諸國教習容俟議添。

一館中延訂近郡舉貢生員二人爲教習。於算學外講解經史。必先端其器識。而後課及文藝。其規條程式。另請祗遵。

一西人制器尚象之法。皆從算學中出。若不通算學。卽精熟西文。亦難施之實用。凡肄業者。算學與西文並須逐日講習。其餘經史各類。隨其資禀所近分習之。但令風尚西學。尤必習有用之事。堪以匡濟時務。其願來習算學者。亦聽其便。

一館中由道遴委提調一人。并照會紳董會同辦理一切事宜。另派司事三人。一管肄業生名册。一管稽查出入。一管什物雜事。另單分定各專責成皆三年一更換　一館中選派繙譯西語西文司事二人常川住館每日於西教習課讀時二生環坐傳遞語言發明西教習意指使諸生易於省悟第此二人關繫緊要諸生之辨訛指謬得益胥賴乎此必須勤明端慎愛惜學生不憚煩瑣者方可期其實效應由提調董事隨時察看如不勝任即便更換其束脩應稍從豐　一紳士子弟有年及弱冠願入館學習者一體准保進館學習或住館或按日到館均聽其便惟須勸其量力佽助以充經費　一肄業諸生由西教習會同繙譯司事每月初一十五兩日課試西學由中教習於每月初八廿三兩日課試所業文均取所讀書當面指問如西學但問其通言語文字多少如中學但驗其詞氣之通順均記存其優劣由提調會同董事三月一送甯紹台道考試如於西文西語茫無通曉者即行撤退如西語西文以及所業之文均有進益即分別獎賞以示鼓勵每試以十

名爲率紳士子弟在館學習。一體送請考試。　一肄業生三年期滿。能一手繙譯西書全帙。而文理亦斐然成章者。由提調董事會同中西教習試驗無誤。卽禀明甯紹台道考察。申送通商大臣及撫憲衙門考驗。咨明學政。按照廣方言館奏定章程作爲附生。以備各衙門添試繙譯官及承辦洋務遴選。承充其不能就者聽。倘能精通西語西文。才能出衆。仍遵　上諭。禀由通商督撫憲專摺奏保調京考驗。授以官職。其不能繙譯全帙者。作爲佾生。一體出館。　一肄業生被褥牀帳桌椅另物。悉由自備。館中祇供應伙食。曠館之日照除。每月歸省不得逾三日。疾病事故不得逾百日。逾期辭退。封印期內停止教習。　一外客有與師生通問者。由司閽延入客坐。通報後出見。不得徑入學館。其肄業諸生出入。由司事稽查登簿。平時在館起居動作。由中教習誠導。中教習有故假館。必倩人權課。毋得率意離館。　一館中供奉　至聖先師像。每月

朔望中教習率肄業生淸晨齊集拈香行禮不許託故不到 附錄條規十則

一分班次以定去取本堂未設蒙館報名學生一經未上口者概不收錄其身家不淸將來不能應試服官者更無論已惟學生中有已經發筆作文及僅誦讀一二經而未發筆者報名之後應分班次考試能文者爲一班試一起講或策論一道不能文者爲一班用紅格書小楷二三百字以定去取額滿不錄者列爲備取俟缺額時挨次傳補

一定課程以資學習各省學堂或前四日西學後三日中學或間日分學不等本堂旣請教習常川駐館自未便任聽曠誤現定西學每日早八點半鐘起至午後三點鐘止三點半至六點鐘習中學晚膳後習算學九點半至十點鐘安歇如何分習另立課程表內學生中願作文者照舊請中教習課文不願課文者請中教習授解經史及有用之書其學生優劣以及功課有無精進由中西教習分列功課單每五日送

提調考核一次。一重師範以端士習。學生資稟高下不同。學業淺深未可躐等。西教習入座指授學生。必須靜肅。將事口誦心維。退處私室。尤宜揣摩循省。以期日精月進。如有違犯。及屢教而不能用心者。應由西教習告知提調訓飭。或轉請中教習戒責繙譯算學教習。位處師友之間。尤宜示以模範。不得稍涉虛浮。免染習氣。至於去慝辨惑。立品束身。胥賴師資。以期致用。應由中教習於課讀講解之餘。隨時訓導。一儲書籍以備研攷西文算學。由淺入深。初學所讀之書。應按新會梁氏所訂西學書目表。擇其有益初學者。次第購置。其在館課程。應參酌天津中西學堂二等章程。分年學習。至於中國之書。經史而外。養正遺規。近思錄。前賢算學諸書。並　欽定會典。通考。律例。一統志。六部則例。及近世陸氏所輯切問齋文鈔。賀氏所輯　皇朝經世文編。李氏所輯　國朝先正事畧。王氏所著續先正事畧。以及吾學編。牧令書。皆宜購置堂中以備觀摩為學生異日致身之用至於儀器一切應俟經費稍充學堂展拓再行續購　一閱報章以識時務古者輶軒採風江漢紀績掌詔巡達上宣下通報章之基實根於此西人廣設報館舉凡國計民生地理物產兵制農政工商技藝諸端莫不有報月新月異遐邇流傳可坐一室而知四海近來京師奉　旨設立官書局譯印各國新報而各省士夫亦多有自行設立報館者雖雅俗不同志趣各異而風氣大開行將駕西人而上之學生入館以後知今而不知古固為俗士知古而不知今亦係腐儒現出時務報館論述精通記載廣博應由堂中每旬購置數本每一本傳觀學生十人以廣見聞而增識力　一廣額數以裕經費甯郡為通商口岸未經開辦報名人數已多揆之初經費有限只能如額錄取如有殷富子弟願入館學習者應照本堂稟定章程與紳士子弟一律量力佽助並每名月貼脩膳洋六元准於三十名附學

惟堂中房屋無多附學者暫以十名爲率其學規一切仍須一律遵守堂內送考亦與額內學生一律辦理　一歲去留以杜流弊本堂額設學生旣不出脩膳平時考列優等尙須酌給奬賞原爲儲育英才以備　國用起見諸生學業旣成准予應試服官亦應免入他途以杜我材彼用之意違者應行關調回華由地方官取保約束或罰往各處學堂充當教習繙譯三年不給薪資以昭儆戒其肄業三年學業漸成不候詳送考試而自行告退者向保人追取脩金飯食每年不得過一百元之數惟入堂甫經數月或年餘不願學者聽　一訂學規以臻整肅學生春夏早五點鐘秋冬早六點鐘起身洗面後將房中牀被几案自行收拾潔淨先習大小楷書二百字送中教習評閱早午晚膳以及入學時刻俱聽鐘聲爲準不得參前落後散放之時只准在門內散步不准出外平時不准此房走入彼房閒談說笑亦不准大聲疾呼房中晚間只

准用油盞油燭不用洋油燈至十點鐘熄火安歇每七日西學停輟之期薙頭一次堂中設有茶房二名只能供各生灑掃茶水開膳之用不得任意使令出外　一立堂規以垂久遠堂中生徒既以敦品立行爲貴延用司事亦須勤愼耐勞不與外事各人派定執事務宜悉心經理不得稍涉荒廢服役諸人皆須勤幹妥當不准懶惰放肆如有犯酗酒賭博者由提調送縣懲辦每日天明起晚間十點鐘鎖門經營司事赴各房查閱一次如有私自出外不歸者立卽斥退每日外來賓客應由管門者登簿教習學生出入應歸司事登簿以備稽考　一清簿籍以重考核學堂款項皆由捐募而來量入爲出固不容浪爲費用而發給薪水伙食等錢亦不准稍有折扣洋照時價給發每十日將出入各款由經管司事謄入清册送提調董事閱看每月造册一本分爲四柱存查按季彙造清册呈送甯紹台道暨總辦查核　錄二月廿五日新聞報

農學瑣言卷一

蠶桑大興

江西藩憲翁筱山方伯札委沈芷卿大使光詠赴浙採辦桑秧二萬株南昌府江太尊札委蔡麗齋少尹金採辦桑秧一萬七千株饒州府委潘筱帆少尹祖熙採辦桑秧一萬五千株吉安府委錢汝梅參軍蔭相採辦桑秧二萬株均於月初由浙旋省開辦矣節二月十六蘇報

課桑設局

蕪湖道憲袁爽秋觀察去冬開辦蠶桑以興地利並捐廉俸札飭夌道曾繆子香二員往嘉湖一帶採辦桑秧三萬株運蕪分給各屬以便民間領種已於本月十一日到蕪發交課桑局委員劉仲爽二尹定期給領矣節二月十九新聞報

明府課桑

江西奉新縣鍾澤生明府、留心蠶桑、邀同邑紳徐士信宋傳柯等、籌集股本、設局購桑、出示勸民栽種、畧言每地一畝約可種四五十株、并刊發種桑事宜、特錄於下、

一栽種法、移栽桑秧、須春分前後十天、先於冬間將地挖成坑形、每坑見方二尺、深二尺、相離六尺、如品字樣、土宜鋤鬆、坑內用陳糞三升、同細土和勻、灌水一桶、攪如麵糊、然後將移來桑秧下面直根剪去、只留橫根、用手理齊、放在泥水坑內、按到坑底、復輕輕向上提三四下、以期根鬚舒暢、再用細土築實、與地相平、惟靠根處畧高、沿坑復用土做成一圓圈、形畧如溝、以便灌水、　又買來桑秧、係屬已經接過之桑、只要用席包好、不透風日、看似枯枝、種後照法澆灌、無不活者、萬不可用水泡、一泡便壞、

一培桑法、桑最喜肥、卻忌新糞、不論人畜諸糞、須平時積在窖內、臨用時將水和勻、以便澆灌、然用亦要務輕重、如初栽之桑苗、只宜灌水、移栽之桑秧、用一分糞、九分水、長

活後用二分糞八分水芽剛肥時用三分糞七分水日澆兩次樹大根深平時可不澆灌惟於冬月正月淸明前後剪桑之時用五分糞五分水各澆一次澆時須先將樹根下土挖開但不可傷其根盡量澆足再用新土蓋好一年澆灌四回萬不可少

一剪桑法桑秧栽定後將上節同枝椏一齊剪去只留一尺長正幹俟枝條發出葉如錢大擇肥大者留兩枝餘悉剪去所留兩枝枝梢與葉皆不可折採（桑只可剪不可折）到十二月再將所留兩枝梢子剪去每枝各留一尺長第二年於春天長出新條時又在去年所留兩枝上各留兩枝不剪餘悉剪去到十二月仍將今年所留梢子剪去每枝各留一尺長第三四五等年均照此樣剪法留法（凡剪時須留桑眼即發芽處不用掏定一尺長）則到第五年便成一本十六枝桑樹以後年年新條都從十六枝舊剪處剪去則將來十六枝之頭長如拳形故此桑亦名爲拳桑

一養桑法桑樹最怕水浸須預爲培埂開溝以免積

水。小桑秧春天初發芽時。最怕泥糊。大雨後必將其泥挑去。桑眼最怕霜凍。遇大風寒冷宜在上風堆糞草。夜間燒之。可以解凍。燒過之灰還可作糞。又怕皮生黑苔。或生白點。白點長大。即變蟲。皆宜趕緊刮盡。又怕生蟲。樹身或大枝。有黃水流出。其內即有蟲子如米粒。宜將樹皮劃開將蟲子剔出。若已成蟲。樹上必有小洞。有木屑流出。宜用桐油灌入洞內。如洞傾側。油灌不入。可用鐵絲插進。將蟲戳死。若蟲已能飛。名為桑牛。又名天牛。皆宜隨時捉去。又桑下空地。可種菜荳蠶荳黑荳芝蔴及一切菜蔬。既不荒地。又使土鬆。於桑亦有益。惟大麥鶯粟以及各種藤菜。如扁荳番瓜之類。均不可種。以其無益而反有損也。節二月廿七商務報

粵東蠶兆

廣東蠶絲多產於南海順德二縣。今正風雨連綿。蠶之生機頓傷。即桑葉亦損折不少。恐今年蠶事難望起色。約二月廿七商務報

油燈之火已熄。則毬卽墮下。墮下之時。毬口自開。則外面冷氣浸入。冷熱相觸。則彈藥爆炸。誠殲敵之利器也。又創製風箏炸彈。先製一極大風箏。箏之尾繫二十五磅之炸彈藥一箱。可升高五千尺。用電氣緣風箏之線而上。開放其彈藥之力甚大。可使該地之房屋。悉成虀粉。樹木悉皆可斷。況敵人血肉之軀乎。又製地雷埋於沙場。重一百五十磅之炸彈。在西里一里之外開放。其震動之聲可聞數里。而人馬皆行傾倒。某受炸之地。成一大窟。深幾百尺。四面之地悉變爲高埠云。約正月廿一日蘇報

御風行舟

美國某學堂教習蘭蒸近思得新法。用𥑮石等類輕質。製造風舟一隻。舟內有汽鍋一。汽機一。暗輪二。風翼四。舵一。風翼寬二邁當又百分之四十。昨在附近華盛頓地方。頗著成效。此船在空中行駛。旣有風翼。則上下可以自如。雖遇風雨。亦無阻礙。乘風上駛可

至三百邁當之高製造可謂精巧矣錄二月十五日新聞報

兵演氣毬

上年德屬西利則亞校場演操時各隊均有氣毬一具騰入霄間距地約一千邁當纜繩繫於下管理毬中機器人六十名馱載煤氣馬六匹安置器械人馬入毬以及毬之騰起共四十分之九一律蕆事毬中遞信係由電傳一切軍機密報另有武官乘駛小式氣毬傳遞蓋新製也錄二月十八日新聞報

浮船新法

倫敦有某士現在格得新法如有輪船行海與他船相碰可以不至沉溺前日曾在英京演試預製鐵質小輪船一艘滿載磚石於船邊鑿成一孔以物塞之迨至中流猝去其塞船遂沉溺迨沉至艙西之處某乃運動機器船果復浮既而停止其機船又下沉再運機力船即復浮其法乃在艙內製成輕氣球無事則空其氣可

以摺疊收藏。設遇失事。即在機器房運其電力。灌於球內。球身遂漲。塞滿艙中。其船遂浮。惟球中分有多格。設或一格破損。亦不能連及他格。是法本非深奥。乃竟未經他人籌及。何哉。錄二月廿三日蘇報

饅頭造鐘

秘魯人寄居意大利者。自運匠心。用饅頭造成一鐘。竟能行動。且極靈便。聞其人家道極貧。心思極巧。每食饅頭時。必留其中少許。和以鹽鹵。曬使極乾。雖入水不化而後已。日積月累。即以此物爲鐘內輪機。三年後成。與尋常之鐘無異。節二月廿六日滬報

雷船新製

德國和路近船廠。曾代中國製造飛鷹水雷獵船。殊覺堅利。茲又代造鋼甲巡船三艘。欵式皆同。每艘册註二千九百五十墩。長英度三百二十八尺。廣四十尺。食水深十六尺。有六寸。船面用鋼。包

裏厚一寸半或二寸半不等。砲位亦用鋼盾防護。船上置六寸口克虜伯快砲三尊四寸口砲八尊一寸四分口荷基士快砲六尊。壘禪士快砲六尊水雷管三枝。機器可抵馬力八千匹每點鐘能行十九海里有奇。每船可儲煤二百二十墩須兵弁二百五十八人管駕。錄二月廿七日申報

鐵路新法

英國布賴頓地方新築水鐵路一條。裝鐵軌於水中。運火車於空際。其往來轉運。較陸地鐵路尤爲迅速近日上議院開議。倫敦東南地方欲效美國串車新法。造一鐵路。現已設有新鐵路公司數家。又美國紐約一處。新鑿地下鐵路。計長四十二西里。隧道深一百尺。高二十尺。闊二十六尺。鐵軌來往兩條。停車場長三百三十尺。高三十尺。闊六十尺。場屋長八十尺。直徑十七尺。搭客升降機器臺六座。一分鐘時。可升降搭客三百四十人。節商務報第四號

海關稅項

中國去歲西十月一號起至十二月底爲止所收各口海關進出稅項共計五百七十五萬三千四百四十七兩內計上海收二百十三萬零五百三十四兩天津收三十三萬一千二百零六兩牛莊收十六萬八千零八十四兩煙臺收十萬零一百九十三兩廈門收二十五萬四千七百二十四兩汕頭收二十八萬七千八百十兩廣東收四十二萬七千二百十四兩瓊州收三萬零七百五十六兩北海收四萬八千七百五十五兩福州收四十萬零八千三百八十兩甯波收三十五萬八千五百五十五兩温州收六千二百七十一兩杭州收四千零六十兩蘇州收三百四十三兩蕪湖收十三萬八千三百二十兩九江收二十萬零四千九百九十九兩漢口收三十七萬六千六百九十七兩沙市收一千七百七十六兩宜昌收十三萬零零六兩重慶收十二萬二千一百三

十五兩鎮江收二十二萬二千一百三十五兩內再分進口稅一百四十八萬四千三百二十二兩出口稅二百十二萬九千六百七十六兩各口貨色稅二十五萬二千七百三十一兩鴉片煙稅五十四萬九千九百三十一兩噸數稅十五萬七千九百三十八兩各口貨色存稅八萬九千零二十八兩過路稅十二萬七千九百七十七兩鴉片煙釐金九十六萬一千八百九十四兩錄二月十二日蘇報

譯西報論梧通商事

廣州省城博聞報云廣西梧州一口踞江西之上流通西粵之財貨其形勢固佳而地亦興旺故英國屢請於　中朝求作通商口岸香港西報特著論說專言此事略曰一年前英國宰臣沙利士百里侯與中國駐英京星使商議在江西地面通商自是而後時有西人運貨前往發賣惟來往無常未甚踴躍耳夫英官之於西

江、立意通商、早已定奪、於三閱月內、卽行開辦、惟是尙無明文曉諭於衆、是以商人仍遲疑觀望、蓋以西江通商一事、尙無確據、故不敢勇往向前也、聞各大行店之在梧州貿易者、尙未接京師及羊城各大憲明文、倘商務局得悉此情、定必卽行布告、使衆周知矣、據現下商人之在西江貿易者、稱說將來通商之處、祇准在梧州及三水兩城、他未之及、査梧州一城、目下已日盛一日、而三水一城、地居西北兩江之河口、亦屬扼要、從此生意可期拓廣、惟是西江之來路甚長、隨處皆可貿易、深望英官盡力經營、早爲商議、請自梧州以至羊城沿河各處、皆准洋人通商、則生意之盛、當不限於一隅、聞梧州水道、春夏秋冬、深淺不一、稅關人員議用西瓜扁船建作關署、驗貨應其設廠之處、將在梧州毗連渣甸行所購之地段云、錄二月十四日申報

滬上商務日盛

滬上租界之地。於一千八百九十六年。計英界內共起造新屋一千一百三十一所。翻造屋共三千二百九十七所。美界造屋共一千一百六十六所。又虹口造屋一千一百零二所。合計英美兩界共造屋六千六百九十六所。核之一千八百九十五年舊冊。共計造三千四百餘所。相較幾增多一倍。又加以虹口洋房四五十處。及楊樹浦繅絲紡紗造紙軋油等廠。亦增至十餘處。其雇工人約共二萬五千名。該工等皆宜住在該廠左右。故房屋日增一日。而房價又日加一日。可見滬上商人亦日盛一日。又同年冊報靜安寺一帶房屋亦漸覺興旺。故該處所派之巡捕。較去年又添數十。尚不敷調遣。錄二月廿一日商務報

俄國興商

俄國經營諸務。不遺餘力。而於商務一端。尤爲加意。現議在歐洲各國都會。設立商務局。派員經理。又議在美國各大埠及滿州朝

鮮各城鎮分派經理人專司商人事務。約二月廿一日商務報

論中日通商條約

某日報論中日新訂之約。其旨義視中與泰西各國現行之約。大概相同。惟有一二處。則迴然各別。約中有重申明之款。亦有未載明之事。其所重申明者。爲中國現行之進出口稅則須再照行十年。若是。則中國於將來十年之內。不得另請改更稅則也。其未載明者。爲日本臣民在中國從事工藝製造貨物應如何納稅之處竟未提及。是以此層應仍照馬關約中所載辦理。由此觀之。李傅相在英國時所請加增稅則一層。或係傳相私見。否則張侍郎議訂稅則。何以仍照現行章程辦理。竟將中國有不得不加稅之勢置之不論耶。約中最緊要一節。在第三款。此款載明日本官員在中國應有審判之權。而中國官員在日本則不得均有此權。此蓋中國爲日本所敗。理應受虧耳。第六款所載爲游歷執照應用之

期以十三箇月爲限。加有未經領照前赴內地遊歷者。應議罰銀。至多不得逾三百兩之數。第九款亦緊要之款也。其款曰凡各貨物。由日本臣民運進中國。或由日本運進中國者。貨由日本運進。而運貨人非日本籍。又日本臣民由中國運出口。或由中國往日本者。均照中國與泰西各國現行各稅則章程辦理云云。是現行之稅則。中國若欲更改。須至一千九百六年。因改約之期以十年爲度。方可辦理。以約中並未另訂更改稅則之期。即可見更改稅則之事。中國已允暫緩十年再辦。此蓋約中義意如此耳。又可見自立約之日至一千九百六年。凡有更改稅則之處。非先由日本允准不可。期內中國不得以請改稅則爲本有之權矣。第十一及十二兩款。謂日本人運貨進中國內地。或由內地運出口者。除照進口稅。或照出口稅輸納一半。如係免關稅之貨。按價值百抽五外。其餘內地各稅。一概豁免云云。又足見此約仍守現行值百抽五之議也。第二十及二十四兩款。專定管轄審判之權。按照此款。日本人在中國。固歸日本官所管。而中國人在日本。又爲日本官所轄。第二十五款。申明中日現行各約章。及照最優待之國應享之利益。第二十六款。訂定重改本約之期。以十年爲限。限滿若不重改。復行十年。船鈔章程。仿照中英在天津訂定約中所載辦理。其餘各款。原文所論第十及十三及十四等款。因引原約太長。未照譯登。此係屬照例。均以中英條約義意爲本。觀以上各款。日人在通商各口。製造貨物。應還稅則一層。如此篇前所言。竟未議及。旣未議及。應遵何章。查馬關約中。有日本人在中國製造一切貨物。郎照日本人運入中國內地之貨。一體辦理云云一款。此層現在新約旣未議及。其仍照馬關約施行也明矣。聞日人在中國製造之貨。應還稅則。日本已允按價值百抽十。中國已允日本租界之在蘇杭者。及各口將開之日本租界。均歸日本自行管理。以示酬報之意。此次中國所訂之約。雖無新異之事。十分緊要者。而中國將來遇至不得不加稅之時。欲請更改稅則。眞不知又將如何措詞也。錄二月廿二日蘇報

自來火公司之利

自來火。卽煤氣燈也。西語謂之瓦斯。泰西各處通行。上海自來火公司。去年獲利甚多。又載稱是年該公司淨得利銀五萬四千二百五十八兩。又前年存利三萬九千三百五十四兩。以上兩項。已於今年英正月瓜分與各股友一萬八千兩。錄二月廿三日商務報

天津創設自來水

天津創立自來水公司。已集定股本銀六萬兩。擬定設立租界之內。惟租界中市廛鱗接。迄無隙地。故設立何處。尚未相定基址。然已集成鉅本。自當卽行開辦。節二月廿三日商務報

俄更商埠

俄商前租朝鮮蕪迯道西口岸一地爲通商馬頭嗣因地面太小缺少水路而地又被日商租去是以未曾開埠今租定察牙道一島該處俗名小馬島以產小馬得名其島在漢口週圍約十餘里現有俄兵輪防守於上月初十日開工修築道路次第建造行棧馬頭其前租蕪迯一地郎造一存煤之所先是大東溝之麥府卓來道京南府早已定爲通商口岸但不時變亂致高廷未能舉辦現聞漢城各官議於京南府作爲通商口岸添設分關其餘各處可以通商者亦擬開辦錄二月廿七日商務報

各省錢荒

京都現在銀價每兩松紋易當十大錢十二吊二百文洋銀每元易九吊二百文　江甯每洋初僅換錢八百餘嗣藩庫發出制錢十萬串遂換得青蚨九百餘翼矣　江西開歲以來每銀一兩僅

易九五大錢一千二百文．洋一元僅易大錢八百文．日前武漢錢價已漲至八錢八分二釐．去歲津上居民挑選蝠錢極爲認眞．據云蝠錢較尋常銅色爲好．用以置響器．其聲淸越以遠．節二月廿七日商務報

法士論商

法國維士君曰．目下英法德三國．各在奮力添置商輪．并圖開闢疆界．推廣商務．茲總計其進出各貨價値之數．以證人民之富厚．英國以通國人民統算．每人得法金三百六十八法蘭克．法德兩國每人得一百八十五法蘭克．士威士國無船亦無新疆．每人得五百二十五法蘭克．比利時國之商輪新疆雖不甚多．統算每人亦得四百一法蘭克．法國出口貨．英國獨購百分中之四十分．適合德國比利時士威士三國所購法國出口貨之數．錄二月廿九日商務報

外國各種布價

本月十八號上海西字商報云本埠各項商務此禮拜內大有起色惟略分高低其中以美國貨色爲最租界中大畧情形皆可稽查目下商人可乘兌價未定多進各貨以保利權第一艘輪船本月十五號由天津開回上海茲將開市後二三日之各種布貨市價列下美國被布三羊牌三兩新雞牌三兩元寶車牌二兩另七分小喬司牌三兩另八分龍頭喬司牌三兩一錢三分羅令新獅牌三兩一錢五分哺雞牌三兩二錢二分老虎牌三兩二錢七分印頭牌三兩六錢五分至七錢藍喬司牌三兩一錢二分馬牌三兩一錢九分雞牌三兩二錢二分龍牌三兩三錢八分灰色洋布六磅蓮子牌七錢七分八牌一兩七錢八分藍牛牌七錢九分七磅四女藍牌一兩五錢四分房屋牌一兩五錢五分塔牌二兩另八分白洋布耕畝婦人牌一兩九錢二分三八牌二兩六錢二十

二磅三十六寸．紅雞牌二兩九錢八分．錄三月初一日商務報

新茶消息

鄂省襄陽各處爲產茶之區．春時早采者爲頭批茶．細如蠅眼．采後復出爲二批茶．近有用新法將茶磨細造爲長方圓扁各式者．名曰茶甎．客商皆以新製爭購．按茶甎之始．由漢口埠■昌順豐新泰三家．他處皆不知造法．三家自創行之後．遇新茶登市．雇工每至千餘．裝箱出運．爲苦荈生涯中別開生面．又江西義甯各處．春間土產以紅茶爲大宗．每歲出入款項．不下數百萬金．二月中則茶客入山收茶．運至漢口售於洋商．惟山民不喜白鏹．均用現錢．大約錢價之漲．職是之由．節三月初一日商務報

英員購樣

英商務局委員．往東方各國．查探各種貨物．將中國消場最廣之土紗布．辦就各樣．寄回本國．以便摹倣製造．見第四號商務報

巧奪天工

法國定於一千九百年在巴黎都城開設萬國博覽會募集著名工匠不惜巨金創造奇觀供人嘆賞其一飭英國名匠親赴美國往觀賴歷軋拉大瀑布仔細測量以備回法模造其造法先以磚石堆砌爲山之骨再以紅毛土爲山之皮引寫魯河之水上激與巴黎也弗也魯寶塔齊高再使之下注勢如銀河倒瀉疾若奔雷其二僱奧國技師在會場中開掘地窟儘力淘挖欲穿地球窮其究竟俾游人來觀以增識見其三美國人創空中行船之法擬在會場中造空中軍艦一隊又一美人因其法創造空中街市離地約西里一基洛乃日本九町十間合中國一里半其造法上用絕大輕氣球一箇街市房屋鐵路悉懸其下猶恐球之力騰挐以去下則繫以鐵錨釘於地上往遊者循梯猱升其四法人欲在巴黎造一極大自鳴鐘一府之人俱可仰視傳報時刻四境咸聞使來

看會者俱可無須帶表也其五該府某寡鵠欲在也弗也魯寶搭頂上架一極大彩色天柵上懸五色球燈夜間燃點光怪陸離照耀人目其六又有人發議云以上種種巨製均係天開奇想爲古今未有之奇觀倘或天不做美陰雨載途未免阻人清興除千百萬貲財不計外又辜負良工一片苦心實一大缺恨也於是創議製遮天蓋日大雨傘一柄張合自如遇天雨則張之遇天晴則合之西人好奇於此可見 節二月十八日蘇報

臺灣要錄

臺灣義民於正月下旬在大嵙崁失機被戮二百餘名後日本總督卽日乘勢進勦不料所派之兵屢屢敗績無一生還日人心怯殊甚後有久在臺灣辦過撫墾熟悉內山情形之人云前撫院劉省三宮保在臺勦辦番社時糜帑至千萬金之多逮進勦蘇澳番社直至兩月之久始獲盪平僅招得男婦大小番人三十二名而

傳德科劉朝岱兩協戎陣亡於此．所有五營．全軍覆沒．番之善戰．不問可知．尙有全臺第一峯之玉山一帶．無人敢到．據聞山下有名雞爪番者．手足皆僅四指．平居以樹爲巢．所用弓矢．皆係竹篾牛筋製成．發無不中．又有臉番者．善用木心鏢．所向無敵．宮保撫番之役．失落洋槍大砲最多．皆爲所得．現在義民亦與結聯一氣．以故聲勢頗盛．又言各義民近更深得番人扒山之技．法用獸皮縫作小衣．既可禦寒．又可藉避荆棘．出沒無常．飛行矯捷．連日由內而出．漸出漸多．日兵無法可破．莫敢與當．故欲平復全臺．殊非易易云．錄二月二十日新聞報

獨遊天下

法報載美國遊船士白雷載重十二噸．周遊天下．並無伴侶．祇船主士陸哥姆一人．於一千八百九十五年．自美國撲斯東城起程．先至直布羅陀海峽．復由大西洋逕赴南美洲．經過也馬耶海峽．

於十月一號、行抵澳洲、新南威耳十省息利海口、不日卽張帆向西而行、折回美國云、錄二月廿一日新聞報

近事雜鈔

德國開加利地方、於一千八百九十年、開浚多鼻河、浚長六十英里、作工者九千人、於一千八百九十五年告成、大輪船皆可來往、　法國民數、近日查明、共三千八百五十一萬八千九百七十五人、比前五年、增十七萬五千九百二十七人、　俄皇於某日招園丁、丁應命而前、時侍衞諸人、恐丁爲尼希利黨、急燃槍斃丁、俄皇大爲悔歎、　日本戰艦、近日暫作商船、并集股開設輪船公司、以謀商利、皆以兵丁習行海道、　葡萄芽於加士度縣新得金礦高山一座、金砂甚旺、地廣三四丈、長三四尋、　日本鐵路、聯絡甚遠、近日又定接至廣島、以該島至馬關、載運海味鐵料貨物甚多、故該島之路、又接至石見濱田而止、錄二月廿五日益聞報

懇緩機器造貨加稅并免儲關棧疏光緒二十三年

湖廣總督　張之洞

竊光緒二十二年五月。總理各國事務衙門具奏。機器制造貨物酌定稅則。奉
旨允准。續據總稅務司酌擬章程九條。經總署核定。由南北洋大臣通行各關在案。伏查光緒八年。北洋大臣奏准上海織布局只完正稅一道。概免沿途稅釐。此後各省機器紡織。皆援此例。此
聖主愛養民生之深仁。而卽古來興國者通商惠工。以致富强之至計。
天地覆庇。感頌同聲。從此中華商務。駸駸漸有生機矣。此次加稅之舉。在總署原意。謂洋商得在中國設廠造貨。人工運費。種種省便。利益甚優。故議酌加稅則。洋商旣加。則凡華商用機造器貨。亦應一律照加。以免洋商藉口。此總署謀國裕課。統籌中外之深心。臣雖至愚。亦能領解。特是詳察商情。知機造各貨加稅一層。不免有損多益少之病。有不敢不爲我
皇

上陳之者。溯自馬關定約以後。臣在署南洋通商大臣任內。欽奉閏五月十三日電　旨飭令招商多設織布織綢等局。廣爲製造。臣當即宣布德意。率屬勸諭招徠。中國商民。知外人得來內地設廠造貨。莫不感慨奮發。思有以防內蠹外漏之患。而又深悉　朝廷恤商輕稅之章。其議集股分圖占先著者。頗不乏人。凡各處稟請購器造貨者。臣多從允准。且爲之籌備廠地。歸併釐稅。計畫銷路。曲意維持。江南湖北紗絲各廠。更屢次奏明助給官本之舉。總冀厚集商力。以挽此外溢之利源。計數年以來。江浙湖北等省。陸續添設紡紗繅絲烘繭各廠。約有三十餘家。此外機造之貨。蘇滬江甯等處。有購機製造洋酒洋蠟火柴礱米自來水者。江西亦有用西法養蠶繅絲之請。陝西現已集股開設機器紡織局。先遣人來鄂考求工作之法。四川已購機創煉煤油。並議立洋燭公司。山西亦集股興辦煤鐵。開設商務公司。至於廣東海邦。十年以前。即有土絲洋紙等機器製造之貨近年新增必更不少天津煙臺更可類推湖北湖南兩省已均有購機造火柴及榨棉油者湖北現已考得機器製茶機器造塞門聽土之法正在督飭稅務司勸諭華商興辦湖南諸紳現已設立寶善公司集有多股籌議各種機器製造土貨之法規模頗盛似此各省氣象日新必且愈推愈廣彼洋商雖亦聲稱集鉅資設大廠而迄今造就者只上海二三家他處未之有也無如華商智慮初開行銷未廣已成之廠獲利無多未成之廠集資非易洋商見我工商競用新法深中其忌百計阻抑勒價停市上年江浙湖北等省繅絲紡紗各廠無不虧折有歇業者有推押與洋商者以後華商有束手之危洋商成獨攬之勢商民延頸舉踵正以寬恤保護之法望之　朝廷兩湖風氣初開商力甚薄尤爲惴惴此近年來商務之實在情形也臣愚以爲洋商在內地改造土貨本於華商生計有妨是以舊約懸爲厲禁今

迫於事勢不得已而允之則又當就已成之局而熟權利弊庶免我華商民有累上加累之虞竊謂今日各洋廠設否聽之而華商機器製造之稅如故洋商開一廠則華工習一法洋商創一貨則華民曉一用大抵華商性情憚於精思創物而樂於摹仿爭利華商用度較儉土產較熟足可與之相勝果使華商本輕利穩愈開愈多洋商見華廠已經充物利息愈分愈薄則續開者自少即如湖北織布局一開而江漢關進口之洋布已歲少十餘萬匹可爲明徵目前華廠已將十倍於洋廠是機器製造之利洋商得其二華商得其八其就華洋各廠合計出貨自多稅額雖輕稅數必溢此有益於民生而仍有益於　國計者也即使洋廠因稅輕而爭開不已然洋廠所獲之優利亦華廠之所同沾其出貨之數分利之勢自足相敵且洋廠所在其一切物料必取之中國工匠必取之中國轉移閒民必資之中國彼洋商所得者商本盈餘之利而

其本中之利留存於中國者、仍復不少、是華商之利雖去其半、而中國農工畋漁之利、仍得其全、華民沾其利、又曉其工、則華商購機製造之廠、必不能絕、從古未有農工盛而商獨衰者、此目前不求有益於　國計而必無損於　國計、且尚不盡有損於民生者也、至於華商鼓舞、方見萌芽之時、遽行加稅、則華商困阻於內、洋商抑勒於外、數年之間、已成者歇業、未開者絕響、是九洲之地產物力、萬國之巧法厚利、盡爲洋商壟斷之資、如謂明文則一體加稅、暗中則曲予維持、目前中華局勢、外洋情形、竊恐未能辦到、且洋商之究肯加稅與否、亦尚不知何時、而華商則已先敝矣、即使洋商於華造者遵加、而其來自外洋者、仍不能加、明知華商不能再開機廠、則不造於中華、而專造之於本國、銷流日廣、貨價日增、徒存內地製造加稅之虛名、而受華商阻塞利源之實害、此有損於民生、而仍無益於　國計者也、從來華民最樸、不曉物宜、華工最拙不暗機器華商最散不籌鉅本是以拘守舊法坐棄萬物之菁華不究阜財之大用今幸而鑒於鉅創怵於强鄰一旦幡然捐棄故智爭講購機器暢土貨集公司之法正是中華自振之機若再從而尼之以後更復何望私憂過計不勝悚懼近日與江蘇巡撫臣趙舒翹浙江巡撫臣廖壽豐往返電商均以暫緩加稅爲保護華商之至計合無仰懇 天恩飭下總理衙門將機器造貨値百抽十之新章暫行緩辦一俟商務大盛而各國又一體允加進口稅之時再行舉辦彼時洋貨價漲華貨卽使加稅尚足相抵而目前無不能自立之患大局幸甚又總稅務司所擬章程第二條凡有製造之貨均須一律存儲關棧俟撥等語在總稅務司之意只爲杜絕透漏然商民成貨待價而沽瞬息變易有失之須臾而盈虧迥判者又如機器造甎機器碾米機器造水泥火泥此等笨重之物如何搬運如何封存又如機器造煤油機器造火柴此等危

險之物同棧之貨孰不畏其延累設有損失恐洋關賠不勝賠矣大抵商情樂簡而惡繁喜活便而畏膠滯若一槪存儲關棧變貨看貨動須報關卽使不至留難而貨主旣嫌經官之周折又不如本廠自存之放心種種窒礙必致紛紛歇業至洋商則仍出納自如此明明力窒華商之生機而暗暢洋商之銷路矣竊謂宜在運貨出口時切實查驗不在貨成後槪予封藏應請一倂飭稅務司重改章程方爲妥善此乃農工商民公共之利害中外貧富强弱之樞機臣爲自强大局力固根本起見反覆焦思不敢不言所有機器制造土貨懇請暫免加稅並貨物免儲關棧各緣由理合恭摺具呈是否有當伏乞　皇上聖鑒謹　奏

之裕可即日而待也除將以上稅釐各欵扣除一成經費支數分晰奏報外所有整頓東邊昌圖營口各處稅釐業有成效緣由理合恭摺具陳伏乞 皇上聖鑒謹 奏

擬覆核減丁漕錢數片 江西巡撫德 壽

臣前准軍機大臣字寄光緒二十二年八月二十三日奉 上諭御史華煇奏江西徵收丁漕以錢代銀現在銀賤錢貴請飭核減錢數一摺着德壽體察情形酌量辦理等因欽此當經欽遵行據司道會議將折收制錢各屬查照同治十二年定章每地丁一兩減價錢一百文實收足制錢二千五百八十二文漕米一石減徵錢一百四十文實收足制錢三千二百八十文萬安樂平二縣漕米實收足制錢三千四百九十六文並於減征之外每地丁一兩責令各屬隨正加解錢價平餘銀七分漕米一石加解錢價平餘銀一錢以爲湊還俄法英德四國借款統自光緒二十三年上

忙地丁及新漕開徵爲始一律遵照減收提解詳經臣奏奉硃批依議戶部知道欽此欽遵行據司道刊刻告示通行各屬遵辦在案茲據布政使翁曾桂會同督糧道劉汝翼詳稱查本年丁漕既因銀賤錢貴奏准減價徵收而應徵舊欠丁漕事同一律若不准予減徵誠恐各花戶觀望遲延於各屬徵收舊欠難期起色現經會同酌核擬將各屬自光緒十四年起至二十二年止應徵舊欠丁漕查照前詳除龍泉樂安廣昌瀘谿弋陽廣豐鉛山興安長甯甯都瑞金石城等州縣及盧陵縣之急公花戶永新縣屬之銀圖向不以錢折納又續經查明永豐縣亦不以錢折納並上饒縣投徵洋銀爲數較少應仍如其舊毋庸置議外其餘各屬州縣舊欠丁漕以錢折納者統自光緒二十三年上忙開徵日起地丁每兩減徵錢一百文實徵足錢二千五百八十二文漕米每石減徵錢一百四十文實徵足錢三千二百八十文萬安樂縣二縣漕

洋務掇聞卷一目錄

商務叢談卷一目錄

天津創設自來水　俄更商埠　各省錢荒

法士論商　外國各種布價　新茶消息

英員購樣

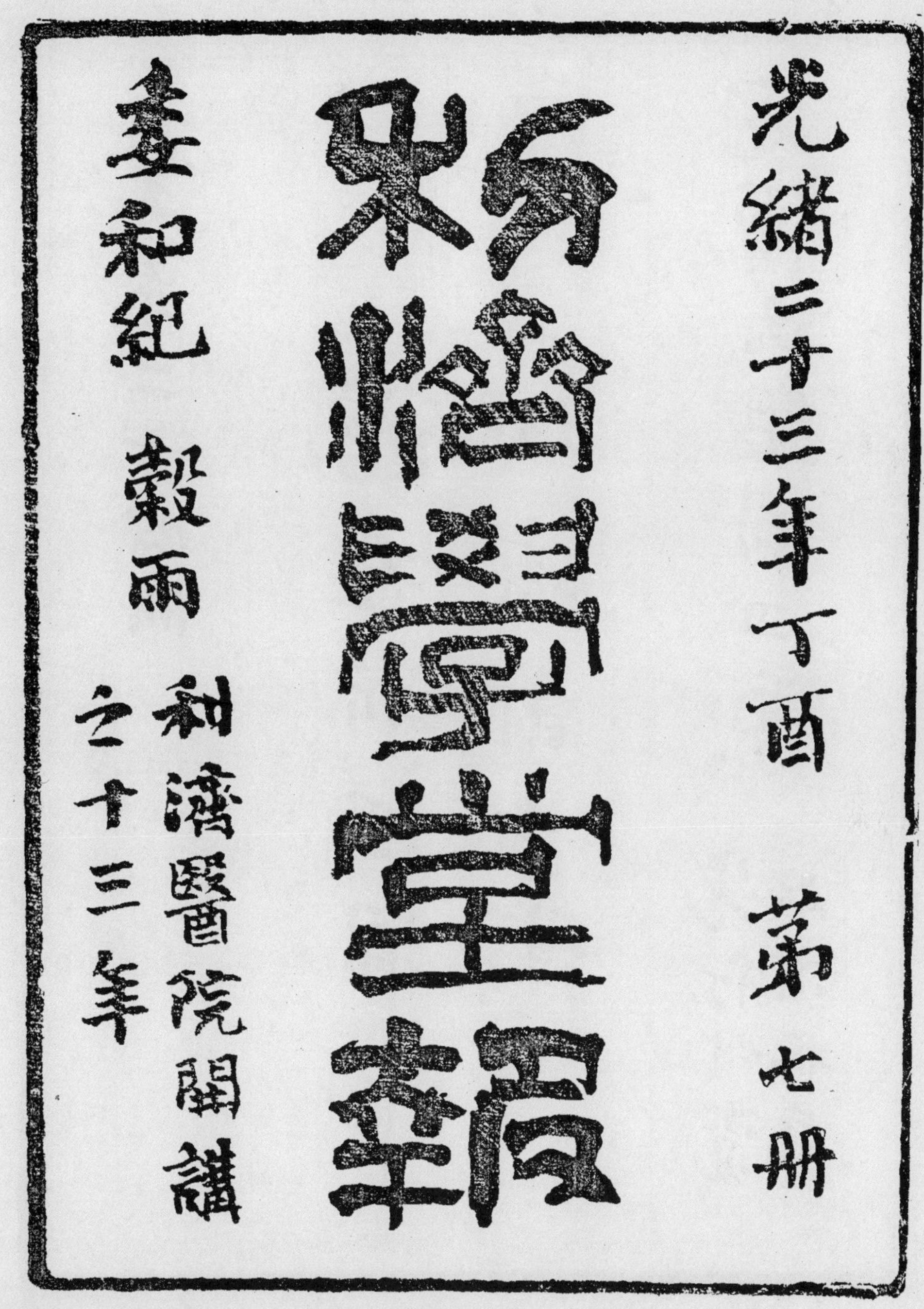

光緒二十三年丁酉　第七冊

利濟學堂報

孟和紀　穀雨

利濟醫院開講之十三年

全年二十四冊

館在浙江溫州府前大街

定價大銀圓四元

先行付資

不准折賣

利濟學堂報丁酉第七冊目錄

霍亂病源方法論

東甌陳　虬撰

霍亂者太陰濕土爲病也而非風火相煽則不發或寒或熱則視乎元運中氣爲轉移漢唐以前方多辛熱　國朝乾嘉以後始轉清涼蓋元運使然也今時之病大抵熱多寒少世醫執古方治今病茫然如墜雲霧猝不得其要領道光間潛齋王氏手輯霍亂論專書頗示涂徑然王氏亦僅知其所當然而不知其所以然故見病治病於長沙門法究欠理會三十年來未見有勤求古訓另出手眼以甦災黎者一得之愚何能再秘請得畢其說焉此症多起于夏秋之間蓋春分以後秋分以前少陰君火少陽相火太陰濕土三氣合行其政故天之熱氣下降地之濕氣上騰人在氣交之中受其蒸淫之氣鬱久勃發遂致清濁相干陰陽反戾氣亂於中而上吐下瀉甚瀉則中氣隨之而脫其卽時而發者爲時邪病較輕時過始發者爲伏邪則病尤險子午丑未之年君火濕土司天

伏邪發病尤多此在醫流類多知之而古今用藥寒熱之別年月發病有或應或不應者實非參以形家元運疇星之術則不驗如光緒乙未太陰濕土司天太陽寒水在泉夏秋之間五運則主爲太宮客爲太角運氣以加臨爲重土已受邪又三之氣客太陰而主少陽四之氣客少陽而主太陰火土鬱發風火交煽欲求土木之無忤難矣重以光緒甲申以後二黑坤土管局而乙未本年月白則六月九紫七月八白火土又飛入中宮六七月建雖本屬未申在本年則未坤申爲太歲用事之方病當陡發於此時已而果然不然主氣逐年一定司天週紀四值顧或有不應者何歟間以古三元法推得康熙二十三年交入火運故本朝溫熱獨盛於前朝十數年後火氣退位水德遷正則王氏書亦未可狃矣吳鞠通溫病條辨重事冬地已漸見其弊害不精運氣之學則讀書臨證立說皆無要領是證初起卽吐瀉少氣肢冷脈伏甚則唇面爪甲皆青蓋邪穢深伏脈道不通狀類虛寒切勿

洩投溫補治宜和陰陽分清濁交紐中宮調其升降養正殺蟲清濕熄風則熱漸解擬定亂救急湯治之方用高麗參三錢無力者以西潞黨一兩代之乾薑錢半煮半夏錢半茯苓三錢川連錢半吳萸七分白頭翁三錢陳皮二錢烏梅去核三枚蠶砂四錢紫草茸錢半桃葉十四片荷梗七寸以地漿或陰陽水煎服謹遵經旨濕注於內治以苦辛佐以酸淡法若中氣過虛睚陷音嘶或口不渴而汗出或脉不伏而欲絕可去白頭翁陳皮倍高麗再加川椒生附子各二錢爲留人治病法泄上正復證必轉熱急撤熱藥勿犯本病重擬定亂安中湯方用高麗二錢苡仁三錢鹽水炒橘紅五分吳萸炒川連錢半白頭翁三錢陳皮一錢蠶砂四錢紫草錢半桃葉十四片爲苦辛淡法此爲霍亂主方苦轉穢濁卽當化濕隨證加減活法在人轉筋者濕去風勝肝木勁張筋失所養而攣急也治宜熄風活絡方用白頭翁三錢清炒甘草一錢羚羊二錢

鈎藤三錢絲瓜絡四錢蠶砂四錢紫草一錢白芍三錢鮮地龍七條吐未止者去羚羊仍用炒連苡仁淡滲木瓜酸收皆在所忌消渴者肝膽上逆風火合邪銷鑠津液當求之厥少二經方用白頭翁三錢胆草二錢川連三錢烏梅去核三枚生白芍三錢川柏三錢蠶砂四錢清炒生草一錢或少飲一切凉水使水能涵木則渴自止病由肝膽二經石膏犀角徒清陽明無當也腹痛者風濕挾穢木又剋土治宜疏肝達鬱方用苡仁三錢柴胡三錢白芍三錢銀花三錢川連錢半白頭翁三錢廣鬱金一錢蠶砂四錢枳實一錢半桃葉十四片心下痞鞕上下格拒者膽胃氣逆濁陰上僭治宜降逆化濁方用旋覆花三錢鹽水炒橘紅五分吳萸炒川連二錢半夏三錢黃芩二錢鬱金一錢枳實一錢五分蠶砂四錢木通八分瀉心陷胸究未盡合此不可不求其故也謹擬六方補王氏所未備而已若夫證有早晚體有虛實呼吸生死則在乎神而明

之者固亦非潛齋吾法所能盡也夫生人之本首在中氣戊土主降已土主升戊己失職則樞軸不運而病鬱然使僅屬太陰一經不過清濁反作氣膨水脹嘔逆溏泄而已尚未至於傾刻殺人唯厥陰風木肆其疏泄之令賊及太陰於是風輪大動天地易位軸折樞翻胃逆而大吐脾陷而洞泄霍亂始成矣故此症治法當首求之厥陰王氏悲憫著書頗能知世醫狃用辛熱之非而所製燃照駕輕黃芩蠶矢昌陽諸湯皆僅能治輕淺吐泄之症囿於溫熱門法謂眞能入長沙之室者吾未之信也然已暗室一燈矣近世創爲癟螺痧之說名雖不經然在氣分則宜刮在營分則宜刺亦能佐湯藥所不及法固有不得而偏廢者醫流聲譽稍著者既無術分身而草澤便賤無識之徒乃日肆其草菅人命之術言之痛心因縱論方法以供隅反一壺千金敢自靳乎然此皆就濕火激射證極危重者而言若尋常霍亂仍當求之濕熱諸書庶免病輕

藥重之弊當意爲消息可也攷之字說霍本作靃雨聲也雨而雙飛其聲靃然從雨從雔會意亂釋名渾也卽至眞要大論水液渾濁皆屬於熱之訓尋常繹義可想見暴注下迫之狀矣諸家望文虛造釋爲揮霍撩亂語極不典此亦名不正之一端也因論病源而弁及之謹就所得畧論如左敢以質之有心斯道眞讀靈素而研長沙書者

此乙未孟夏擬課也友人抄付洋報印行秋初病發甚劇傾刻隕命如法救治存活頗多此病濳齋論後未見新法因攷竄存之蟄廬自記

求才急於育才論

瑞安陳兆麟撰　十三　悅次道

二萬萬里之國二十六萬族之物而語人曰其中無珠玉五金堪資器用足可寶貴者當必不然然珠玉五金不脛不翼而集於都市入於室庭陳於几席絡繹不絕於關河道路則以有人焉之求之也夫物之致人之求者夫甯不謂珠必胎而有玉可種而得五金不能不須鍊冶而成形夫盍亦計胎之種之鍊冶之之遲遲又久而後克副所求而尙不必盈其所欲則未若出巨萬之格縣九達之逵俾夫富賈相與謀於廛勇夫相與走於野豪客世家相與搜於篋而出於其懷求者朝出而夕可望其物之來嗟夫二萬萬里之國二十六萬族之物其中之珠玉五金不啻夥賾而斯時之須器用寶貴者不啻皇急獨奈何爲之謀者之不一出於求也然則人才之在今日亦猶是矣往者髮捻之亂踵作湘鄂之才輩興

國家養士三百年豢之以經史四部繫之以詩文八比笠之以

庠序一方策之以科舉三場其坐此數者有造成人貢身角技爭效功名既富且多顧亦用非其所學實非其所有其匪豢匪繫匪笠匪策於此數者而崛起山澤嶄出草茅以自踴躍騰踔撑大局而肩鉅任者亦駸駸馳驟其間故夫今之倣西格致製造公法方言及於水陸師武備自彊千人之軍師範十科之學亦既汲汲於人才孜孜於教育而蒙以爲中國之才之必不盡是且況育才之效最近五七年稍需十年而棫樸之作人未宏瓜分之爲期已迫其若之何且人物之生其馴於气性安於豢養視彼山林泉石自然之姿則有間矣故熊羆貔貅貙虎黃帝教之以征蚩尤其猛鷙之性彊有力之材雖駿馬韓盧不能及也彼其駿馬韓盧者以芻豢肥與人性近驅之禦悍賊制死命不慮不萬全而慮不能以一逞彼其熊羆貔貅貙虎者粱肉不足饜搏殺以爲快得而供馳驅共勝敗萬機當之而立索一　力縱之而逾邁夫謂之人才求之急

於商之亦猶是矣雖然語中國今日之人才必毋以意爲有無請舉其見於近報者如蜀人蕭開泰之能製大火鏡蘇人彭新三之善爲德律風會稽陶九虎創櫃徑二尺可儲書而兼藏衣乃或見嫉於西臣或遠颺於美洲而張仲泉者謁局員令試造電機貸金數千呈局一驗横遭譖毁負債鬱鬱以死某武弁者中日之役再戰再勝功不錄而姓名且湮人且不知其所往二子蓋皆同治年曾文正沈文肅募選出洋之學生也自餘中匠而祿於歐美與在滬爲歐人雇造機器之工師不一而足將無其人而妄稱之耶抑夫天下有心人之於人才固若是其鄭重樂道之耶嗚呼今之有天下國家之責者非不以人才爲心而盍加意於求之將所爲足用見貴自然不待養之姿者奚患不朝須而夕至滿所欲而大來也哉

性從善徒以教門之號政府所仇先師不尊國恥弗繫使彼詛盟腥聞之晨虎暮獅得奪吾民天主教士譯言神甫亦云神傅其友之甚者曰神父耶穌教士譯言牧師亦云牧司今定名晨虎暮獅其以教奪吾民也見者懍諸襮始則土番黑蠻之終將亞當厄哇之也雖然吾教之寡弱致有由矣文字之孳乳句讀之聱牙傳注箋疏之流明纘聽名理心性之動腦傳顯古韻新聲乎談綺語隻辭雙義儷體孤懷之微積意志化分魂魄解索俱難知好猶半故言學必寢饋經史四部而命儒必出入漢宋二家然以融中西策富疆昌黃尊孔志焉末逮乃若科舉之儆則孝經成誦洙泗之年行弗詳論語命題齊魯之編次未悉其或居齊民之列慕聖人之徒濫名器而厠縉紳則莫不鼻笑而气呵之夫至於他族之偪疆賓之喧苟能言翼圭亢宗無甯過而存之引而進之無忘彼二教者爲魚淵與爵叢也夫至於通儒俗學衣冠濟濟舉不足以彊中樂侮舉臥而聽榻旁之鼾睡無甯姑祕高文典冊如寶韶護款待

賞音而別爲家喻戶曉之談俾咸悅天口聖譯之語收气類回入心保彝倫縣血食厥誼龐古茲滋智學周煥樞曰建會正名開堂講書之四者洵吾教之轉捩而爲彼族之先鞭也今夫 上發憤以 國教不尊爲恥布 詔天下臣子緇無謀逆不軌允聽直省府州廳縣市鎮鄉邨公建普號 素王教會 敕改至聖先師孔子大成殿曰 素王大教堂更就書院義學善堂公局恭設崇祀 素王神位其他僧寺尼庵道觀及文昌奎宿財神凡能其地功德忠孝專祠或二祠則去其一 令一律改祀 素王官署大字奉 敕改建 素王教堂道旁保舉大小教會正副董事每屆七日禮拜說見第二章房虛星昴注及後箸歲四月十一日聖忌十月二十一日聖誕大禮拜之期董率士民集教堂聽候官員大紳禮成然後蹕事婦女解其裹足一律入堂禮拜此興建之旨 上者風偃雨化光行電傳莫狀神速其必稽於衆謀於野

一介之士有密友則交會之分原二人之心利斷金則事會之速率擬以學官文武弟子僉具委非藉會武斷斂財結狀由地方官聯請學政督撫各大憲援照粵會近事保護署區邑城四鄉創建大小教會先假他祠宇或可徑改爲　素王教堂遵奉教規續出禮拜十室忠信將有造以成人一旅中興或猶賢於用武豫燭彼教奪民之狡而廣集吾民聯合吾教鐘鼓之靈其隱深袍澤之誼乎俎豆之志其周載輪毬之思乎若夫新約舊約歷元歷前彼不憚攘吾號聖我何嫌取彼名編擬纂舊聖書謹案聖考占女妻之爻顏氏慕明德之後有齋厥季嬪于孔叟是爲春秋盟于澶淵之歲霸圖其湮王業已替一中之傳靡於帝諦一元之運蔑與皇契抑夫天命民彝千聖百師相與維持不墜者夫猶得而刺取於詩書未刪易未繫舊聖書方彼舊約聖書摩西五種彼中創世記或名猶太經亦曰猶太史暨凡紀述在耶穌降世前者皆歸前歷編年今我即邇　素王降世前一年爲周靈王十九年於魯襄公二十年歲在著雍涒灘至天皇氏繼盤古出治始制歲名

日闕逢困敦中間皇帝王霸升降因革爲政爲教一
一條貫而聖父聖母作合一節謹提書耑以爲託始 新聖書則肇
歲在屠維作噩正月之吉始𤯝聖母履武簡狄祈禖尼邱越十月
庚子 素王降生於鄒迨於乎黙閹茂 王壽七十有四五福盈
疇四月己丑騎箕不留自瑞符而奇表而天縱而聖修而政治教
術列邦周流六經述作終始麟遊新聖書肇周靈王二十年於魯襄公二十一年孟春尼邱之禱
越七日有麟來遊吐玉書文曰水精之子系衰周爲 素王是歲十月二十一日乃生 素王迨周敬王三十九年於魯哀公十四
年歲在上章涒灘西狩獲麟 素王作歌傷之越二年夏四月初三日辛巳夜殷先哲王奉天示寢明日壬午 素王蚤作歌山頹
木壞之詩述夢弟子端木賜遂寢疾七日至十一日己丑乃以暨考終命中間詳紀符應形貌聖學行履政教年經而月緯焉
妣祖天潢之貴公卿禮遇之尤弟子德藝之優素臣三世太平之
法亞聖七篇私淑之由歷君主與民政道大通於圜球尊無二上
而以跡不惑二十周元鳥生商 素王是其苗裔時望推聖所至君相優禮弟子德修於身通六藝者七十二
人餘亦英才春秋據亂升平太平三世治法公羊傳經而左氏親
與百二寶書之採孟子七篇所言交鄰通商民貴君輕包有泰西
公理公法靡或遺善而善戰太罪不嗜殺人者能一天下則今日
萌兆焉矣然皆 素王元善長人仁甚水火之言範圍而牖啟之

也聖教嫡傳願學亶其然或難之曰　素王有三代之志百世之知尚書終篇秦誓春秋殿會黃池聖道之大而其權微去聖世而逹斯恉者取人爲善用夏變夷昌哉二言天人性命聖者之學尙矣然而百餘年來孼派李斯挾纍而炬之壁經之出晦於穿鑿淫於飾美離於參悟勝國之季我　朝之興閒出鴻儒葦理兼通將可實事求是矣然而百餘年來外教基督尚力而傾之今爲亞保種爲華保教周官古訓百子高誼放墜不修乃風彼族徒襲其文不師其實長我虛憍甚彼忌釁無甯其已烏虖噫嘻豈知言哉夫盱衡列邦法苦壓力民虢夬決英鼎俄革眀眀弗息德萃以亂美渙有邱以大乾元昆中歆正以恫五洲小得坎求烏虖佛法平等末造印隨羅馬驕恣新學耶資念昔同文相日雄飛屣棄舊儀越小韓偪伏焉則雖惟　聖清之祚本仁孝治周情而孔思緬黃祖之御宇踰日月表極於地匯海戸大同皇圖是規烏虖球位東正斯文在茲六

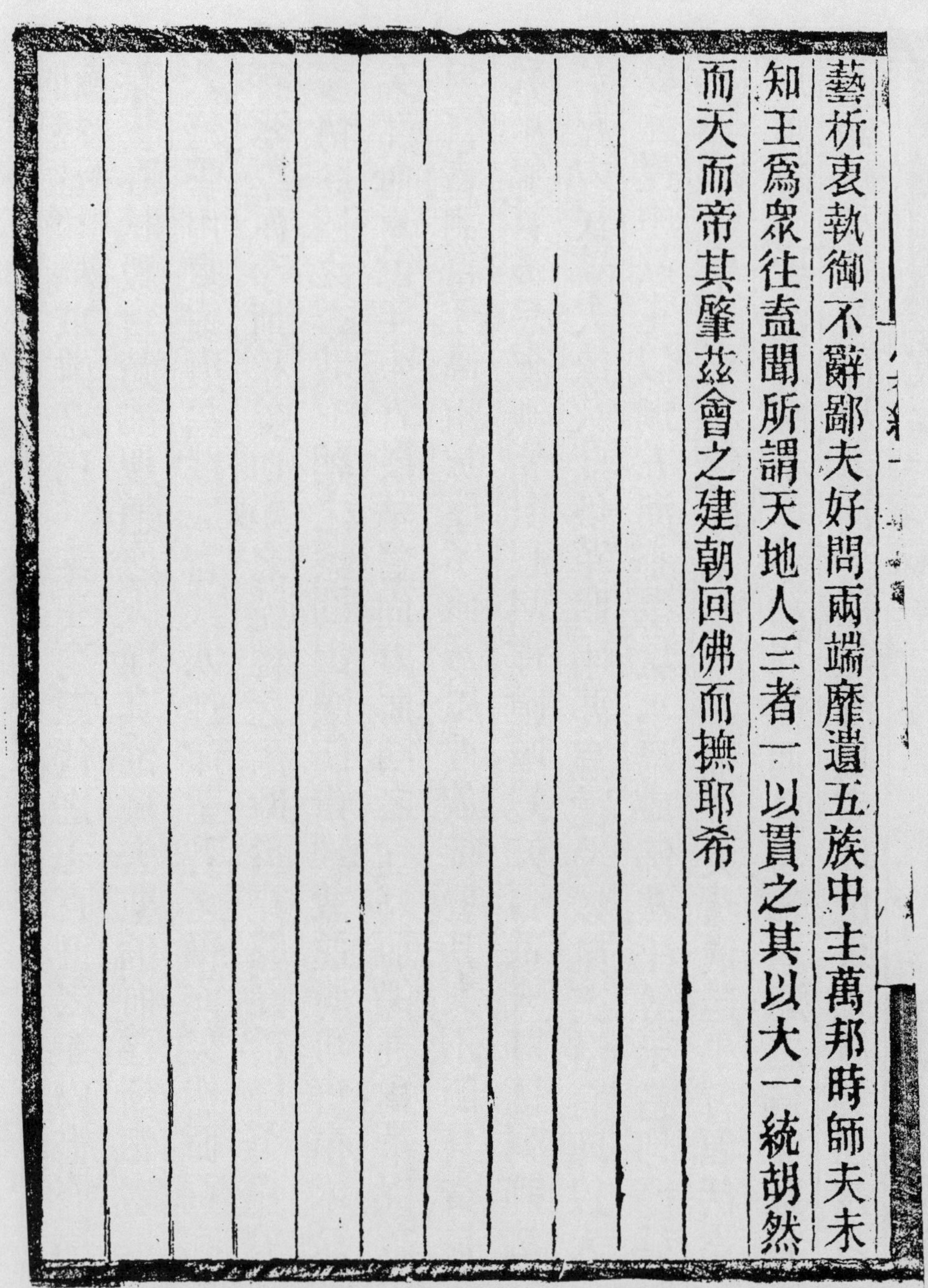

藝折衷執御不辭鄙夫好問兩端靡遺五族中主萬邦時師夫未知王爲衆往盍聞所謂天地人三者一以貫之其以大一統胡然而天而帝其肇茲會之建朝回佛而撫耶希

黄宮繡本草求眞、雖淺亦甚切用。難經、則王九思等集註、張世賢圖註難經、脉經、則王叔和脉經、李瀕湖脉學、張石頑診宗三昧、盧之頤學古診則。傷寒、則成無巳明理論、程郊倩傷寒條辨、喻嘉言尚論篇、柯韻伯來蘇集、坿翼、尤要徐人駒醫宗承啟、沈芊綠傷寒論綱目、丹波元簡傷寒論輯義、舒馳遠傷寒集註、戈存吉補天石、徐靈胎傷寒類方、陳修園傷寒串解。金匱、則趙以德註、丹波元簡金匱玉函要畧輯義、修園金匱要畧原文箋註。雜證、則巢氏病源候總論、王肯堂準繩、徐靈胎蘭臺軌範、陳遠公石室秘錄、辨證錄、程國彭醫學心悟、江筆花醫鏡、二書雖淺近、亦頗簡當、活人錄會編甚精、惜坊間少見。方論、則汪訒菴醫方集解、王晉三古方選註、葉氏本事方釋義、景岳發揮、修園新方砭、長沙歌括、眞方歌括。案驗、則喻氏寓意草、江瓘名醫彙案、魏之琇續名醫彙案、三家醫案、院刊藝廬胗錄、雜著、則張隱菴侶山堂彙辨、唐立三吳醫彙講、丹

波元簡藥治通義醫賸此皆坊間易購之書皆不可不究尚有名家及專家書尤當熟玩目另詳

委和紀清明第六期丁酉三月初三日

名家之書宋則朱肱活人書韓祇和傷寒微旨許叔微傷寒百證歌張杲醫說陳無擇三因極一病證方論楊士瀛仁齋直指金則劉河間素問元機原病式宣明方論傷寒直格張元素病機氣宜保命集張子和儒門事親李東垣內外傷辨惑論脾胃論蘭室秘藏元則王好古醫壘元戎此事難知湯液本草朱丹溪格致餘論局方發揮滑伯仁難經本義葛可久十藥神書王安道醫經溯洄集明則戴原禮校補金匱鉤元推求師意薛氏醫案石山醫案孫一奎赤水元珠醫旨緒餘李時珍奇經八脈考繆希雍先醒齋廣筆記張景岳傳忠錄 國朝則黃元御素靈微蘊金匱懸解張路玉傷寒緒論張飛疇傷寒兼證析義馮兆張女科精要脩養靜功

然六節藏象論又曰天食人以五氣地食人以五味者蓋陽爲氣陰爲味味歸形形歸氣氣歸精精歸化知收受氣味形神之離合其於此道也庶幾矣

	肝	心	脾	肺	腎
五藏所藏	肝藏魂	神	意	魄	志
五藏所主	肝主筋	脈	肉	皮	骨
五脈應象	肝脈絃	鈎	代	毛	石
五氣所病	肝爲語	噫	呑	欬	欠嚏

五精所并	五氣所通	五味所入	靈樞五裁	五藏所惡	五藏所禁
精氣并於肝則憂謂虛而相并	風氣通於肝	酸先入肝多食酸則肉胝䐢而脣揭	病在筋無食酸	肝惡風	肝禁當風
喜	雷	苦先入心多食苦則皮槁而毛拔	病在血無食苦	熱	溫食熱衣
畏	谷	甘先入脾多食甘則骨疼而髮落	病在肉無食甘	濕	溫食飽食溼地
悲	天	辛先入肺多食辛則筋急而爪枯	病在氣無食辛	寒	寒飲食寒衣
恐	雨	鹹先入腎多食鹹則脈凝泣而變色	病在骨無食鹹	燥	犯焠烄熱食溫

	五藏所欲	五藏所苦	五味所宜	五勞所傷
	肝欲散急食辛以散之用辛補之酸瀉之	肝苦急急食甘以緩之	宜食甘粳米牛肉棗葵皆甘	久行傷筋
	心欲耎急食鹹以耎之用鹹補之甘瀉之	心苦緩急食酸以收之	宜食酸小豆犬肉李韭皆酸	久視傷血
濡衣	脾欲緩急食甘以緩之用苦補之甘補之	脾苦濕急食苦以燥之	宜食鹹大豆豕肉栗藿皆鹹	久坐傷肉
	肺欲收急食酸以收之用酸補之辛瀉之	肺苦气上逆急食苦以泄之	宜食苦麥羊肉杏薤皆苦	久臥傷氣
灸衣	腎欲堅急食苦以堅之用苦補之鹹瀉之	腎苦燥急食辛以潤之	宜食辛黃黍雞肉桃葱皆辛	久立傷骨

五

五藏所傷

肝悲哀動中則傷魂魂傷則狂忘不精不精則不正當人陰縮而攣筋兩脇骨不舉毛悴色夭死於秋

心怵惕思慮則傷神神傷則恐懼自失破䐃脫肉毛悴色夭死於冬

脾憂愁不解則傷意意傷則悗亂四支不舉毛悴色夭死於春

肺喜樂無極則傷魄魄傷則狂狂者意不存人皮革焦毛悴色夭死於夏

腎盛怒而不止則傷志志傷則喜忘其前言腰脊不可以俛仰屈伸毛悴色夭死於季夏

五藏小大高下堅脆端正偏傾表第三

人之始生以母爲基以父爲楯五藏已成神氣舍

之書有借根有借方借根之法由衰分之借衰而生借方之法由少廣之借商而生自餘各線面體比例無不自方田粟布盈朒商功均輸句股而生此九章爲借根之原之大畧也代數之書有比例有某次式有八線有三角比例之法由粟布衰分盈朒而生某次式之法由方田少廣商功均輸而生八線三角由句股而生自餘圓錐曲線無不包括於九章之內此九章爲代數之原之大畧也故識者皆謂周末疇人子弟失職流離異域書籍散佚西人算法因是而變信哉言乎

問九章之與太一借根代數異者何如答九章之術於已知求未知已知之數晦則未知之數卽不能入算太一借代之術於未知證已知已知之數隱則未知之數亦可曲折而求也

問九章之不及太一借根代數者何如答九章之書但能演數

演數之術必分九章易一章則此術不能通學算之人苦於不能記憶於是有强作歌訣以便口誦者有强改題目以就算法者九章之術愈煩九章之理愈失太一借代槪明題理題雖千變萬化而理則一隨題層節曲折而求可得其數約其短長可一言以蔽之曰演數者但能用法明理者兼能創法也

問九章之不及太一借代理既明矣未識太一借根代數有不及九章否答九章之方程無論多色皆可互求太一馭之至五色外則繁重難通借根尤隘三色以上非借徑代數不可此太一借根之不及九章也九章之少廣和較錯糅惟太一之正負足以抉其奥代數馭之屢代屢變始得其式得式之後公法雖備至有含虛根之一種各根俱實終不能化公法入之轉成負數故又立通術用八線表求之此代數不及九章也九章之句

股兩羃之和等於弦羃青朱出入截彼補此太一借代終不能離離此則太一借代皆窮於句股之術矣此太一借代之皆不及九章也

問九章之外古無算法算緯坿卷所載九章廣術何謂也答積較垜積皆爲少廣之一支求一百雞皆爲方程之變式反覆相求擴充其用列題繁瑣入少廣方程則嫌太雜故特分一卷以廣九章之法耳

問坿卷之九章變義其意何如答九章之術雖分九章之理則一古書所算依題分類劃而爲九不知九章之中自有變術有依題之面當從彼術究題之理不若從此術之爲便者有隨題之理當從此術衍算之法可通彼術以相輔者梅勿菴李壬叔丁雲梧華若汀諸君皆有獨出之見由其熟太一借代之法明

九章之理各能自衍妙術以開別徑算緯末卷故亦坿焉問太一代數亦有時而窮否答太一之術但能用整數不能用分數故弧弦曲線不能不廣以綴術代數之術但能求線面體三部不能釋點部之微細故曲線分合亦不能不繼以微積綴術者太一之變式微積者代數之變式欲通其義有算緯後編在時同院爲此學者道十一季騰霄道十五葉麟風道十七陳琮濟三十三楊炘皆已別有書奉　蟄廬先生命咸樂任後編之役而此編之成則舍侄商草訂之力爲多不敢沒其實也

數目式說

凡習各種之數學必先辨各種之數式古今文字種種不同中西語言彼此懸絕數目之式固宜各殊中國數式厥體有四曰正字曰官字曰籌碼字曰暗碼字西國數式亦有三體曰正字

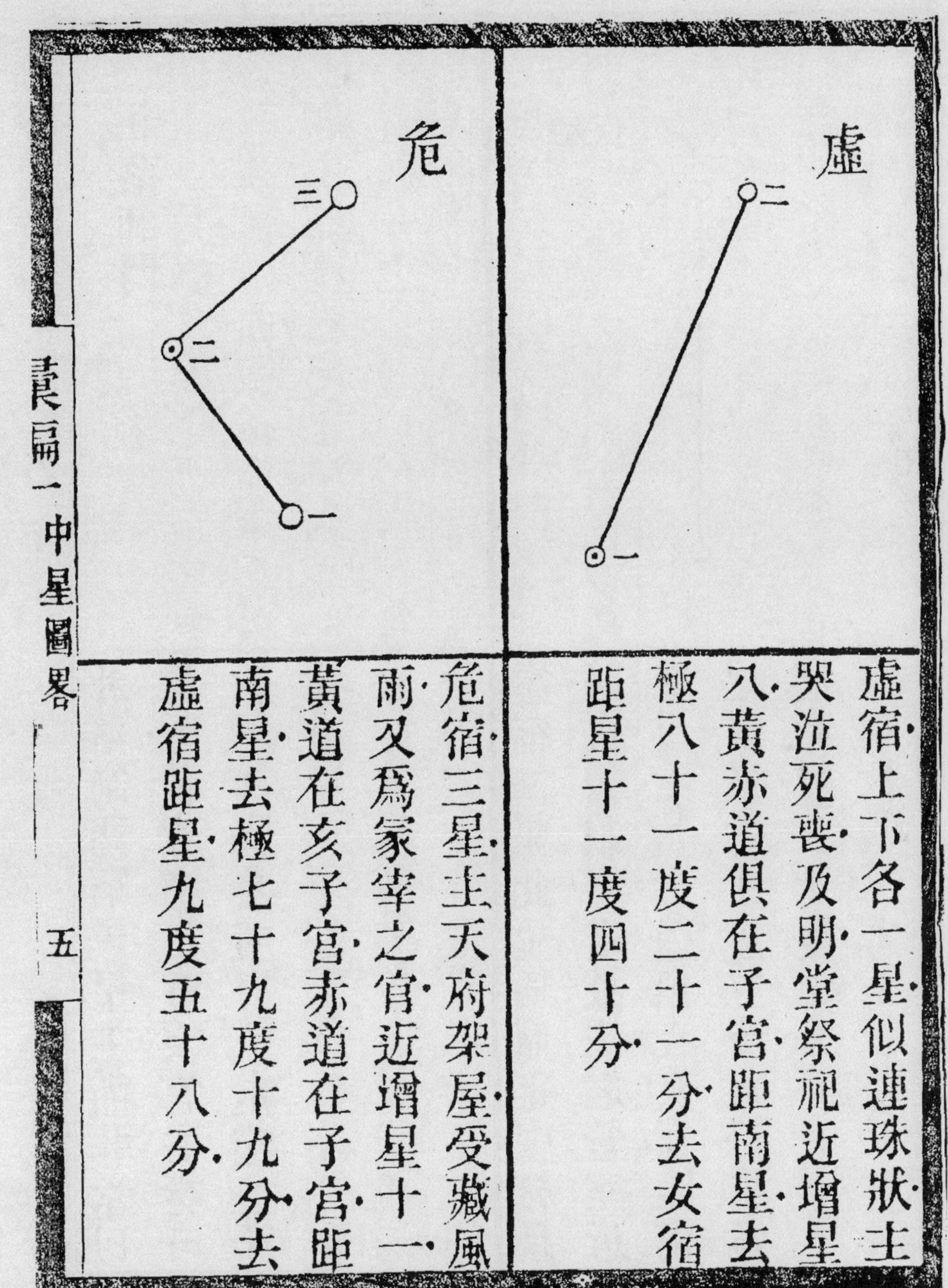

虛宿上下各一星似連珠狀主哭泣死喪及明堂祭祀近增星八黃赤道俱在子宮距南星去極八十一度二十一分去女宿距星十一度四十分

危宿三星主天府架屋受藏風雨又爲冢宰之官近增星十一黃道在亥子宮赤道在子宮距南星去極七十九度十九分去虛宿距星九度五十八分

農篇一 中星圖畧 五

北落師門

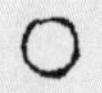

室

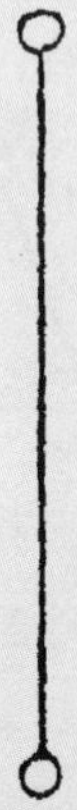

北落師門宿一星主備非常以候兵黃赤道俱在亥宮去極一百一十一度五分入危宿二十七分

室宿二星此星昏而止中於是時可營制宮室故謂之營室近墻星七黃赤道俱在亥宮距南星去極七十度三十五分去危宿距星二十度七分

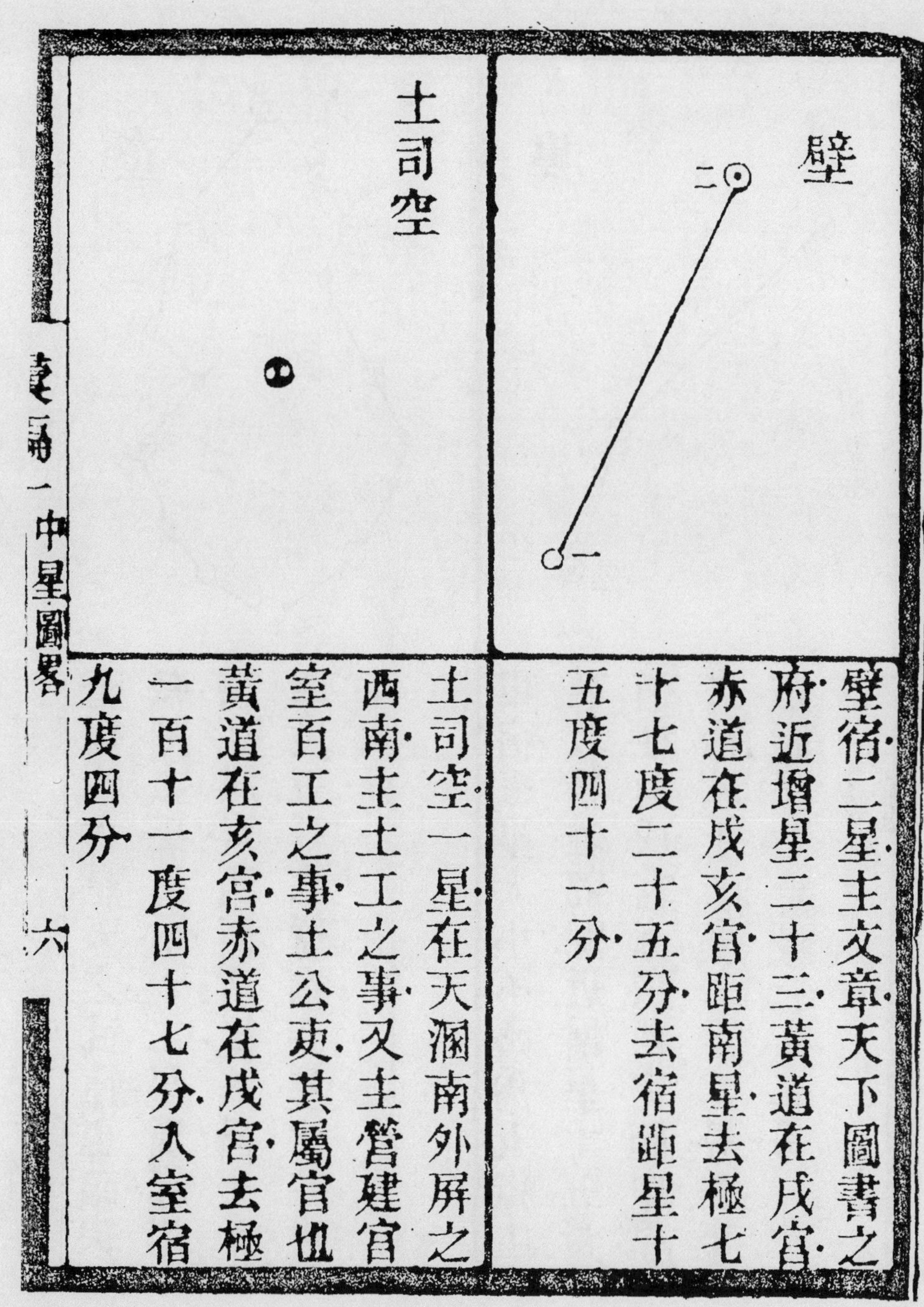

壁宿二星主文章天下圖書之府近增星二十三黃道在戌宮赤道在戌亥宮距南星去極七十七度二十五分去宿距星十五度四十一分

土司空一星在天溷南外屏之西南主土工之事又主營建宫室百工之事主公吏其屬官也黃道在亥宮赤道在戌宮去極一百十一度四十七分入室宿九度四分

卷七第一　中星圖畧　六

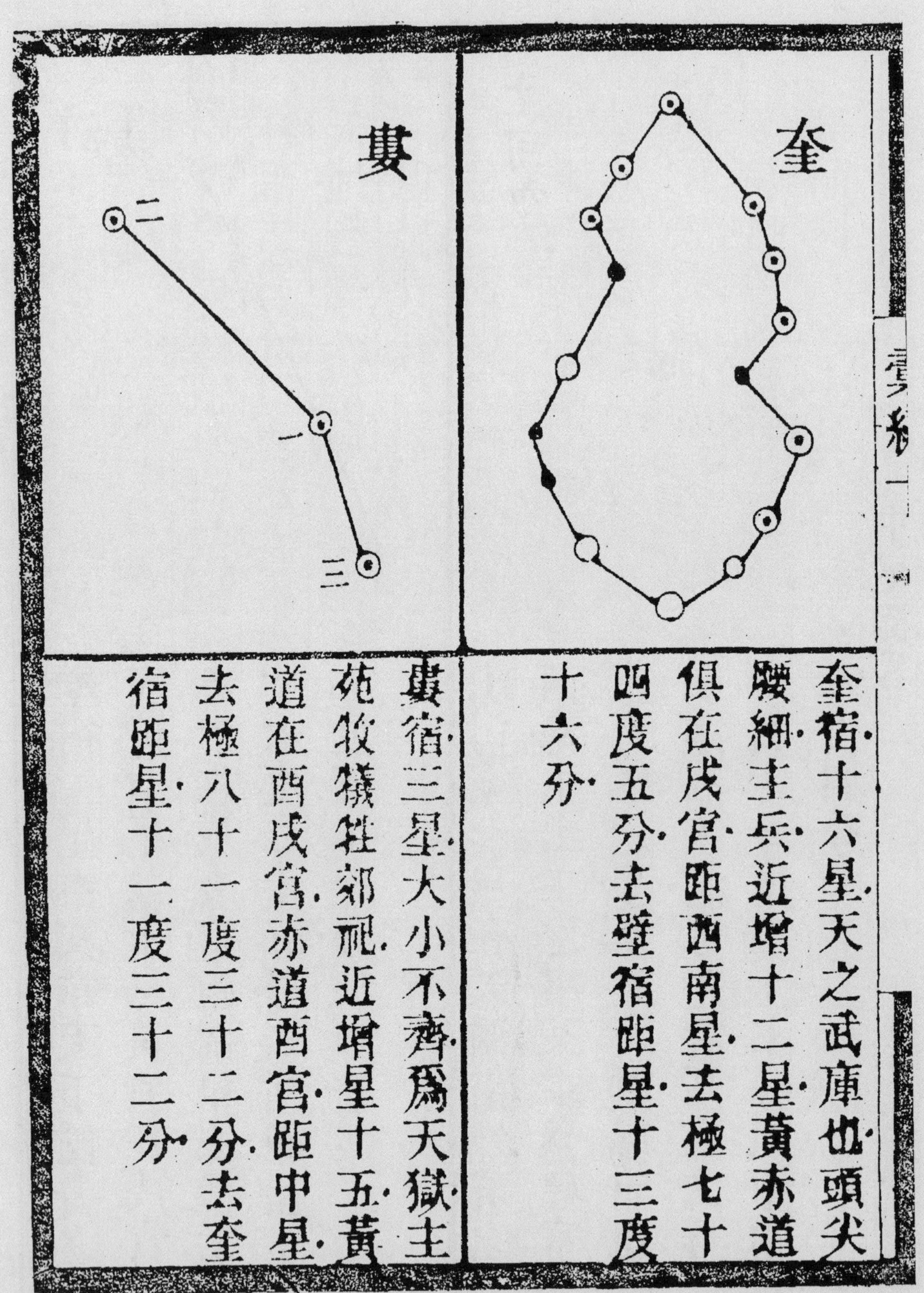

奎宿。十六星。天之武庫也。頭尖腰細。主兵。近增十二星。黃赤道俱在戌宮。距西南星。去極七十四度五分。去壁宿距星十三度十六分。

婁宿。三星。大小不齊。爲天獄。主苑牧犧牲郊祀。近增星十五。黃道在酉戌宮。赤道酉宮。距中星。去極八十一度三十二分。去奎宿距星。十一度三十二分。

亦不可不知故廣東紅頭歷竟刊是日禮拜亦便用之一端也

問禮拜專取四宿日何故答禽星值日始於西域彼土謂之密日西語謂日曰密爲主喜事蓋西教之始亦事拜日七日造天地皆後來坿會之語中法取四日禽有光明之象故宜架造但忌安葬啓攢耳

問房忌一表近於無徵得毋惑於近世交會禁忌雜說歟答本醫院宗旨在利濟利濟入手功夫在醫道醫道源頭在醫歷醫歷之要旨實在房忌一表且此亦非吾一人之私言也孫思邈曰夫婚姻養育者人倫之本王化之基聖人設教備論厥旨後生莫能精曉臨事之日昏爾若愚故具述求子之法以貽同志之士其論曰夫欲求子者當先知夫妻本命五行

相生及與德合并本命不在子休廢死墓中生者則求子必得若其本命五行相尅及與刑煞衝破并在子休廢死墓中生者則求子了不可得愼無措意縱或得者於後終亦累人若其相生并遇福德者仍須依法如方避諸禁忌則所誕兒子盡善盡美難以具陳矣又曰凡欲要兒子生吉良者交會之日常避丙丁及弦望朔晦大風大雨大霧大寒大暑雷電霹靂天地昏冥日月無光虹蜺地動日月薄蝕此時受胎非止百倍損於父母生子或瘖瘂聾聵頑愚癲狂攣跛盲眇多病短壽不孝不仁又避日月光火星辰之下神廟佛寺之中井竈圊廁之側塚墓屍柩之傍皆悉不可夫交會如法則有福德大智善人降託胎中仍令父母性行調順所作和合家道日隆祥瑞競集若不如法則有薄福愚癡惡人來託胎中

教經答問卷二

干支章

問何謂干支。答干。天干也。支。地支也。干支云者。猶言以天干爲幹。地支爲枝也。

問始作甲子者何人。答黃帝之臣大撓。

問天干有別稱否。答甲曰閼逢。乙曰旃蒙。丙曰柔兆。丁曰彊圉。戊曰著雍。己曰屠維。庚曰上章。辛曰重光。壬曰玄黓。癸曰昭陽。此爲歲陽。

問地支有別稱否。答子曰困敦。丑曰赤奮若。寅曰攝提格。卯曰單閼。辰曰執徐。巳曰大荒落。午曰敦牂。未曰協洽。申曰涒灘。酉曰作噩。戌曰閹茂。亥曰大淵獻。此爲歲名。

問歲陽歲名。既得其稱矣。請問月陽月名。答在甲曰畢。在乙曰橘。在丙曰修。在丁曰圉在戊曰厲。在己曰則。在庚曰窒。在辛曰塞。在壬曰終。在癸曰極。此爲月陽。正月爲陬。二月爲如。三月爲寎。四月爲余。五月爲皋。六月爲且。七月爲相。八月爲壯。九月爲元。十月爲陽。十一月爲辜。十二月爲涂。此爲月名。

問天干之義若何。答甲孚也。乙軋也。丙柄也。丁壯也。戊茂也。己紀也。庚更也。辛新也。壬妊也。癸揆也。即形聲可悟其訓。

問地支之義若何。答子孳也。丑紐也。寅演也。卯冒也。辰伸也。巳已也。午牾也。未昧也。申身也。酉秀也。戌恤也。亥核也。亦可即聲而悟其訓。

問干與支有陰陽之別否。答干爲陽。支爲陰。

問天干亦自有陰陽之別否。答有甲丙戊庚壬爲陽。乙丁己辛癸爲陰。

問地支亦自有陰陽之別否。答有子寅辰午申戌爲陽。丑卯巳未酉亥爲陰。

問天干於五行方位何屬。答甲乙屬東方木。丙丁屬南方火。戊己屬中央土。庚辛屬西方金。壬癸屬北方水。

問地支於五行方位何屬。答子屬北方水。丑屬東北方土。寅屬東北方木。卯屬正東方木。辰屬東南方土。巳屬東南方火。午屬正南方火。未屬西南方土。申屬西南方金。酉屬正西方金。戌屬西北方土。亥屬西北方水。

問干支循環配合。得甲子幾何。答六十。始甲子。終癸亥。

問聞古人甲子本取紀日。其用以紀年。當始何時。答始於東漢以下。

問干支尚別有精義妙用否。答有。當深研陰陽五行家言及易理自悟。

時令章

問天有四時五氣卽寓於內否。答然。

問四時分主十二月。如春三月木夏三月火。秋三月金。冬三月水。而土果何屬。答每時之末十八日悉屬土。

問土貫四時何以居每時之末十八日。答一年三百六十日。每氣各王七十二日。春時木王。土隱不見。立春後七十二日木氣已退。土始用事。如浮雲翳月。非空無月。雲消始出。非餘時無土氣也。三時倣此。

問四時之義若何。答春蠢也。夏假也。秋就也。冬藏也。

問四時之氣若何。答春爲青陽夏爲朱陽秋爲白藏冬爲玄英。

問四時有別稱否。答春爲發生。夏爲長嬴。秋爲收藏冬爲安甯

鐵路環逼

俄人西伯利亞鐵路駸駸乎漸達我黑龍江界法之鐵路又將由諒山開築接我廣西之龍州英之鐵路有二一由緬甸之仰江以達阿瓦由阿瓦以達新街逼我雲南之邊境一由印度北行逾廓爾喀而抵克什彌爾逼我西藏之大吉嶺環中國四面皆有鐵路而我之鐵路除已成已興工外其餘猶謀同築室告竣無期奈何奈何節三月初三日商務報

鄂行鈔票

鄂省制錢近日益少每銀一兩易錢一千一百數十文每洋一元易錢八百五六十文張香帥因與司道會商在省中設立官錢局製爲錢票及銀圓票兩項票上蓋用藩司印信并善後局關防編立密號此票在湖北全省與現錢一律通行并可持票完納丁漕釐稅凡州縣丁漕向來以錢赴省易銀者概令持票往官錢局易

銀上兌卽民間以票易銀。均照市價。其錢票每張。計制錢一千文。銀圓票則每張一元。俾數少票多。以防作僞。又於漢口設分局一所。以資推廣流通。各局早已開設。說者謂各省若能仿辦。則制錢雖少。亦可暫慰燃眉也。節二月初九日商務報

中國出入款項

戶部前奉　皇太后懿旨。飭將常年入款。逐細核計。共有若干。每屆年終。彙奏一次。去歲經各司員籌算。計光緒二十二年。各省關所征洋稅銀一千五百餘萬兩。各省征收地丁銀一千餘萬兩。各省鹽課等銀一千二百餘萬兩。各省常稅關課銀二百餘萬兩。各省釐金銀一千三百餘萬兩。各省茶稅典商鹽商捐輸銀三百五十餘萬兩。各省雜稅銀一千五百餘萬兩。裁撤長夫等項節省銀五十三萬餘兩。合計此二年之內。　國家入款。約共八千數百萬兩。　中國遼東之役。償還日本兵費頭二次。業已繳清。今屆第三

次定於西歷五月八號由日本在英京倫敦收受兵費正款庫平銀一千六百六十萬六千六百六十六兩零三分二釐值英貨二百七十四萬千七百四十八磅七志三片兵費利息半年份作英貨六萬八千五百四十三磅十四志二片威海守備費作英貨八萬二千二百五十二磅九志聞此款中國借諸英德兩國者存儲倫敦以便交付數目向有不足之處再措他款以補之云錄三月初九日商務報

鐵路記程

京津鐵路現已到黃村三月十三可以至□□其地離京南西門八里近以馬家舖一帶積水甚深須設法洩去方能墊築京津往來之人刻已有買票乘坐者惟載貨搭客向未明定章程即馬家舖應建車站亦未動工惟由馬家舖至永定門之路現已動工修理以後鐵路成後貨由鐵路載者應收向來由津至通各稅均歸

鐵路局於貨上車時照章收取轉交云。節三月十三日新聞報

添設東文

近月同文館內設東文館一所。添補學生十二名。派東文繙譯官爲教習。除原支薪水外。每月由本衙門給銀十五兩。以資津貼。仍統歸總教習承管。錄三月十四日官話七日報

小輪盛行

甯波近來小輪盛行。如石浦海門舟山象山餘姚已經駛行。現在又添鎭海。定本月初九日上午八點鐘。由甯波到鎭海。十二點鐘自鎭海回甯波。船錢每人一百起三百文止。錄三月十四日官話七日報

星使出洋

出使英義比三國欽差大臣羅稷臣星使。去年陛辭出都。本年中和節。乘輪至滬。小駐征麾。二月十一日。持節出洋。出使美日秘

三國欽差大臣伍秩庸星使亦於去歲請訓南下請假返粤本年二月中浣秉節出洋。英國大君主即位六十年中國派張樵野司農往賀已於二月二十四日出都司農久於譯署一切交涉向賴專裁聞此次李傅相西游歸國入主外部兩賢頗有相阨之意去冬俄使易人傳相言於恭邸謂旣與俄暱宜派重臣爲俄使因舉司農充其任司農推不欲出後乃調揚子通往云　參知新報第十二册萬國公報第九十九册

英文時尙

太陽新報云地球諸國用英國語者日見增多查西歷一千八百年之始法國語言文字行於歐美兩洲者百之二十俄語百之十九德語百之十八西班牙語百之十六英語百之十二意語百之九其時政務商務訂約行禮咸行法文德文通行之區亦較英文維倍今則和約合同皆以英文爲準各國人士無有不學習英文

者錄三月十七日申報

減征恤民

江西翁筱山方伯近因銀價低賤錢價昂貴實爲地方隱患此時地丁漕折若不減價征收未免向隅爰與撫憲德靜山中丞商定章程會同糧道劉獻夫觀察刊刷告示分發各屬徧貼曉諭自本年上忙爲始地丁銀每兩減價錢一百文漕米每石減價錢一百四十文其舊欠未完之丁漕亦一律減收俟將來銀價起色仍照原定章程征收以示體恤錄三月十七日滬報

海運撤局

浙江海運局開兌以來已經竣事其各糧米亦陸續裝運北上是以局中一律清楚月內行將撤局矣錄三月十七日滬報

借材異地

叻報云倫敦載拿西報言聞中朝請英國代聘水師人員四人前

往中土効力。又聞欲再請英國武營人員五人爲軍中教習。據言此項人員。宜由印度營房挑選。以其與亞西亞洲人素相習也。又言中朝在漢口開創之軍器局。係託德都羅威洋行代覓德國機器師並營工人等前來監工。玆聞已有搭船至華者。錄三月申報

蘇洲租界詳誌

蘇洲近經劃定租界開乘馬路。計自燈草橋起密渡橋南塊止。爲英租界密渡橋西塊起牛塘橋東塊止。爲各國公界牛塘橋西塊起至相王墳對河止。爲日本租界。再西而至韓墳止。爲華商公司界統計大馬路一條。闊十丈內馬路各租界三條。日本租界二條。闊四丈其餘橫馬路共十六條。均闊六丈。闢所有馬路。統由中國起建。該款即在地界內劃出。惟英界則尚須擴充。現在猶未議妥云。錄三月新聞報

湖南新政

電報總局設於北門城隅之西圜電桿沿途皆守驛路不强越民基末事之始縣官遴委鄉紳勸論農民婉商桿路曲直分段辦理人情相信又凡豎桿運料之勞工即用本段附近民人人日給制錢二百文食宿皆聽自擇仍不許藉端滋鬧此段工竟則彼段鄉紳又集民夫以族官和而吏役不威是以從前之刼於訛言而民抗者皆官之自僨事也豎桿總辦爲莊觀察蓋司其成而已聞約暮春可以通電惟尚未廣及若一切事皆能如此無不成也夫電報之有成亦由於有學堂嚴課工程而材能出耳 錄三月知新報

借端拒使

黃公度京卿奉 命使德德人借端拒命尋復自來轉圜聞德人來轉圜之時別有要挾謂中國如肯以一海島可以泊船屯煤如香港之類者畀之則彼當接待云噫兩國燕好而借通使以索割地可謂奇甚矣 節三月知新報

日本辦理臺灣鴉片章程

一此章程用鴉片二字係包括生熟碎埿各等鴉片而言　二熟膏與碎埿歸日本官發售若無執照不論何等藥料內有熟鴉片質者不准進口泡製買賣交收存積　三有烟癮之人領有執照乃准購買吸烟　四零沽熟膏及製造烟具或發賣烟具或零沽烟具或開設烟館各人等均准領執照其成單碎埿祇准賣與買賣藥料之店并內科醫生　五內科醫生及買賣藥料泡製藥料之人准其買賣存積碎埿無庸領取執照　六第三四款所列兩等人准納費領取執照照費多寡候政府出示曉知　七有執照方准吸烟或開烟館或賣烟具或存烟具在屋內此外不准　八持有執照沽賣零碎鴉片與無執照之人監禁苦工不逾十五年罰銀不逾五千圓　九開烟館之人沽烟與無執照之人監禁不

逾八年。罰銀不逾二千圓。　十有執照製造烟具發賣烟具與無執照之烟館。或吸烟之人。監禁不逾八年罰銀不逾二千圓。　十一如無執照運土進口。泡製及藥料有鴉片質者監禁不逾十一年。罰銀不逾三千圓。如無執照買賣生土及有鴉片藥料。監禁不逾四年。罰銀不逾一千三百圓。又無執照零沽碎坭。或買或交或存積。監禁不逾四年。罰銀不逾一千三百圓以上三款。被執之鴉片一併充公。　十二發賣鴉片。須分地段領行章程。候官裁酌。十三如分地段後。各遵章程辦理。倘有地方未發執照須暫遵下列規矩辦理。一有烟癮人。祇准買存鴉片。又准存儲烟具。二不准新人零沽鴉片。製造鴉片。三不准新人開烟館。惟向沽生熟坭及有烟具之人。然後准零沽鴉片存積鴉片　十四地方已給執照。准沽鴉片。凡有鴉片而無執照之人。立將鴉片繳交政府。按公道給回價值。如無執照。私存烟具。一經查出監禁不逾一年罰銀不

逾三百五十圓將鴉片器具充公錄三月初五日商務報

戶口殷蕃

紐約新聞報云美國第十一次戶口冊載明國民執業之數總計一千八百九十年共二十二兆七十三萬五千六百六十一人內有女人百分之十七分農漁礦三者共九兆零一萬三千三百二十六人教習共九十四萬四千三百三十三人傭役四百三十六萬零五百七十七人商賈三百三十二萬六千一百二十二人工匠製造家五百零九萬七千二百九十三人不識文字男人有五分之四作工不識文字女人有四分之一作工又每百有工藝之人五十九人已嫁娶者三十七人未嫁娶者三人已嫁娶而後鰥寡者四百人有一人退婚者工匠製造家中木匠居六十一萬一千四百八十二人次則裁縫首飾匠居四十九萬九千六百九十人掌數管店之人有一百萬餘人客商買辦有六十九萬零六百

五十八人農夫工管有五百二十八萬一千五百五十七人農壯傭工三百萬零四千零六十一人礦工三十四萬九千五百九十二人捕魚養蠔者六萬人學堂教習有三十四萬七千三百四十四人醫生十萬零四千八百零五人律師八萬九千六百三十八傳教士八萬八千二百零三人大小官員七萬九千六百六十四人樂師六萬二千一百五十五人機器師量地師四萬三千二百三十九人畫師二萬二千四百九十六人新報主筆二萬一千八百四十九人優伶九千七百二十八人錄三月初六日知新報

派員駐俄

海參崴中俄要界地極衝繁我華向未設領事彼處商民因是不便玉夔石制軍去歲咨商總理各國事務衙門擬添設領事一員當經依議奏准現經制軍遴派北洋俄文繙譯李蘭舟大令家鋆爲海參崴商務委員准隨帶文案司事等十人往該處駐紮定於

三月朔入都晉謁總署請示赴俄駐紮。錄三月初七日新聞報

設法治臺

臺灣總督會同各縣知事島司及各旅長相地官等特開議會。茲錄所議於左。一番人頑梗異常。欲其順化。非恩威並濟不可。若徒以兵戈從事。非上策也。二土匪已有特赦之命。開彼歸化之門。尚有執迷不悟。應如何使其用命。三無論文武官員。苟有緊要事。一經聞知。須卽通報。俾得互相商辦。四大成廟祀事孔子。久爲士人欽仰。宜仍其舊。以維風化。亦崇教之意。惟當兵燹之際。或爲兵營。或爲醫院。或爲軍械倉庫。以致摧殘毀壞。擬速修葺。藉慰臺民敬服之忱。錄三月初八日新聞報

島地分踞

企列小島。在美跌蘭年海之西。長約一百八十英里。廣約五十英里。田土肥美。牛羊豕畜繁盛。一千六百六十九年爲土耳其所踞。

爭戰二十五年而始得又於一千六百九十二年有萎奈善人欲爭回不得又於一千八百二十一年土人乃自相爭戰十年後息島上大口岸六皆築礮臺今按路電所報已爲英俄德法分踞曰亞姬尼曰列地磨曰那禾曰力高田那曰舌樹亞其都會初爲沙喇先人所立今之礮臺爲萎奈善人所建城中屋宇整齊街道淨潔城中有希臘教主居之至間地亞之居民約有一萬五千而企列島有二十萬　錄三月十一日知新報

中國東方鐵路籌辦集股

中國東方鐵路公司章程已由俄派員議定惟中國境內由黑龍江西某處至吉林東某處鐵路如何籌修及俄廷由雜拜噶爾斯克與烏蘇里南省擬修交路如何與中國東方鐵路接連均須集股辦理茲照俄歷去年八月廿七日中俄銀行約定章程曰中國東方鐵路公司統由中俄銀行職司其事專許中俄之人入股辦

事並照定章自中國東方鐵路全路開車日起八十年內統歸該公司管轄期滿歸華。錄三月十一日時務報

厦門創設輪船公司

日本駐厦門領事具報於外務省曰厦門地勢最便行船夙為臺灣及南洋諸島門戶由此埠航海者年約八九萬人此地當漳泉兩府港口故往來亦繁如石碼同安海澄等地近者在六七里遠者亦十二三里篷船每日進口有十八九艘所載客數約四五百人欲興創輪船公司畫策已五六年頃得福州總督准辦始興輪船公司而開行石碼同安等處且將漸及沿海各地云節三月十一日時務報

英添租界

英國租界向與海大道毗連道西為中國人民所居又西則為墳墓荒地農田近來英國以所租之地將及八百餘畝業經建造房

屋不少，尙須開闢馬路，糞除積穢，經英領事通知關道，憲稟商北洋大臣王夔帥，允准在案，聞此界除海大道外，議定東至海大道西圍墻，北由舊租界道口，迤西直至圍墻，南至小營門斜達英講堂爲止，四至之內，統歸英官經理，復由關道派租界委員及武弁就近照料，一切事宜，除關道出示曉諭外，其議定新章，照錄如左，

第一條，華人自有之地，自係華人產業，然須遵守英工局章程，界內遇有行止不端，或不守法禁人等，准英國巡捕拘拿，送交租界委員，轉送關道署懲辦，不得徑交捕房管押，其淸除汙穢，開通溝渠等事，專歸英官經理，並禁止停棺埋葬，原有之塋地，有願遷讓者，應由中英官員，妥商善法遷移，自行修理整潔，　第二條，界內所有娼寮賭館，應由中英官妥商善法，限期一律封閉，　第三條，所有界內擬開馬路地位方向，一一標明圖說，送交華官會商辦理，出示曉諭，自示之後，此項馬路以上，不許建造房屋，將來租

地造路。如必須兩國官員會同定價者。仍按照附近地畝時價給付業主。　第四條自示之後所有華人土房及汙穢房屋若仍係自已產業。願租與洋人者。憑公給價。其未經租與洋人者限三年之內。一律拆去。如不願者。須按照英國章程修好。　第五條三年之後。中國業主有家貲者。須捐貲以供修治道路等費。遇有公議事件。亦可一體隨衆會議。所有章程。應俟兩國官員商定。　第六條所有水坑地爲華人產業者。務須一律填滿。如有力自填。須與英官憑公給價。自行墊築。　第七條自示之後。凡界內居人買賣地畝。須赴英領事署報明。賣與何人。三年之內。不取費用。　第八條海大道爲中國人民必經之路。將來英國修造房屋。務須寬留街道。華人俱不得侵佔以便車馬往來。　第九條海光寺製造局搬運物料車輛。應准照舊行走。　拿犯章程。凡華人住在新地者。爲數尙多。俱由海關道或天津縣。出票派役拘拿。領事官亦不追問根由，卽飭會巡捕不得干預攔阻。以後隨時隨事，設立章程。遇有與華人干涉者，應由中英官員會商之後，始行諭飭遵守。三年之後，界內之地，如盡爲洋人所租，所有新地章程，如有與華人交涉者，屆期公同再議。錄三月十三日申報

日造兵艦

日廷近向英美兩國定造兵艦四艘、驅逐水雷艇四艘。其一鐵艦，名曰敷島，計一萬五千三十七墩，在英國鐵毋斯工廠定造。其二巡洋艦，名笠置，計四千七百八十四墩，在美國費府固辣布工廠定造。其三巡洋艦，名千歲，計四千七百六十墩，在美國桑港有義翁工廠定造。其四巡洋艦，名高砂，計四千三百五十礅，在英國阿姆斯脫郎工廠定造。其水雷艇四隻，均向英國定造，每艇計二百五十墩。聞此數船，均約明治三十一年至三十二年間一律竣工，駛回日本云。錄三月十四日申報

芋益民食

英國瓜亞境萬廊地方有華人在焉專以開墾田地種芋爲業出產甚豐歲計萬石獲利頗多英京著名餅廠皆攙雜此處芋粉因此芋甘美異常故其餅亦異常甘美也此粉在美得力地方發售近因稅價太昂種植家不甚踴躍出產日少有江河日下之勢云

節二月廿七日商務報

日本勸農

日本向有勸農局嗣因政事煩劇另置農商務省以專理之並於各道設立分局詳究播種之良窳土性之肥瘠壅溉之宜忌凡有關農事者莫不精心體察詳報京省計麥類種類試驗二十五種選種試驗十四種採種試驗八種播種試驗二十四種作筋切方二種作間廣狹試驗七種分蘖力試驗三種堅黑穗預防試驗十五種土地三要試驗八種土地自然供結量試驗八種三要素試

驗八種。三要適量試驗十六種。肥料試驗六種。宮崎縣燐礦親肥料試驗四種。小麥二十五種。選種六種。又油菜類移植十種。直種十種。分作肥料八種。通計種目三十三種。種類三百六十七類云。

節三月初三日商務報

茶酒新法

中國地處溫帶偏南各省。天時和煦。於茶極宜。數十百年前。華茶名於五洲自印度種茶後英人多不樂購華茶因之減色特以炮製未精。遂爲印茶奪利。現有華人購辦機器炮製。俄人喜磚茶造自中國者。其本質曰花鮮。亦用機器製造。又華產葡萄甚多。向只充果品。今則招股聘請奧人巴比講究釀酒之法。足見民知之日開錄考查東方情形報

電氣利農

昔日講究電學之人。初不料電氣果有實用於農家也。近來查驗

此質幾乎無所不能與國耕犂使用電氣業經派吞脫在案至耘草耙[illegible]求[illegible]及割禾打禾機器之使用電氣者均得見於美國賽會場中其用法經驗頗稱合意現有田地專備試驗之用其耕耙肥潤各法以及散種後復蓋以土又去蔓及打禾收禾所需工程幾無不借用電氣之力而收用電力尤以在浜上設一水輪使浪轉輪生電爲最省需費亦較少精益求精將來耕田必以電爲本而後止　錄三月初八日官書局彙報

講求種茶

俄國歐得薩地方來信云俄國聘請中國茶師前往高喀蘇斯種茶第三幫現已抵歐得薩俄政府爲高喀蘇斯地方種茶一節頗費經營故向民家購買地段甚多以備種茶將來俄國高喀蘇斯茶在歐洲各國市鎮必能暢銷可與他國爭茶務利權也　錄三月初十日官書局彙報

日本議察中國蠶桑

地球蠶桑之最盛。爲日本及意法與中國。中國繭絲質本佳美。意法諸國。輸進中國蠶種。謀改好其蠶業。我國仿之。輸進中國蠶種。似甚有益。然其效不甚著。或曰宜簡派老於蠶業者。游歷中國。考察其飼育蠶子。並收繭製絲法。農商務省亦有意焉。則簡派探員來華。亦不在遠也。節三月十一日時務報

椰樹利厚

檀香山有饅首樹一種。屑枝成粉。可爲食糧。今泰西之椰子樹更過之。相傳椰樹植後十五年。卽成大樹。每株所出之粉。可作麪包六百磅。且不特其實可以果腹。卽其汁更可釀酒。味甘而和。其皮搓以爲繩。用之亦甚韌。查椰樹廣東有之。椰子其形如瓢。空其中。以水注之。旋變爲酒。是椰汁釀酒。前人固已知之。惟唐書言失其實。反與人以可疑耳。噫中國種植之學。多不研求。一遇凶荒。樹皮

草根掘食殆盡何斯民之不智耶。節三月十三日商務報

臭腐神奇

紐約農務報云畜糞穢物之類宜爲田料者因其多含植物之質此質有多種利益一作田土之爛木渣蓋有田土多闕此質而爛木渣爛草渣之類在田中漸而朽腐發出熱氣又足挽留淡氣之雜質免其飛遁而散此事常爲化學家製造田料者所蒙蔽使人不知其大用而銷彼所造之貨也一令土田鬆浮易耕又引溼氣以潤田一於朽腐之際能吸空中之淡氣而成雜貨使助植物之生因此宜將穢物與多淡氣之物同落於田以收彼所放淡氣之雜質不致其有所損耗糞灰穢物含各種璧他利亞細微之蟲甚多否則不能自發酵而朽腐也人原未盡知璧他利亞在田土之中作何舉動但得其發酵之功已足稱大用矣以上各事即穢物爲田料之功效農人宜知之凡穢物與別種速力之田料相和而

下田能令田浮潤可觀以致所種之物根深蒂固而吸各料也其最可嘉之處以其所含之植物質久而化爲爛木渣化學於田料已盡其力而此爛木渣猶有功也此事爲前人所輕視者久用之自見其功之大矣錄三月十六日知新報

地球蠶業

日本駐紮里昂領事具報地球去年蠶業情形去歲地球蠶業之盛實爲近古所罕匹價値亦甚平均欲知環球所產出之繭絲額數不獨當核算歐美所用之數而已必當計及日本中國印度等所製造之繭絲數目也今姑勿詳其數唯計算輸至歐美非印諸地者試舉明治二十八年地球諸國所製造之繭絲數目　歐州及小亞細亞所產出數按表內基字乃法國權名每法國一基當日本二百六十六目七分每日本一目約合中國一錢零一釐五毫二絲七十二絲之二　法蘭西七十八萬基　意大利三百二十萬八千基　西班牙十萬基　奥大利匈牙利二十八萬基

鴉那多里普勞士三十萬基。查羅爾括顏多言羅布露十八萬基。伯爾加里及東部老尾利三萬五千基。希臘三萬五千基。西里亞三十七萬基。高加索十七萬五千基。波斯土耳其斯垣二十萬基。計五百六十六萬三十基。東方諸國所輸出數上海四百四十三萬五千基。廣東百七十萬基。日本三百八十七萬五千基。英屬印度三十五萬基。計千三十六萬基。右總計千六百二萬三千基。試徧覽前廿年以來地球所製造之繭絲。自千七十萬基而至千六百萬基。以今較昔其增多約爲十分之五。亦足證產出增加之數甚速矣。蓋長進如此之速由東方諸國所產之絲日多也。節三月初一日時務報

養牲者言

養豕之事人多患其發瘟。大抵由於料理不周。兼有蟲病。吾養豬甚多。每隔一禮拜。以松節水一升。又委奈瑞辣紅粉一磅。以飼豕

五十頭、即於本禮拜以極節水食之、第二禮拜以紅粉食之、將其開水置於槽內、豬自飲之、又常備鹽使其得食、吾所養之豬不死、亦無染病、而鄰人之豬因病而死、以千百計、豈非此法有功效乎、又安士天燕公司論云、田家畜牛馬者、但知以豆麥飼之、而不知以水爲最要、如天時平和、每日飼水二次、若在暖天、定必飼水多次、俟他食豆麥後、約兩點鐘久爲最合、兼之所食該物、因水足而胃內自然消化、長大極速、雖屬煩勞、未嘗無補也、參紐約農務報

醉粟異聞

俄國提福利斯省屬之波爾察林縣地方、有一通達格致之醫士、謂該縣距地面千尺高山之田、禾稼雖豐、悉爲醉粟、食之令人疲倦、某農不信、爰取粟嘗之、逾五分鐘、果覺四肢無力、如久病狀、並言頭暈目眩、莫辨東西、繼試於獸、亦咸委頓、惟豕食之不特無恙、且更精神煥發、是何物理、惜格致醫士未詳解也、錄西報

製麵最夥

美國磨麵房每日能出麵四百桶每年能出一百四十六兆桶之多但須三百六十五日晝夜不停始有此數照近而計每人每年用麵粉一桶通美國之民每年共用麵粉七十兆桶而出口外國之麵粉又有十二兆至十六兆桶實磨出八十二兆至八十六兆桶而已錄三月初六日知新報

鍊鋼要術

鋼爲炭鐵所合而成以分制得宜而又不含異質爲佳其堅强之性則視其質點之排列如何凡鋼遇大熱之後必軟若趁紅熱而淬水即變硬若趁熱而淬之則變脆或軟或脆或剛或柔須因器而施雖至妙法亦不過盡鋼之性而已今有西人名李滑者以一物似水而非水者名及那路以代水而淬鋼則所得之器異常堅韌而不脆云錄三月十一日知新報

電氣火車

美國華盛頓地方有耶布多者，新製一鐵路火車，其形圓，用電氣而行。其車每輛重三百磅，高九英尺，用車之法，每次四輛，中一輛置電氣，餘三輛載人并貨物，其速每點鐘行一百二十英里，每次行一英里，費用洋一萬五千圓，比尋常火車速五倍云。錄三月十一日知新報

銅水獲利

美國畢地埠有山坑之水，浸鐵可以爲銅，蓋晏拏千打，及仙羅連士各處礦山流出之水，畧緣內含銅質，初皆不知，惟德國老人沙喇在此取水製銅，三年前承批此水者爲譚列佛，聞所獲銅每年得利十萬餘，近該處設立公司，專辦其事，每月獲銅，可値銀三萬圓，所費本銀每月不及一千圓，其製法以木桶內裝破爛廢鐵，以水浸之，鐵在桶中，被水侵蝕，日漸消化，至二三禮拜，水中之鐵，盡

化細末沉於水底傾水取渣形色如泥爇火鎔之即得足色銅百分之八十六其所餘爲鐵泥仍可鎔鑄他物核其每年所用廢鐵約千百墩該公司獲利甚大約三月十一日商務報

攝聲新器

法人格致最精今造一攝聲新器能使微聲變而爲大與遠鏡轉微爲顯者意頗相類此器由國中諸名人察驗並謂可藉此考察肺臟之病狀云約三月十五日商務報

電鍍精奇

紐約格致報云英國有電學家以電鍍之法而製銅板銅管之類惟難得其均勻光滑平常之法以鐵沙紙磨之隨磨隨鍍然久而無濟今易以新法將其不平之面凹處敷以膏蠟使不通電再鍍之以至於平而止果得妙法俟面既平滑脱去膏蠟嘗試其力每方寸面積能受四萬五千磅以至於五萬二千磅可稱堅固矣錄

三月十六日知新報

鑿井出油

依爺路格致書院月報所述。有華盛頓人楊某者新造機器一具。以電生熱。而爲火水井之用。其意蓋欲令電生熱。將火水井底石罅中別種。阻塞之物銷鎔。俾火水流通。火水井往日出產甚盛。而今竟逐漸減少。或以爲地力已竭。井源已枯。或以火水油含蠟。經由石罅中流出之時。被石所阻。愈積愈厚。漸至閉塞不通。昔有人以地雷之法震動其井。使石裂鬆動而洩火水。果得其法。火水更增。惟耗費頗大。故楊某製器以代之。其器長三尺。如雞心碼形。置於井底。另以電氣烘之。使生大熱。惟不至鎔化其器。但器爲炭精與金類所作。電氣由銅綫引來。其熱四射。久之則煤油蠟並別種阻塞之物。漸漸鎔化。而火水油發洩勢之猛如初也。錄三月十六日知新報

日本商船

現有日本總兵擁厚貲招股分開設商務公司一所共集日圓二千萬造船九艘每艘載重自三千噸至六千噸又造鐵甲十四艘每艘載重自五百噸至三千噸通商巡遊來往之處共分八隊第一隊來往大坂毋雞九龍香港厦門第二隊厦門福州上海第三隊大坂毋雞扶桑島濟物浦第四隊上海煙臺大沽第五隊上海漢口第六隊大沽天津第七隊澳大利亞洲第八隊阿美利加洲容當稟請政府准照水師章程保奬以示鼓勵錄官書局彙報

日參稅則新章

東洋參進口稅則向來分爲三等上海每觔二十五枝以內者例納稅銀五錢次等每觔二十五枝至二百二十枝者納稅銀三錢五分三等每觔二百三十枝以外者納稅銀五分前年馬關條約

載明日本貨物進口之稅應照歐美各國利益一體均沾旋經日本林公司與中國總理各國事務衙門函商妥訂前月有大坂三井物產合會社某商裝運東參十箱至上海銷售稅關核算共計二等參五百六十二觔三等七十觔照東洋參稅則應納稅銀二百兩零二錢由三井物產社分行經理人呈稟駐滬日領事電達總署嗣接電覆并照會江海關道遵照美國參稅一例納課核計銀三十七兩五錢二分比較前後相去銀一百七十二兩二錢八分之多以此類推可見馬關條約中國亦受其愚也錄商務報

統球商船

海軍水交社雜誌云全世界沿海五十噸以上帆船有二萬五千五百七十艘九百三十二萬三千九百九十五噸其內英國八千七百九十三艘三百三十三萬三千六百零七噸美國亞之三千八百二十四艘一百三十六萬二千三百十七噸挪威亞美國少

一千艘。而噸數同。又法國位第八在希臘與瑞典閒輪船。以英國爲第一。五千七百七十一艘。一千萬噸。德國第二。八百二十六艘。一百三十萬六千七百七十一噸。法國第三。五百一艘。八十六萬四千五百九十八噸。美國第四。四百四十七艘。七十萬三千三百九十九噸。錄官書局彙報

招商局情形節略

謹查本局光緒二十一年。第二十二屆結總已呈送刊布在案。茲自光緒二十二年正月起。至年底止。是爲第二十三屆結帳。本年各埠商務清淡。輪船水腳共收二百十八萬餘兩。比較上年短收十七萬餘兩。除開銷船用及攤給水腳外。結餘船利五十六萬七百餘兩。又運漕機產等利三十七萬三千八百餘兩。除地租修理等費。利息酬勞各款六十一萬九千六百餘兩。船棧折輕成本十九萬七千一百餘兩。淨餘銀十一萬七千六百餘兩。統計前後實

存公積一百十八萬六千八百餘兩此利項大略也至本項內僅欠往來帳三十二萬四千餘兩存款足以相抵新造安平泰順兩船已付船價四十一萬八千餘兩尚未結算俟下屆再歸成本輪船除泰安不計外計三十有三號今年添造上海虹口及楊家渡棧房又添造天津鎮江九江棧房又加築汕頭香港碼頭改造廈門沙市躉船加重成本三十九萬九千餘兩除折舊外成本比較上年增二十萬共結存成本三百八十萬兩此本項大略也宣懷於日本案結曾相告於我衆商曰合肥相國三十年經營僅留此區區一二端吾儕宜就此根基於已成者守之未成者擴之以底於富強衆曰唯唯冬十月宣懷奉　命招集商股合力興辦中國銀行以收利權當即奏明先集商股二百五十萬兩其內輪船商局應認集股銀八十萬兩爰偕總辦總董及鉅股商人公議擬於本年餘利項下提銀二十萬兩及歷年自保船險公積項下提銀

六十萬兩奏入中國通商銀行股分以公濟公即以利興利況銀行爲商務樞鈕今日借輪船之力以成銀行安知他日不又藉銀行之力以推廣輪船乎惟吾局公積皆屬產業現款殊不易籌本屆各股商應得官利每股六兩餘利四兩仍派現銀外尙有每股應分餘利十兩又每股提派歷屆公積三十兩均俟銀行開設六箇月後再將銀行股票分給各股商執業念吾股商茹苦含辛二十有三年至此始得派受公積餘利豈不幸哉宣懷又有進於此者之一義中國欲興商務必從學堂始士夫幼攻舉業不明度算無論矣商賈利析錙銖而於進出口貨互市大局罕能窺其奥祕故與西商角智力輒不競因於北洋設大學堂商局已歲捐二萬兩本年又奏設南洋公學及達成館商局又歲捐六萬兩每年以所得水腳二百二三十萬計之抽捐已屬不貲較之外洋進項捐已逾倍蓰華商歷蒙　國家保護之力無以復加而今日所以報

國家者亦不遺餘力矣凡此銀行認股公學輸捐皆所謂未成者擴之實不得已之公義也而於守已成之業尤不可須臾忘今而後仍宜力持斂字訣勿縱勿肆使其根深者葉自茂源遠者流自長吾與同儕共勖之 錄三月初八日新聞報

福州製茶新法

中國茶日衰弊印度錫蘭等茶反易售銷上年福州之茶香味俱美運至英國購者如奇貨可居而印度遂瞠乎其後西商均欲得福建之茶福建茶幫中有格致士學得印度製茶之法歸教工人於是雀舌龍團頓成美品聞該處製造並不需用機器惟蒸炒之法別有精心即可較他茶味美福州商務何患不興乎 節三月初九日商務報

金銀時價

近年金價日貴本埠去臘已漸增至四十餘兩聞目下雖略短縮

以後尚不免加增云。節三月初九日商務報

開採銀礦

浙省衢嚴等屬煤炭局已有程項諸職商先後稟請開辦。茲又有人稟請在開化縣內山創開銀礦。採有礦苗。曾請精於格致者品評。咸謂礦質甚佳。一經化學冶煉。定獲無窮利益。現任藩憲惲松耘方伯。飭素精礦學之候補通判金慈生遵祖。會同礦師前赴會勘矣。錄三月初十日新聞報

俄國商旗

俄王自登位之後。於兵務商務有志振興。現有新改國旗。凡兵船商船之旗。另繪式樣。因特繪旗圖呈由中國總署特示各海關曉諭商民。一律遵照云。錄三月十三日商務報

會計商戶

神戸又新日報云。去年杪戸部清查本國大小銀行。共有一千三

百七十七家。總核其資本則二億五千五百五十四萬九千五百一十四圓之數。頃增加二十二家。其資本則三百二十四萬五千圓。并查大公司之家數。爲商務者。則一千零八家。爲工業者則五十七家。爲農業者則十六家。總核商工農三家之資本則二千八百八十六萬餘圓云。錄三月十六日知新報

梧州商務

廣西梧州開設商埠。已經英國駐京欽使咨請總衙門。於正月初三日彼此簽字。准在三水肇慶德慶江門甘竹各處設立稅關。任外國船隻運貨往來。自簽約之日起。在四箇月內。照約開辦。華洋各商聞之。均多赴該處購地建屋。報關設局。亦集股與開西江一路。商人絡繹於道。而由省往梧者。其類更多。并傳聞官商彼此會議。將西江河道淺處。一律濬深。俾輪船易於來往云。錄三月十七日商務報

印度瘞俗

印度人送死者以轎尸身以純紅塗抹覆以茉莉等花草轎前有執炭爐者二人徐步而行以作招魂之狀轎後爲送葬者多擊鼓音韻哀悲最後爲死者親屬皆手持木柴迨至墳地各就炭爐將木柴燃於尸身然後縱火焚之俾早成灰燼此外印度有部曰巴爾司其人亦以轎舁死者惟禮節尚白死者不葬於地而放於塔名曰寂滅塔殯日之晚即由教士將尸身肉全行刮去置骨架於焦陽之中令曬乾易於化灰隨風飄散也　錄三月初一日官書局彙報

日本粟貴

日本遭海嘯之災民多凍餒往往鬻女以爲餬口計日廷現設法辦理此事查東瀛風俗賣女於富家爲姬妾者自昔有之但從前身價值八百馬克今因年荒米貴竟落至二十馬克此次所定新

章將買主給錢若干著之於冊如三年內該女所作之工足抵身價買主即當放歸否則再候三年屆期買主不得故靳 錄三月初二日官書局彙報

滬地如金

上海北市一帶向係荒落之鄉自開租界以來地價日昂寸土如金每畝有售至三四千元者該處漲灘一畝田單有漲至四五畝者價可逾萬官場設立丈量局將漲灘分別清查如有隱佔灘地變價充公屢經道縣兩憲并丈量局出示在案似此核實庶無空糧之弊矣 節三月初二日益聞錄

俄採華書

俄京留心時務者日多一日學士文人莫不購買中華書籍以廣聞見 錄三月初二日官書局彙報

高麗售礦

高麗自內亂後、一貧如洗、各官廉俸、無以支應、言官紛紛奏請、力求開礦以圖富强、然不能救目前之急、特將礦地賣與俄日二國之人、以作挖肉補瘡之計、節三月初三日商務報

女監用女

北美合衆國紐約城、女人犯罪、監禁囹圄者、係用婦婢照料、一切、比利食國則用尼姑、法國則用傳東教之信女、録三月初五日官書局彙報

勳臣自述

日本時事新報云、經濟學協會在富士見軒、邀會友六十餘人、燕飲爲樂、侯爵伊藤與焉、伊相因述生平三十五年前、見國勢積弱、思欲振興之、與井上聞多山尾庸三等同志五人、欲渡歐洲、觀其政治、當時我國有出洋之禁、余等私至横濱某洋行、求一英商、欲往倫敦遊、慫其商船共濟、該行主見拒、余等欲出無由、內外交迫、

即欲刃腹自盡彼即止之曰勿死吾與船主商議彼諾可往也船主領之遂由橫濱抵倫敦計程已四閱月矣含垢忍尤備嘗艱險後居倫敦聞有歐洲戰艦往攻馬關余謂同行四君曰歐洲已攻馬關我日必敗矣黨國既亡余在此亦何濟不若東歸調停同志者惟井上聞多餘三人欲留英學習諸藝但當時出洋有禁返國無由不得已至防州山口等處海島小停換船而歸至即欲以死報國與井上氏謁毛利公父彼聞言遽悟即命余等赴英艦言和故馬關卒免爭戰之患其時余齒二十三也席中尚有一守舊者聞此乃深折服節三月初六日知新報

礦工被食

舊金山有商船名阿辣姆大歸自澳洲息利埠者言在息利埠聞有礦工英人者六澳人者五被薩鹿門島野人擄去幽禁數禮拜將英人插於水桿而生食焉澳人則活置大錫盤中烤而食之錄

三月初六日官書局彙報

奧后出遊

奧國皇后匿名出遊。帶領男爵克陸堤總兵倍士維基等十一人。二號駕幸巴黎。法國以后暗遊。未曾備禮恭迎。車站僅有巡捕官鐵路委員俟候。奧后並不駐駕。改乘火車至皮亞利溪地方。至巴時惟法總統佩帶奧國玫瑰花寶星前來迎接。由倍士惟基引入。晤談刻鐘之久。總統臂扶奧后登車。前往皮亞利溪。錄三月初八日官書局彙報

講求船法

日本近來孜孜圖治。欲將世間應需之物。概歸自辦。不用假手他人。非惟器皿有然。即如輪船一項。亦朝夕講求製造之法。以期無須到他國訂造。錄三月初八日官書局彙報

紐馬蘭金穴

北美洲有大島名紐馬蘭者在大洋之濱去大西洋甚近蓋英之藩屬隸於加那大者該處山嶺雄健平陽之處大漠無垠英人旅居其地者專集土人采取金砂茲據倫敦電報謂近日該處新得金礦一穴開掘未深金苗已旺故采金者皆采烈興高焉錄三月初九日商務報

王體碩大

蒙古烏魯木沁親王於今年春爲年班進京之期自蒙古起程預於去歲之尾至燕畿元旦升朝祝歲在太和殿前行禮有二人扶掖其體碩大無朋聞其隨從人云權之得三百八十餘斤此次在路上車時曾壓折車擔一具每食須中等羊一頭始供一飽當上殿時升階數歇扶者頗形擔力而王則汗流氣喘不勝其憊矣錄三月初九日益聞錄

怪雨行空

闊祿拉駝沙漠之間。時有大雨。而雨從無一點落地者。蓋雨絲雖從空而直下。及至雲霄之中。離地一半遠近。忽遇乾燥炎熱此氣。遂爲雨收吸耳。嘗見暴雨傾盆。雨絲尚未及地。已歸於無何有之鄉。甚屬奇觀也。考熱地天氣在樹蔭中。熱至一百念八度者。卽往往有此種雨也。錄三月初十日滬報

增抽人稅

香港循環日報云。西貢議政局議。將華工身稅加增。每人歲輸洋銀十三圓。現已決意施行。華人各會首聯名禀諸法官。請照舊例每人徵稅十圓。以示體恤。法官允否。刻尚未悉。據西人言西貢府庫甚爲支絀。而華人到者日衆。故藉人稅以裕庫項。錄三月初十日官書局彙報

法京賽會

時事報云。本月初五日。日本農部衙門會議。一千九百年。於法京巴

黎士賽會一事。商務大臣宣於眾曰。西國賽會。日本已屢盍比賽。至一千八百九十二年。喀倫巴賽會。日本物產較勝他國。足見日本漸臻富强。況是年又值與法國修約之期。更赴會以固邦交而興商務。鄙意以爲凡我國民。如有新奇古玩及物產可嘉者。均應准其攜赴巴黎士比賽。按泰西近數十年來。賽會之舉。相踵開立。誠爲鼓勵商務。開拓風氣。蓋有此會。則天下萬物雲集。他國所創新法。我國皆可目覩而仿效之。製造日精。兵械日善。商貨日廣。此國家富强之原也。日本亦屢舉此會。又擬兩年舉行一次。賽奇會以美國四百年大會爲最盛。德國賽會專爲賽本國。分爲廿三處。一繡貨處。二布料處。三木器處。四玩物處。五礦石處。六書籍處。七化學處。八食物處。九用器處。十樂器處。十一機器處。十二瓦器處。十三造船處。十四電學處。十五皮貨處。十六紙張處。十七照像處。十八醫學處。十九文藝處。二十漁獵處。二十一騎駛處。二十二農學處、二十三地圖處、以上各處、皆於開會之半年前擺列、任人游覽較量優劣、優者國家賜以寶星、倘有自創新法、可以牟利五年至十年之久、故才士艮工、莫不踴躍、此次法京巴黎士賽會、屆時挾技待賽者、諒不乏人、錄三月初十日官書局彙報

小島觀風

大西洋之南有小島焉、名曰脫力司頓、居民祇百餘口、為英人之裔、風俗醇厚、衣服樸素、多以羊皮為之、族長一人、兼為傳道醫士之任、已當此職四十年、居近一小禮拜堂、內有風琴一坐、為前英女主所送、人民俱壯健、不知有律法、因無人作奸犯科、所食以羊肉為多、每年有一英兵船、運粉糖等物、以供民用、錄三月十四日官話七日報

美總統接位

美國新總統接位、定於西三月初四、一月之前、美京議院和總統

宮中當中街道已經預爲裝飾搭講臺一座兩旁屋宇俱行插旗紮彩初四日早晨合城人都興高采烈早往等候街道兩旁屋宇窗口都出重價租定到十點鐘時從議院到總統宮街兩旁人立如牆中間有繩隔住馬兵巡邏不准閒人入內是時新舊二總統同坐四馬車前呼後擁而來但聽高呼慶賀不啻山鳴谷應新總統進議院立受職誓出升臺高宣一番言語然後返宮當時民人呼歡兵丁行樂聲聲相應喧鬧非凡是夜燃放煙火且有打毬之舉凡要入打者須買十元之票新總統夫妻二人亦均好打毬以後可以隨意止息　節三月十四日官話七日報

解鹹籐

大比助爲南洋大埠其東南數百里崇山峻嶺林木繁多山産異獸尤多猿猴山中有籐類一種浸海水中能使水淡惟籐産在高巖人不能覓近有樵人因與猴交得枯籐數寸大如指歸示舟人

仁巢君松亭。巢君鳳初及專治傷科之徐君宗楊。欲求醫者到堂持票親造請診。本堂亦一概給藥。想彼貧民既不須分文之少費。並可期疴癢之徐痊。此固諸善長惠足及人。亦各醫士技能淑世焉。至於義塾亦於廿一日開館。凡貧家子弟無力就傅者。可預告本堂註冊。屆期或由父兄親鄰率領該童入學。逐日教誨。贄儀修金筆墨書籍。皆由堂中備給。不取貧家分文。惟願小子有造。大地皆春。此敝堂之所厚望焉。　滬北廣益善堂董事唐廷桂嚴信厚葉成忠施則敬謹啟。錄正月二十日申報

衛生瑣談

嬰孩始生睡時最多。自六七歲至十歲十一歲。須睡至十點十一點鐘。方合養生之法。此父母所宜加察也。年屆弱冠。准睡九點鐘。中年八點鐘可矣。寢臥不足。爲患殊深。因少睡則腦傷。百病叢生。向之神清氣爽。樂於工作者。至此則身性變易。神魂恍惚。易於驚

悖矣　節正月十四日官書局彙報

醫瞽新法

紐約醫士愛提生用冷羣映相電光法可令瞽者復明即無眼珠之人如腦氣筋未斷亦可復明現醫瞽者二人頗有成效　錄正月十四日官書局彙報

痌瘝在抱

英報云英后聽政六十年心切痌瘝傳諭云國內久享太平惟貧病之家或猶未能週顧願由報効銀款中提七萬磅開立安醫堂購備藥品以濟抱病之無力調治者　錄三月初[illegible]日官書局彙報

法醫除疫

法電言醫生友省得掃除疫蟲之術印度今正患疫電邀施治近又接粤信請設專局於廣州以[illegible]粤疫未知友省之[illegible]何去何從也　錄三月初七日官書局彙報

米實徵足錢三千四百九十六文所有漕米每限加價仍照舊章辦理至隨正應加解錢價平餘亦照前詳銀數一律提解倘將來銀價又復昂貴再當另詳奏明免減免提仍照同治十二年原定章程徵解並先刊刻告示通行遵辦等情會詳請　奏前來臣覆覈無異合無仰懇　天恩俯准如請辦理庶民困稍舒而徵收舊欠丁漕亦或可免觀望藉有起色矣是否有當理合附片陳明伏乞　聖鑒訓示謹奏奉　硃批著照所請戶部知道欽此

議覆整頓書院並鄉會試兼考時務摺　崑　岡等

奏為遵　旨議奏事光緒二十二年八月二十四日軍機處片交本日翰林院侍講學士秦綬章奏請整頓各省書院預儲人才一摺軍機大臣面奉　諭旨著禮部議奏欽此鈔錄原奏到部查原奏內稱國勢之強弱視乎人才人才之盛衰繫乎學校欲補學校所不逮而切實可行者莫如整頓書院之一法各省書院之設每

府州縣多或三四所少亦一二所其陶成後進爲最多其轉移風氣亦甚捷整頓書院約有三端一曰定課程宋胡瑗教授湖州以經義治事分爲兩齋法最稱善宜倣其意分類爲六曰經學經說講義訓詁附焉曰史學時務附焉曰掌故之學洋務條約稅則附焉曰輿地之學測量圖繪附焉曰算學格致製造附焉曰譯學各國語言文字附焉士之肄業者或專攻一藝或兼習數藝各從其便制藝試帖未能盡革每處留一書院課之已足一曰重師道書院山長必由公舉不論爵位年歲惟取品行端方學問淵博爲衆望所推服者其算學譯學目前或非山長所能兼則公舉諸生中之通曉者各一人立爲齋長分課之而仍秉成於山長省會書院規模較廣山長而下兼設六齋之長分釐列舍與諸生講習其中一曰嚴經費各屬書院或田畝或公欵生息或官長捐廉或紳富樂助皆有常年經費即或僻陋之區容有不足就本地公欵酌撥

亦屬爲費無多。此整頓書院之大概章程也。蓋經學爲綱常名教之防。史學爲古今得失之鑒。掌故之學。自以　本朝會典律例爲大宗。而附以各國條約等則。折衝樽俎。亦於是儲其選焉。輿地尤爲今日之亟務。地球圖說。實綜大要。其次各府州縣。以土著之人。隨時考訂。其邊界要隘。水道土宜。言之必能加詳。再授以計里開方之法。繪圖之說。選成善本。尤能補官書所未備。算學一門。凡天文地理格致製造。無不以此爲權輿。譯學不獨爲通事傳言。其平日並可繙譯西學書籍。以資考證。若夫武備水師機器礦務等學堂。則必於江海衝要之地。都會繁盛之區。統籌大局。以次振興。固非書院之所能該。而其端實基於此。等語。臣等查各省建立書院。本爲育才之地。本年山西巡撫胡聘之。奏請變通書院章程。併課天算格致等學。奉　旨允准。經臣部通行各省在案。又刑部侍郎李端棻。奏請推廣學校。量加書院課程。亦經總理衙門議准有案。

近日各省整頓書院。其見諸奏報者。如江西之酌裁友教書院童卷。移設算科。陝西之創設格致實學書院。均經議有章程。今該侍講學士所擬定課程。重師道覈經費各條。亦爲實事求是起見。應請一併通行各省督撫學政。參酌采取。以擴舊規而收實效。又原奏內稱學成必期於致用。設科尤貴乎得人。今擬於考試之中。略倣選舉之法。凡各屬書院肄業諸生中。有學業成就。超越等倫者。由山長會同府縣咨送省會書院。甄別入院肄業。再於省會拔其尤。由山長咨送學政存記。其童生卽由學政於歲科酌量取進。貢監諸生。則於鄉試時由學政造册咨送。監臨於卷面編號外。另加標識。如經學史學等字樣。或經學兼某學等字樣。以待考官酌定取中。三場策問。經史而外。本得以掌故輿地爲問。可著爲定式。并略弛時務之禁。其算學譯學。由學政咨送總理各國事務衙門。予以正途進身之階。或別設專科等語。查光緒十三年。御史陳琇瑩奏請將明習算學人員量予科甲出身經臣部會同總理各國事務衙門議以試士之例未容輕議變更而求才之格似可量爲推廣擬令各省學臣於歲科時生監中有報考算學者除正場仍試以四書經文詩策其考試經古場內另出算學題目果能通曉算法卽將原卷咨送總理各國事務衙門覆勘註册俟鄉試之年按册咨取赴總理衙門試以格物測算及機器製造水陸軍法船砲水雷或公法條約各國史事諸題其明通者錄送順天鄉試不分滿合貝皿等字號如人數在二十名以上統於卷面加印算學字樣與通場士子一同試以詩文策問比照大省官卷定例每二十名於額外取中一名但文理淸通卽爲合式卷數雖多亦不得過三名以示限制等因在案乃自議准以後祇十四年戊子科鄉試報考算學者三十二人照章取中舉人一名此後歷科鄉試均以不滿二十名散入大號推原其故厥有二端一以各省學堂之設

所肄習者。不過繙譯之事。製造測繪之能。而不讀詩書未諳功令。雖觀光有志。終不免就試乏人。一以天姿英敏之人。制藝之外。力能貫通西學。一經編入算學。雖有佳文。致限於額數不能取中。遂各不願報考。現議整頓書院。采西學之長而仍以中學爲根柢。體用兼備。洵足以儲遠大之材。惟如該侍講學士所奏。諸生中學業有成者。鄉試時由學政造冊咨送監臨。於卷面另加標識經學史學等字樣。待考官酌定取中等語。按之科場條例。殊多窒礙難行。至算學譯學別設專科。尤非一時所能遽議。臣等公同商酌。擬仍查照光緒十三年會試成案。各省生監有通曉算法及格致等學者。由學政考取。咨送總理各國事務衙門。覆加考驗。錄送順天鄉試。不分滿合貝皿等號。均編入算學字號。與通場士子一同試以詩文策問。每二十名取中一名。如果人數衆多。文理優長。應請毋庸拘定三名限制。以廣其登進之路。至三場試策。一切時務並

利濟醫院學堂報夏季辦事姓氏

院董瑞安陳黻宸介石　瑞安何廸啟志石

院長樂清陳　虬志三

監院

瑞安池志澂次滂兼總理　瑞安陳葆善栗菴兼總理

總理

樂清陳國琳雪嵐兼襄訂　樂清陳　麟湄川

永嘉張昌堯岐候兼分校　瑞安張懋衍松如

協理

瑞安何　炯禹農兼撰述　瑞安林　燊湘巖

樂清葉麟風魯山兼總校　永嘉姜周臣廉生

敎習

樂清馮　豹隱南兼襄訂　玉環季騰霄仙卿兼襄訂

瑞安羅慶瑱佩卿兼總校　永嘉劉錫麟玉如兼分校

襄訂

泰順周煥樞麗辰　永嘉陳　琮厭夫

纂修

樂清劉之屏藩侯　瑞安胡　鑫潤之　張　烈燿卿　陳　俠醉石

撰述

樂清陳　明宗易　瑞安陳兆麟滌齋　陳偉典韞莊　程　雲石仙

永嘉王　復六菑

總校

樂清高炳麟雲騏　瑞安王　瀚墨仙　郭鳳鳴瀓霞　林　獬養素

青田周鴻年琴溪　金華蔣瑞騏蓮生

分校兼校字

永嘉伍贊熙襄宸　永嘉陳祖訓鸞庭　吳紹泰子讓　毛宗漢卓仙

樂清葉　蓁月舫　瑞安羅以禮澁莊　邱　緘小亭　林　翰星垣

樂清陳　沅叔濤　瑞安何　樾帥木　胡鳴盛芝山　陳平東茗軒

平陽楊炘志達　玉環余瑾召棠　張諸紳小梅　陳玉明覺生

青田金銘緘三

利濟學堂報夏季售報處所

本郡郡城府前街利濟分院本報館　道前利濟分院大藥房　周宅祠巷利濟分院本學堂　瑞安城内本醫院　一都李奥楊宅　大嶴陳長順　永嘉瞿溪分院學堂　永場上金陳宅　上戍金宅　樂清梅溪書院　蒲岐崔宅　虹橋文昌閣　平陽鋪南春元藥行　逢源書院　古鼇頭林震順花行　白永豐茶行　北港周全昇趙益興南貨號　周同美茶棧　張家堡楊宅　泰順洋心街陳宅　玉環西青街余宅　玉海書院　坎門郭源順

本省杭垣下城貢院西橋本分館　上扇子巷經世報館　湖州安定書院　潮音橋下翁宅　南潯南柵朱宅　甯波提督衙門邊大方岳第本分館　迎鳳橋述古齋　象山南鄉東陳陳文魁第　水澄橋墨潤堂書坊　嵊縣西門内袁宅　蕭山長河頭來宅　諸暨[illegible]金大成染坊　乍浦源來競青行　台州鹽厫賑捐局　黃巖新橋管賑捐局　海門輪船局　曹寶豐南貨行　金華四牌樓胡榮祿第　蘭溪南門外下山廟本分館　衢州縣前烏頭橋本分館　皐通藥行　處

告白

州蓮城書院　大街三坊口曹同泰布店　遂昌捕署　大街信乾盛
南貨店　青田夏瑞豐南貨店
京都較場五條胡同温州新館　琉璃廠松竹齋南紙店　天津城內估
衣街清祕閣南紙店
外省上海英租界石路時務報館　鹹瓜街阜昌參號　梅福里農會報
館　新馬路南集成報館　蘇州閶門內天生德藥鋪　揚州協茂藥
鋪　鎮江西門協和藥行　淮安南門底更樓東羅公館　南京陸師
學堂　蕪湖張恆泰藥行　漢口大夾街源昌絲行　武昌武備學堂
九江三牌樓鄭公館　福建藩司前王公館　南臺上杭街般大同
煙棧　廣東雙門底葉公館　澳門知新報館
續收助資諸君姓氏
樂清磐谷隱者　助銀三十圓